David Matusiewicz | Maike Henningsen | Jan P. Ehlers (Hrsg.)

Digitale Medizin

Medizinisch Wissenschaftliche Verlagsgesellschaft

David Matusiewicz | Maike Henningsen | Jan P. Ehlers (Hrsg.)

Digitale Medizin

Kompendium für Studium und Praxis

mit Beiträgen von

J. Aulenkamp | K.F. Braun | J. Fehr | C. Forster | J. Harth | S. Heinemann
G. Hohenberg | J. Holm | A. Jorzig | H. Juhl | M. Kaufmann | S. Konigorski
E. von Leitner | V. Lemarié | C. Lippert | J. Lüssem | L. Mosch
D. Pförringer | J. Plugmann | P. Plugmann | A. Posenau | J. Schmidt
R. Schmitz | H. Trübel | R. Werner | L. Wirbelauer | J. Zerth

Medizinisch Wissenschaftliche Verlagsgesellschaft

Das Herausgeberteam

Prof. Dr. David Matusiewicz
Dekan | Gesundheit und Soziales
Direktor | Institut für Gesundheit & Soziales (ifgs)
Professur für Medizinmanagement
FOM | Hochschule für Oekonomie & Management
gemeinnützige Gesellschaft mbH
KCG KompetenzCentrum für Management im Gesundheits- und Sozialwesen
Leimkugelstraße 6
45141 Essen
www.david-matusiewicz.com

Jun.-Prof. PD Dr. med. Maike Henningsen
Fachärztin für Gynäkologie und Geburtshilfe
Universität Witten/Herdecke
Fakultät für Gesundheit
Department für Humanmedizin
Alfred-Herrhausen-Straße 50
58448 Witten

Prof. Dr. Jan P. Ehlers
Vizepräsident der Universität Witten/Herdecke
Didaktik und Bildungsforschung im Gesundheitswesen
Fakultät für Gesundheit
Alfred-Herrhausen-Straße 50
58448 Witten

MWV Medizinisch Wissenschaftliche Verlagsgesellschaft mbH & Co. KG
Unterbaumstraße 4
10117 Berlin
www.mwv-berlin.de

ISBN 978-3-95466-513-6

Bibliografische Information der Deutschen Nationalbibliothek
Die Deutsche Nationalbibliothek verzeichnet diese Publikation in der Deutschen Nationalbibliografie; detaillierte bibliografische Informationen sind im Internet über http://dnb.d-nb.de abrufbar.

Produkt-/Projektmanagement: Anna-Lena Spies, Berlin
Lektorat: Monika Laut-Zimmermann, Berlin
Layout & Satz: zweiband.media Agentur für Mediengestaltung und -produktion GmbH, Berlin
Druck: druckhaus köthen GmbH & Co. KG, Köthen

Zuschriften und Kritik an:
MWV Medizinisch Wissenschaftliche Verlagsgesellschaft mbH & Co. KG, Unterbaumstr. 4, 10117 Berlin, lektorat@mwv-berlin.de

Die Autorinnen und Autoren

Jana Aulenkamp
Universitätsklinikum Essen
Hufelandstraße 55
45147 Essen

PD Dr. med. Karl Friedrich Braun
Charité – Universitätsmedizin Berlin
Zentrum für Muskuloskeletale Chirurgie
Augustenburger Platz 1
13353 Berlin

Jana Fehr
Hasso-Plattner-Institut für Digital Engineering gGmbH
Universität Potsdam
Fachbereich für Digital Health - Machine Learning
Prof.-Dr.-Helmert-Straße 2–3
14482 Potsdam

Cordula Forster, M.Sc.
Wilhelm Löhe Hochschule für angewandte Wissenschaften Fürth
Forschungsinstitut IDC
Merkurstraße 19
90763 Fürth

Dr. phil. Jonathan Harth
Universität Witten/Herdecke gGmbH
Fakultät für Gesundheit (Department für Humanmedizin)
Lehrstuhl für Soziologie
Alfred-Herrhausen-Straße 50
58448 Witten

Prof. Dr. Stefan Heinemann
FOM | Hochschule für Oekonomie & Management gemeinnützige Gesellschaft mbH
KCG KompetenzCentrum für Management im Gesundheits- und Sozialwesen
Leimkugelstraße 6
45141 Essen

Prof. Dr. Gregor Hohenberg
Hochschule Hamm-Lippstadt
Stabsstelle für Digitalisierung und Wissensmanagement
Marker Allee 76–78
59063 Hamm

Prof. Dr. Jürgen Holm
Berner Fachhochschule / Haute école spécialisée bernoise
Fachbereich Medizininformatik
Höheweg 80
2502 Biel
Schweiz

Prof. Dr. iur. Alexandra Jorzig
JORZIG Rechtsanwälte
Königsallee 31
40212 Düsseldorf
und
IB Hochschule für Gesundheit und Soziales, Berlin

Prof. Dr. Hartmut Juhl
Indivumed GmbH
Falkenried 88
20251 Hamburg

Matthias Kaufmann
Nürnberger Straße 76
91052 Erlangen

Dr. Stefan Konigorski
Hasso-Plattner-Institut für Digital Engineering gGmbH
Universität Potsdam
Fachbereich für Digital Health - Machine Learning
Prof.-Dr.-Helmert-Straße 2–3
14482 Potsdam

Dr. Eike von Leitner
Indivumed GmbH
Falkenried 88
20251 Hamburg

Vanessa Lemarié
Ada Health
Karl-Liebknecht-Straße 1
10178 Berlin

Prof. Dr. Christoph Lippert
Hasso-Plattner-Institut für Digital Engineering gGmbH
Universität Potsdam
Fachbereich für Digital Health - Machine Learning
Prof.-Dr.-Helmert-Straße 2–3
14482 Potsdam

Prof. Dr. Jens Lüssem
Fachhochschule Kiel
Fachbereich Informatik und Elektrotechnik
Institut für Angewandte Informatik
Grenzstraße 5
24149 Kiel

Lina Mosch
Klinik für Anästhesiologie mit Schwerpunkt operative Intensivmedizin (CCM/CVK)
Charité – Universitätsmedizin Berlin
Chariteplatz 1
10117 Berlin

PD Dr. med. Dominik Pförringer
Theatinerstraße 1
80333 München

Julia Plugmann
Ärztin (Abteilung für Innere Medizin)
St. Marien-Hospital Köln
Kunibertskloster 11–13
50668 Köln

Prof. Dr. Dr. Philipp Plugmann, MBA, M.Sc., M.Sc.
SRH Hochschule für Gesundheit
Interdisziplinäre Parodontologie und Prävention
Campus Leverkusen
Marie-Curie-Straße 11
51377 Leverkusen

Prof. Dr. phil. André Posenau
hsg Bochum - Hochschule für Gesundheit
University of Applied Sciences
Department für Pflegewissenschaft
Gesundheitscampus 6–8
44801 Bochum

Jeremy Schmidt
Bergheimer Straße 59
69115 Heidelberg

Rüdiger Schmitz
Universitätsklinikum Hamburg-Eppendorf
Klinik und Poliklinik für Interdisziplinäre Endoskopie und
Zentrum für biomedizinische Künstliche Intelligenz (bAIome) und
Institut für Computational Neuroscience
Martinistraße 52
20246 Hamburg

Prof. Hubert Trübel
Universität Witten/Herdecke
Alfred-Herrhausen-Straße 50
58448 Witten

PD Dr. rer. nat. René Werner
Universitätsklinikum Hamburg-Eppendorf
Zentrum für biomedizinische Künstliche Intelligenz (bAIome) und
Institut für Computational Neuroscience
Martinistraße 52
20246 Hamburg

Lara Wirbelauer
Brüder-Grimm-Straße 32
60385 Frankfurt

Prof. Dr. Jürgen Zerth
Wilhelm Löhe Hochschule für angewandte Wissenschaften Fürth
Forschungsinstitut IDC
Merkurstraße 19
90763 Fürth

Geleitwort

In der Corona-Krise hat sich die Digitalisierung rasch zum Fundament unseres gesellschaftlichen Zusammenhalts entwickelt. Das galt im Privaten wie auch im Beruf. Viele der virtuellen Treffen werden mit Bewältigung der Krise durch persönliche Kontakte und Interaktionen (zum Glück) wieder abgelöst. Einiges allerdings wird bleiben. Dazu zählt die Digitalisierung der Medizin.

Die Krise hat den Einsatz digitaler Technologien in der Medizin forciert. Video-Sprechstunden, Anfang 2020 von den allermeisten Ärzten und Patienten als vollkommen überflüssig empfunden, sind in wenigen Wochen in vielen Praxen zum Standard geworden. Neben der Vermeidung eines Infektionsrisikos in der Praxis hat der direkte Nutzen überzeugt. Da der Aufwand den Arzt zu konsultieren geringer wird, sinkt die Interaktionsschwelle zwischen Patienten und Arzt – vieles kann kurzfristig besprochen und erklärt werden. Der Patient fühlt sich besser und umfassender betreut. Das gilt insbesondere für die „Sprechende Medizin".

Die Videosprechstunde hat für viele Patienten und Ärzte den direkten Nutzen der digitalen Medizin erstmals erlebbar gemacht. Digitale Technologien haben gezeigt, dass sie die Versorgung der Menschen tatsächlich sicherer, besser und auch bequemer machen können. Diese Vorteile wollen Ärzte wie auch Patienten auch nach der Krise nicht mehr missen. Mit diesem Rückenwind starten nun die großen anstehenden Digitalisierungsprojekte in der deutschen Medizin. Dazu gehören die Zulassung der ersten „App auf Rezept" noch in diesem Herbst, ebenso wie die Einführung der elektronischen Patientenakte (ePA) zum 01.01.2021 mit dem elektronischen Rezept zum 01.07.2021 sowie zahllose weitere Innovationen. Sämtliche gesetzliche Grundlagen sind geschaffen, an der technologischen Infrastruktur wird fieberhaft gearbeitet. Durch die Corona-Erfahrung werden diese Projekte nun auch die breite Akzeptanz erhalten, die sie verdienen.

Insofern ist ein Lehrbuch für digitale Medizin wichtig und richtig. Die Digitalisierung ist im Herzen der Medizin angekommen – nicht als Selbstzweck, sondern um die Versorgung der Menschen weiter zu verbessern. Um die damit verbundenen Chancen zu nutzen, braucht man das entsprechende Rüstzeug. Dieses Buch mit seinen profilierten Herausgebern und Autoren wird einen wichtigen Beitrag dazu leisten.

Prof. Dr. med. Jörg F. Debatin, MBA
Chariman des health innovation hub (hih) des Bundesministeriums für Gesundheit
im Oktober 2020

Geleitwort

Die Digitale Medizin wird in Zukunft eine zunehmend wichtiger werdende Rolle spielen. Dies spiegelt sich heute schon in der Diagnostik, Therapie und Nachsorge in der Versorgungsrealität der Patienten punktuell wider. Die digitale Transformation des Gesundheitswesens betrifft aber nicht nur digitale Prozesse und Techniken, sondern es geht insbesondere auch um die Menschen, die mit den digitalen Methoden und Instrumenten in Berührung kommen. Und so hat die Digitale Medizin heute schon längst Einzug in die Ausbildung und das Studium gehalten. Erst waren es einzelne Themen, später einzelne Module bis hin zu künftig ganzen Studiengängen in Deutschland. Das vorliegende Buch findet sicherlich Aufnahme in die Curricula in Ausbildung und Studium von Medizin, medizinischen Fachberufen und in der Pflege und wird zum wissenschaftlichen Diskurs beitragen.

Das Werk wurde von der gemeinnützigen Stiftung BildungsCentrum der Wirtschaft in Essen gefördert, auf deren Initiative die FOM Hochschule für Oekonomie & Management gegründet wurde. Zweck der Stiftung ist die Förderung von Weiterbildung, Wissenschaft und Forschung. Die FOM Hochschule ist die größte private Hochschule in Deutschland. An der FOM studieren an 32 Hochschulzentren in Deutschland und in Wien über 55.000 Studierende berufs- und ausbildungsbegleitend. In diesem Zusammenhang kam die Initiative für dieses Buch aus dem FOM Hochschulbereich Gesundheit & Soziales, einem recht neuen allerdings auch wachsenden Bereich der Hochschule.

Im Namen der Stiftung und der FOM Hochschule wünsche ich den Lesern eine interessante Lektüre. Dieses Kompendium vermittelt strukturiert und verständlich das Wissen des neuen dynamischen Fachgebietes der Digitalen Medizin. Das Werk beleuchtet die technologischen und kulturellen Dimensionen der digitalen Transformation und verortet diese im Kontext von Medizin und Gesundheit.

Klaus Dieter Braun
Vorsitzender des Stiftungsrates der Stiftung BildungsCentrum der Wirtschaft
Gründer und Vorsitzender der Geschäftsführung der FOM Hochschule
für Oekonomie & Management

Vorwort

Wer heute einen Beruf im Gesundheitswesen ergreifen will, kommt an der digitalen Transformation nicht vorbei. Diese ist kein Hype, der schnell vorüberzieht und dann dem nächsten Trend Platz macht, sondern eine umfassende Veränderung des Gesundheitssystems. Dabei müssen die Menschen, die im Gesundheitssystem arbeiten gut im Bereich Digitalisierung ausgebildet werden, damit sie unter anderem für Patientinnen und Patienten Lotse und Wegweiser sein können. Darüber hinaus wird es wichtig sein, dass alle, die im Gesundheitswesen tätig sind, handlungs- und gestaltungsfähig sind, sodass sie nicht auf digitale Neuerungen reagieren müssen, sondern selbst mitgestalten. Die Entwicklung sollte nicht durch das technisch Mögliche, sondern durch das für alle Notwendige und Wünschenswerte getrieben werden. Um einen Einblick in die digitale Veränderung des Gesundheitswesens heute und morgen zu geben, wurde das vorliegende Buch von Expertinnen und Experten aus den verschiedenen Bereichen von Gesundheit und Digitalisierung verfasst. Dies ist die erste Auflage und viele werden folgen (müssen), da wir in einem ständigen Wandel und einer schnellen Weiterentwicklung leben. Diesen Wandel mit all seinen Chancen, Möglichkeiten aber auch Risiken und Herausforderungen bildet dieses Werk ab und ist damit die Grundlage für eine gute Aus- und Fortbildung im Bereich digitale Medizin. Das vorliegende Kompendium macht den Versuch alle relevanten Themenbereiche, die die digitale Medizin tangiert für Studium und Praxis verständlich zusammenzufassen. Zugrunde liegt zum einen die Auseinandersetzung mit den derzeitig viel diskutieren Technologien, die die Medizin der Zukunft in digitaler Form zum Patienten bringen sollen. Telemedizin oder Health Apps/DiGA, aber auch Roboter-assistierte Systeme, 3D Druck sowie Virtual und Augmented Reality werden in diesem Buch umfassend erörtert. Es wird aber auch auf neue wissenschaftliche Konzepte in der Datenverarbeitung, sei es über die KI aber auch über Big Data, eingegangen und ihr Nutzen im Kontext der medizinischen Versorgung zum Beispiel in der Precision Medicine diskutiert. Daneben spielt die Einbettung der digitalen Medizin in unsere Gesellschaft eine große Rolle. Hierbei wird eine institutionelle Verortung auf Ebene der Gesundheitssysteme vorgenommen und die aktuelle Gesundheitspolitik und Gesetzgebung näher betrachtet. Digitale Bildung und Kommunikation zwischen den Akteuren des Gesundheitssystems werden genauso thematisiert wie notwendige neue interprofessionelle Kompetenzen definiert und ethische und rechtliche Fragen erörtert. Zusammenfassend soll dieses Buch einen umfassenden, einfach verständlichen Überblick über die Medizin von morgen geben und eine Einordnung der digitalen Medizin in die medizinische Versorgung von heute ermöglichen.

Ihr Herausgeberteam
David Matusiewicz, Maike Henningsen und Jan P. Ehlers
im Oktober 2020

Inhalt

1 Einführung

Stefan Heinemann

Die medizinische Ausbildung und ärztliche Wirkungsrealität sind seit Jahren im Zugzwang aufzuschließen, zu den innovativen Chancen aber auch zu reflektierenden Risiken, die digitale Medizin schon heute bietet und in der Zukunft vermehrt bieten wird. Keineswegs nur aber doch auch durch die Sars-Cov-2-Krise seit Anfang 2020 ist die digitale Transformation im globalen Maßstab massiv in den Fokus gerückt. In der Medizin selber – sei es in der individuellen Verantwortung, institutionell oder auf Regulierungsebene, die ihren bedeutendsten Entwicklungssprung seit ihrer Entstehung vollzieht, aber auch im Gesundheitswesen als solchem mit seiner, vor allem in der deutschen Solidaritätsvariante hochkomplexen und vielfältigen Akteurslandschaft oder auch der Gesundheitswirtschaft mit neuen Opportunitäten wie einem dritten Gesundheitsmarkt. In diese Komplexität, wenn nicht Opazität kommt mit der digitalen Transformation ein wohl irreversibles Momentum an bisher nicht gekannter Dynamik hinein. Wer sich entscheidet, die Medizin zum Beruf zu machen, kommt an grundlegenden und weiterführendem Kompetenzaufbau[1] rund um die digitale Medizin nicht vorbei, je nachdem wie genau der spätere berufliche Weg fachlich ausgestaltet sein soll. Die Substitutionssorgen bereits junger Mediziner, von einer „KI" ersetzt zu werden, von Pflegenden, durch einen „Roboter" abgelöst zu werden (und vergleichbarer Sorgen anderer Gesundheitsprofes-

1 Der Begriff der „Kompetenz" wird nachfolgend verstanden im Sinne von Heyse u. Erpenbeck (2009). Mit Kompetenzen werden die Dispositionen (nicht Persönlichkeitsmerkmale) einer Person zur Selbstorganisation und zum kreativen Handeln in neuen Situationen gefasst. Kompetenzen ruhen auf Wissen und Fertigkeiten auf und sind auf Qualifikationen angewiesen, die sie allerdings mit Blick auf Emotionen und Motivationen, Werte und Normen übersteigen. Eine Qualifikation bezeichnet eine operative Kompetenz zur Aufgabenerledigung.

sionen), sind genau dann *nicht* berechtigt, wenn die neue Generation sich konsequent digitalen Themen im professionellen Kontext nicht nur öffnet, sondern sie treibt, weiterentwickelt, gestaltet.

1.1 Grundlegende Chancen, Herausforderungen und Lösungskorridore der digitalen Medizin

Die politische Sphäre ist in diesem Zusammenhang seit einigen Jahren in Deutschland ungekannt agil und bietet zwei Dutzend digitalorientierte Gesetzesvorhaben, die in Teilen noch vor wenigen Jahren bestenfalls als phantastisch erschienen wären. Insbesondere die Entwicklungen im Zuge des Gesetz für eine bessere Versorgung durch Digitalisierung und Innovation (Digitale-Versorgung-Gesetz – DVG)[2], Patientendaten-Schutz-Gesetz (PDSG)[3] und der Digitale-Gesundheitsanwendungen-Verordnung (DiGAV)[4] hat beispielsweise für DiGA als Medizinprodukt (mit den Kerneigenschaften Medizinprodukt Risikoklasse I oder IIa [MDR oder Übergang MDD, Einsatz digitaler Technologien mit medizinischem Nutzen in verschiedenen Feldern und Nutzbarkeit von Patienten und/oder von Leistungserbringer]) neue, dynamische Rahmenbedingungen geschaffen. Die „App auf Rezept" als erstmaliger Zugang zur Regelversorgungen mit den entsprechenden Finanzierungsinstrumenten nach §§ 33a und 139e SGB V ist breit – auch unter ethischen Aspekten – diskutiert. Mit verschiedenen Prüfverfahren (u.a. „Fast Track" innerhalb von drei Monaten[5]) beim BfArM wird die Qualität zumindest dem Anspruch nach gesichert und die Aufnahme der entsprechenden mobilen eHealth-Anwendung als erstattungsfähige digitaler Gesundheitsanwendung in das „DiGA-Verzeichnis" kann vorgenommen werden. Telemedizinische Beratung in Pflegeeinrichtungen (durch Ärzte) (Pflegepersonalstärkungsgesetz[6]), ePA (elektronische Patientenaktie) (u.a. Terminservice- und Versorgungsgesetz[7]), e-Rezept (Gesetzt für mehr Sicherheit in der Arztneimittelversorgung[8]) und natürlich das E-Health-Gesetz[9] sowie die geplanten Änderungen der aus dem

2 Vgl. https://www.bundesgesundheitsministerium.de/fileadmin/Dateien/3_Downloads/Gesetze_und_Verordnungen/GuV/D/Digitale-Versorgung-Gesetz_DVG_Kabinett.pdf

3 https://www.bundesgesundheitsministerium.de/fileadmin/Dateien/3_Downloads/Gesetze_und_Verordnungen/GuV/P/PDSG-Bundestag_Drs-18793.pdf

4 https://www.bundesgesundheitsministerium.de/fileadmin/Dateien/3_Downloads/Gesetze_und_Verordnungen/GuV/D/DiGAV_RefE.pdf

5 Vgl. https://www.bfarm.de/SharedDocs/Downloads/DE/Service/Beratungsverfahren/DiGA-Leitfaden.pdf?__blob=publicationFile&v=4

6 Vgl. https://www.bundesgesundheitsministerium.de/fileadmin/Dateien/3_Downloads/Gesetze_und_Verordnungen/GuV/P/PpSG_Kabinett.pdf

7 Vgl. https://www.bundesgesundheitsministerium.de/fileadmin/Dateien/3_Downloads/Gesetze_und_Verordnungen/GuV/T/TSVG_BGBL.pdf

8 Vgl. https://www.bundesgesundheitsministerium.de/fileadmin/Dateien/3_Downloads/Gesetze_und_Verordnungen/GuV/G/GSAV_bgbl119_S.1202_150819.pdf

9 Vgl. https://www.bundesgesundheitsministerium.de/service/begriffe-von-a-z/e/e-health-gesetz/faq-e-health-gesetz.html

„Masterplan Medizinstudium 2020“[10] des BMG hervorgegangenen Approbationsordnung für Ärzte (ÄApprO)[11] und der eAU. Zu dieser Handlungs- und Entscheidungsebene zählen neben den gesetzgestaltenden und -gebenden Strukturen auch empfehlungsgebende Institutionen wie der Deutsche Ethikrat[12] oder die Datenethikkommission der Bundesregierung[13].

Auch auf der institutionellen Ebene sind im ambulanten wie auch stationären Bereich wesentliche Veränderungen erkennbar. Mit grundsätzlichem Systembezug wie beispielsweise der sich verändernde Sektorgestaltungsrahmen „ambulant/stationär“ in Richtung „stationär-ambulant-digital“, Initiativen wie „Smart Hospital“[14] oder der Verdichtungsdebatte rund um die deutsche Krankenhauslandschaft. Hinzu treten organisationssoziologisch beachtliche Herausforderungen wie zum Beispiel

- **digitale Transformation** *per se* (neue Technologien wie KI, Big Data, VR/AR, Cloud Computin, 3D-Druck, Robotik, Blockchain usw. – aber auch die Ambidextrie managen und kulturell aushalten, dass Drucker 12 auf Station 9 genauso schlecht funktioniert, wie das Fax beim Zuweiser und Interoperabilität oft noch ein Wunsch bleibt)
- **agilere Organisationsstrukturen** (neue Wege der Koordination von Komplexität durch an der medizinischen Wertschöpfung ausgerichtete Aufbaustrukturen stoßen auf erhebliche kulturelle Widerstände, teilweise auch an rechtliche oder berufsständische Grenzen)
- **einfachere, digitale und am Patient-Outcome konsequent ausgerichtete Prozesse** (gerade die Ablauforganisation ist eine granulare Problematik durch die immense Komplexität klinischer Prozesse, die zudem auf die Finanzierungsstruktur einen ebensolchen Einfluss haben, wie auf die Patient Journey)
- die **Verhinderung von erwartbaren Kompetenzkatastrophen in Ärzteschaft, Pflegendenschaft und Management** mit Blick auf die *digital professional literacy* (die Patienten verschieben das Arzt-Patient-Verhältnis, sollen aber keine Ärzte sein, sondern im Sinne einer Autonomie und Nutzen balancierenden Partnerschaft mit jenen kooperieren, daher muss die sich langsam aber doch stetig entwickelnde Digitalkompetenz der Patienten grundsätzlich im Sinne von Qualität und Fürsorge durch die Ärzte eingeordnet und beratend genutzt werden; damit die Ärzte nicht zu getriebenen werden, sondern selber ihrer Profession entsprechend souverän handeln können auch und gerade in der digitalen Medizin ist ein

10 Vgl. https://www.bmbf.de/files/2017-03-31_Masterplan%20Beschlusstext.pdf

11 Vgl. https://www.bgbl.de/xaver/bgbl/start.xav?startbk=Bundesanzeiger_BGBl&jumpTo=bgbl112s1539.pdf#__bgbl__%2F%2F*%5B%40attr_id%3D%27bgbl112s1539.pdf%27%5D__1595207799321; Vgl. zudem https://www.bundesgesundheitsministerium.de/themen/gesundheitswesen/gesundheitsberufe/aerzte.html

12 Vgl. https://www.ethikrat.org/

13 Vgl. https://www.bmi.bund.de/DE/themen/it-und-digitalpolitik/datenethikkommission/datenethikkommission-node.html

14 Vgl. Werner et al. (2020).

erheblicher Kompetenzsprung notwendig. „Sprung", denn es ist kaum noch Zeit für langfristige Entwicklungspfade. Für die Ansprüche agiler Organisationen gilt selbiges, wenn Ärzte jene mitgestalten wollen – Ausbildung aber auch Fort- und Weiterbildung ist in hohem Maße gefordert)

- **Changemanagement** als Realhärte für eine traditionell spitzenhierarchisch-fachspezifisch ausgerichtete Spezialorganisation (Veränderungen sind ein Topos der Organisations- und Kulturentwicklung, in Krankenhäusern allerdings eine besondere Härte. Denn jene Organisation folgt oft einer strukturell mittelalterlichen Systemlogik und keiner an Outcome orientierten Gesamtmission. Freilich wird gute und in Teilen sehr gute Medizin angeboten [aber nicht nur], aber auch jene kann und soll durch digitale Technologien noch besser werden – auch im Sinne der Mitarbeitenden, die von Bürokratie entlastet werden und so mehr Zeit für die eigentlich werthaltigen Tätigkeiten für die Patienten haben. Zudem wird letztlich trotz verkrusteter Strukturen oft Spitzenversorgung möglich – wie viel besser noch sähe jene wohl mit smarteren Strukturen aus?)
- sich verändernde deutlichere **Anforderungen der Patienten an Versorgung und Service** (die alten Zeiten, in denen Patienten einfach nur „irgendwie" behandelt werden wollen – es sei denn, sie sind deutlich aufgeklärt und sehr aktiv [und können dies auch, also ausgenommen sind Notfallsituationen] – nähern sich dem Ende. Leider nicht nur durch mehr transparente und gute Information des datensouveränen Patienten, sondern auch durch viele Desinformationen [Fake News], die nicht orientieren, sondern gefährden. So wächst der nachvollziehbare Anspruch von Patienten, eine bezahlbare, verfügbare, transparente, sichere, menschliche und angenehme Versorgung zu erhalten. Und diejenigen Institutionen [das gilt auch, abgesehen von regulativen Hürden, für internationale Tech-Companies], die dies alles bieten, werden das Rennen machen. Auf den Patientennutzen kommt es in Zukunft zentral an)
- **flexiblere und effizientere Finanzierung** (das deutsche Gesundheitswesen ist komplex und leidet an einem erheblichen Innovationsstau, den es aufzulösen gilt; unter der aktuellen Regulierungslage sind entsprechende Signale vorhanden, die Finanzierung ist allerdings weiterhin ein erhebliches Problem. Wenn Krankenhäuser digitale Innovationsprojekte aus dem Cash-Flow heraus stemmen sollen, wird es eng. Bei privatwirtschaftlich organisierten Häusern werden Investitionen dann getätigt, wenn sich jene rechnen – genauso, wie eher medizinische auskömmlich abrechenbare Eingriffe getätigt werden und komplexe Behandlungen den AöR oder in Teilen weiteren in Sozialträgerschaft befindlichen Kliniken überlassen werden – dürfte diese Logik auch in der digitalen Transformation greifen)

- verstärkte **Adressierung ethischer Aspekte der digitalen Transformation** (ein Effizienzdelta der digitalen Transformation) in der Medizin in Versorgungsgewinne für die Patienten zu investieren sowie angemessenere Arbeitsformen für die Mitarbeitenden ist ohne eine klare normative Ausrichtung nicht selbstverständlich. Ethische Fragen zur digitalen Medizin und Gesundheitswirtschaft sind vom Grundsatz den alten Fragen der Medizinethik vergleichbar, beschäftigen sich allerdings mit einem neuen materialen Gegenstand und sind zudem gesamtgesellschaftlich noch einmal deutlich ins Bewusstsein gerückt. Der digital Twin, datenoptimierte Gesundheit, molekulargenetisch ausgerichtete Präzisionsmedizin, KI-gestützte Diagnostik und viele konkrete Use Cases mehr erregen die Gemüter und erfordern eine auf Argumentation hin angelegte Debatte um Werte und Normen.
- deutlichere **Einbeziehung der Patienten und Angehörigen** (Patient Experience ist kein *Nice-to-Have* mehr, es wird zunehmend auf neue Wege dieser Integration ankommen; bisher war abgesehen von Patientenorganisationen und -vertretungen auf diversen Ebenen kein wirklicher Raum für Patienten im System zu erkennen)
- **Innovationsdruck durch neue Spieler im Gesundheitsmarkt** (Tech-Companies machen es breit vor in den USA, Asien und in Teilen in Europa – von der Technologie zur Medizin erscheint dabei oft machbarer, als von der Medizin zur Technologie)
- **Employer Branding, demografischer Wandel und Gendermedizin** mit Blick auf kaum noch bedienbare Personalbedarfe (Nachwuchssorgen sind in der Medizin praktisch in allen Bereichen einschlägig. Freilich ist Geschlechtergerechtigkeit eine Pflicht – weswegen jene in allen relevanten Bereich von Organisationsgestaltung über Kultur bis zur Ausbildung enthalten und entsprechende Beachtung finden sollte – aber in der Generation Z+ wird erkennbar, dass sich – erst recht mit einem erheblichen Anteil von Frauen in der Medizinausbildung – auch deskriptiv ohne eine deutliche Diversitystrategie kein nachhaltiger Erfolg bei der Personalrekrutierung wird erreichen lassen)

Für Niedergelassene sieht diese offene Liste ähnlich herausfordernd aus,

- von einer mit starkem Druck des Gesetzgeber eingeforderten **Telematikinfrastruktur** profitieren lernen
- **steigende Patientenanforderungen**
- über **Wirtschaftlichkeitsherausforderungen (System an sich und Innovationen)**
- bis zu **Nachwuchssorgen**.

Anders als im vielzitierten Dänemark mit Sundhed.dk, eine elektronische Patientenakte seit 2003, haben Ärzte in der Fläche in Deutschland mit einer wie auch in Krankenhäusern nie dagewesenen Transformation zu tun. Wenn

Ärzte Apps verschreiben, Telemedizin Hausbesuche einfacher macht (auch, weil jene gar wegfallen können), Videosprechstunden zum digitalen Praxisalltag werden und die digitale Kooperation mit fachärztlichen Kollegen kein aufwendiger Akt mehr ist – klingt das durchaus nach einer positiven Perspektive für Patienten. Herausgefordert sind aber zunächst auch die Niedergelassenen, die keine entsprechende Ressourcenstruktur haben wie zumindest viele Kliniken.

Auch für die Hilfsmittelindustrie, Apotheken, die forschenden Pharmaunternehmer, die eHealth-Start-Ups, die NPO/NGOs und viele mehr gilt es, sich in diese Umbrüche produktiv einzubringen. Die Wissenschaft hat dabei eine besondere Rolle inne. In Universitätsklinika (34 in Deutschland aktuell) ist die Verbindung von Forschung, Ausbildung und Versorgung Konzept. Aber auch die weiteren Krankenhäuser, MVZ, Niedergelassenen etc. sind auf Forschung angewiesen und suchen nach machbaren Zugängen in Integrationsperspektiven. Die Fachgesellschaften werden die digitale Entwicklung mitzugestalten haben, *Silodenken ist weder technologisch noch soziologisch ein Erfolgsmodell.*

„Die Krankenversicherung als Solidargemeinschaft hat die Aufgabe, die Gesundheit der Versicherten zu erhalten, wiederherzustellen oder ihren Gesundheitszustand zu bessern.“ heißt es in „§ 1 SGB V Solidarität und Eigenverantwortung“ im Sozialgesetzbuch (SGB V) Fünftes Buch Gesetzliche Krankenversicherung (2019 letzte Änderung). Die Rolle der GKV aber auch PKV wird in der digitalen Zukunftsmedizin in Teilen neu zu denken sein, wobei die Pflichtversicherung wie auch das Sachleistungsprinzip und die solidarische Grundausrichtung in Wettbewerb zu privatwirtschaftlichen Modellen treten werden, welche, anders als in der Vergangenheit, im Wege der digitalen Transformation einen schnelleren, höheren Patientennutzen generieren könnten. Das ökonomische Prinzip bringt Segen wo es Verschwendung vermeidet, denn ein im System versackter Euro kann keinem Patienten oder den Mitarbeitenden mehr helfen. Dort aber, wo es hypertrophiert zum ersten Prinzip ist Vorsicht geboten. Denn sachlogisch ist es dies nicht, zumal würde dann aus jeder Knappheit jede beliebe Maßnahme heraus aus legitim genannt werden dürfen – was offenkundig unsinnig wäre.

Digitale Medizin kann und sollte zusammenfassend mit Blick auf Chancen, Herausforderungen (s. Abb. 1) und Lösungskorridore

- wissenschaftlich (methodisch) ausgewiesen sein
- medizinischen Nutzen im Sinne der Patienten stiften
- wirtschaftlich tragbar sein
- technologisch innovativ sein
- legal sein
- legitim sein
- als Beruf attraktiv und gestaltbar sein

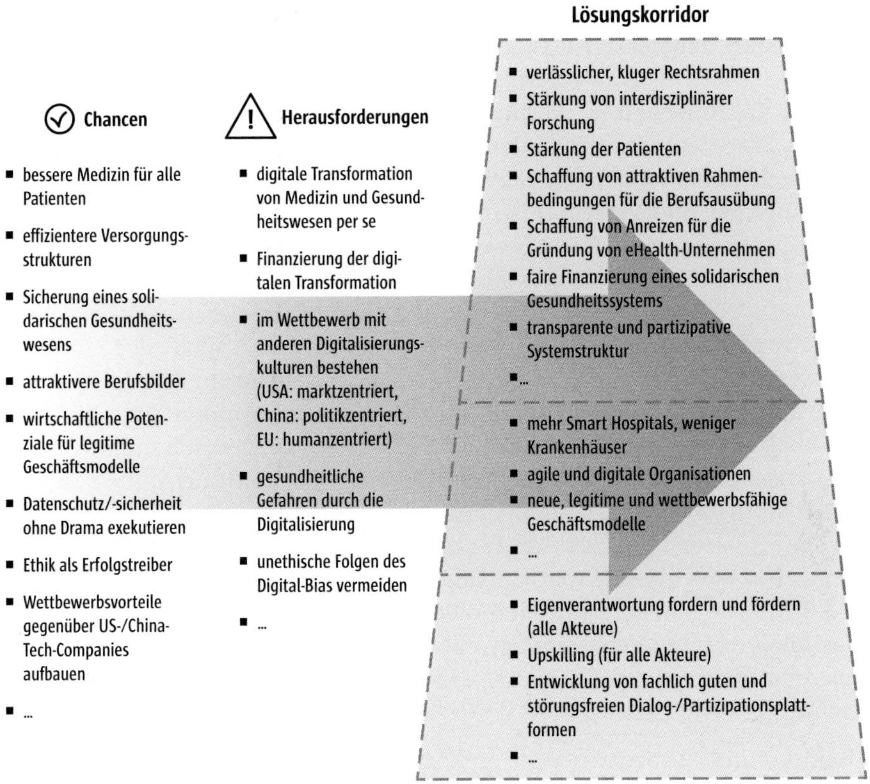

Abb. 1 Beispielhafte Chancen, Herausforderungen und Lösungskorridor von digitaler Medizin und Gesundheitswesen

und diese grobe Vermessung der Ausgangssituation macht deutlich, wie sehr auf der Mikroebene der Lösungskorridor der individuellen Ausbildung als ein Teilbereich zu bewerten sein dürfte. Und eine zukunftsfähige Ausbildung kann und sollte diese beispielhaften Aspekte angemessen integrieren.

1.2 Verändertes Berufsbild des Arztes und verändertes Medizinstudium mit erweitertem Kompetenzset „digitale Medizin“

Denn die digitale Medizin führt zu einer andere Profession des Arztes, sie wird mithin „[...] den Arztberuf grundlegend verändern, ohne ihn zu ersetzen, [...] die Ärzteschaft in Befürworter und Kritiker [einteilen], [...] die Ausbildung der Mediziner maßgeblich verändern und [...] die Qualifikationsanforderungen [heben] unter den Medizinstudierenden, [...] die interprofessionelle Zusammenarbeit zwischen den unterschiedlichen Berufsgruppen [verstärken und] [...] im Zuge der Plattform- und Netzwerkökonomien das Krankenhaus unter internationalen Wettbewerb stellen."[15] fassen Gesundheitsökonom und eHealth-Experte der FOM Hochschule David Matusiewicz, Anästhesistin UniKlinik Essen Jana Aulenkamp und Ärztliche Direktor der Universitätsmedizin Essen Jochen A. Werner gemeinsam resümierend zusammen – als nahezu „drei Generationen" mit unterschiedlichen fachlichen Perspektiven. Aber auch weitere Stimmen waren vernehmbar, so hat der Didaktiker, Bildungsforscher und Veterinär der privaten Universität Witten-Herdecke Jan Ehlers bereits früh auf die Notwendigkeit zur Bildungstransformation der medizinischen Fakultäten mit Blick auf die Digitalisierung und die sicher verändernden Anforderungen an den Arztberuf hingewiesen.[16] Dabei sollte, so der berechtigte Hinweis des „Bündnis Junge Ärzte", nicht der Eindruck entstehen, „[...] Ärzte seien Digitalisierungsverweigerer und würden unreflektiert digitale Tools einsetzen."[17]. Gleichzeitig formuliert das Bündnis mit Blick auf die auch weiter unten hier in vorliegender Abhandlung noch thematischen Vorschläge der Reformkomission der Stiftung Münch zu drei neuen Berufsbildern: „Daher benötigt es aus Sicht des Bündnis Junge Ärzte ein viertes Berufsbild: den Arzt für digitale Medizin: Dieser muss fundierte Kenntnisse über digitale Tools und digitale Gesundheitsanwendungen haben und diese, vergleichbar mit einem Stethoskop, anwenden können." (ebd.) Was für junge Ärzte gelten mag, gilt für viele „alteingesessene" Ärztinnen und Ärzte sicher nicht. Ein Dialog der Generationen ist auch an dieser Stelle wichtig.

Ehlers Befund ist zuzustimmen, ergänzt durch die diesseitige erweiterte Einschätzung, dass die digitalen, agilen, ethischen und interprofessionellen Kompetenzen (s. Abb. 2) im Sinne eines Kompetenzsets für digitale Medizin in der Zukunft an Bedeutung für den Arztberuf weiter zunehmen werden. Dabei ist der Arztethos als Arztethos der digitalen Medizin besonders gefragt und gefordert, da sich in Prävention[18], Diagnostik, Therapie und Nachsorge die Chancen aber auch denkbare Risiken in einer nie gekannten akzelerierenden Dynamik entwickeln. Und die Delegation an Einrichtungen der Forschungsethik- oder Versorgungsethik (oder auch Spezialethikinstitutionen der digitalen Medizin) wird sich zunehmend zu einer Dialogsituation wandeln, individuelle Verantwortung jenseits bloß rechtlicher beispielsweise Haftungsfragen setzt eine entsprechende Reflexionskompetenz und Kultur voraus. *Der Arzt der digitalen Medizin wird in einem emphatischen, werteorientierten Kommunikations- und von ihm mitgestalteten agilen, lernenden und kollegialen Organisationskontext partnerschaftlich und nachhaltig seinen Patienten durch eine wissenschaftlich-methodisch fundierte, datenorientierte, humanzentrierte und präzise, wirksame, innovative und*

15 Matusiewicz et al. (2019), S. 111
16 Vgl. https://www.uni-wh.de/detailseiten/news/wie-die-digitalisierung-die-gesundheitsbranche-veraendert-6734/
17 Dies. 2020, S. 2
18 Vgl. Friele et al. (2020) für eine ethische Perspektive auf digitale Daten für die Prävention.

veränderte und neue Berufsbilder im Gesundheitswesen

Beispielhaft
- digitale Elemente im Berufsbild von Pflegekräften
- Reformkommission der Stiftung Münch (Vorschlag)
  - Fachkraft für digitale Gesundheit (Digital Health Carer)
  - Prozessmanager für digitale Gesundheit (Digital Health Process Manager)
  - Systemarchitekt für digitale Gesundheit (Digital Health Architect)
- …

verändertes Berufsbild des Arztes

Der Arzt der digitalen Medizin wird in einem empathischen, werteorientierten Kommunikations- und von ihm mitgestalteten agilen, lernenden und kollegialen Organisationskontext partnerschaftlich und nachhaltig seinen Patienten durch eine wissenschaftlich-methodisch fundierte, datenorientierte, humanzentrierte und präzise, wirksame, innovative und erfolgreiche Prävention, Diagnostik, Therapie und Nachsorge in interprofessioneller Kooperation begleiten und durch diese Leistung und Nähe den Weggang des Patienten zu schlechten, gar illegitimen Versorgungsmodellen verhindern oder zumindest unwahrscheinlicher machen.

verändertes Medizinstudium mit erweitertem Kompetenzset „digitale Medizin“

Beispielhaft
Kompetenzset digitale Medizin
- digitale Kompetenzen
  - IT und digitale Transformation
  - Schlüsseltechnologien (KI, Big Data, VR, 3D-Druck, Cloud, 5G, IoT, Blockchain, Quantencomputing, …)
  - digitale Technologien in der Medizin
  - Datenschutz/-sicherheit
  - data literacy
  - Kommunikation und Kollaboration
  - Content Creation
  - Problemlösung
  - Nachhaltigkeit
  - Mensch-Maschine-Interaktion
  - …
- agile Kompetenzen
  - Patientenfokus
  - Wirkungsfokus
  - Sinnfokus
  - Handlungsfokus
  - Organisationsverständnis
  - Kompetenzentwicklungsverständnis
  - …
- ethische Kompetenzen
  - ethische Fragestellungen der digitalen Medizin auf Makro-, Meso- und Mikroebene
  - grundlegende philosophische Modelle der Ethik
  - medizinethische Modelle
  - Anwendungsebene (Dilemmata, Forschung, Versorgung, …)
  - Arzt-Patient-Relation
  - …
- interprofessionelle Kompetenzen
  - Wertebasis
  - Führung und Team
  - Kommunikation
  - Rollen und Verantwortung
  - Entscheidungsprozesse
  - …

Abb. 2 Beispielhafte Elemente eines Berufsbildes „Arzt“ und entsprechend in das Medizinstudium zu integrierendes Kompetenzset „digitale Medizin“

erfolgreiche Prävention, Diagnostik, Therapie und Nachsorge in interprofessioneller Kooperation begleiten und durch diese Leistung und Nähe den Weggang des Patienten zu schlechten, gar illegitimen Versorgungsmodellen verhindern oder zumindest unwahrscheinlicher machen.

Mit dem in Abbildung 2 skizzierten Skillset ist zudem ein echtes Alleinstellungsmerkmal des Menschen als Person, als Arzt verbunden gegenüber volltechnisierten Modellen. Dieses veränderte Berufsbild des Arztes kann freilich nicht beanspruchen, mehr zu sein, als eine neureflektierte Synopse heterogener, traditioneller und aktueller Bestimmungen dieses Berufes. Es ist im Kontext der weiteren Diskussionen um veränderte Berufsbilder und Berufsausbildungen im gesamten Gesundheitswesen zu verstehen. Die Reformkommission der Stiftung Münch hat beispielsweise jüngst drei konkrete neue Berufsbilder für das Gesundheitswesen vorgeschlagen, die Fachkraft für digitale Gesundheit (Digital Health Carer), den Prozessmanager für digitale Gesundheit (Digital Health Process Manager) sowie den Systemarchitekt für digitale Gesundheit (Digital Health Architect).[19]

Die aktuellen Diskussionen der Approbationsordnung für Ärzte (ÄApprO) zeigen, dass der Gesetzgeber im kritischen Diskurs mit den Verbänden und Organisationen auf diesem Weg ist, digitale und auch interprofessionelle Kompetenzen stärker zu verankern, dabei auch die Ethik zu berücksichtigen. In ihrem letzten Entwurf formuliert die ÄApprO viele positiv und negativ diskutierte Aspekte, es können beispielhaft die Stellungnahme der Bundesärztekammer herangezogen werden. Die generelle Ausrichtung der neuen ÄApprO ist mit einer echten Umsetzungsperspektive des „Masterplan Medizinstudium 2020“ verbunden und setzt auf Themen wie mehr Wissenschaft, mehr Datennutzung, mehr digitale Anwendungen und vieles mehr. Allerdings ist die BÄK anfragend mit Bezug auf die Dauer des Medizinstudiums und die entsprechenden Schwerpunktsetzungen der Fachinhalte[20]. Da Stand heute das Studium keine „selbstverständliche Aufgabe“ (BÄK) in der ambulanten Versorgung sei, und Lehrärzte, Strukturen wie medizinische Ausbildungsstätten, ambulante Lehrpraxen etc. nicht ausreichen vorhanden, ist die Betonung der Allgemeinmedizin durchaus herausfordernd (der Medizinischen Fakultätentag [MFT] und der Verband der Universitätsklinika Deutschlands [VUD] sieht diesen Punkt ähnlich). Die ganze ÄApprO kann hier nicht einordnend Mikrokommentiert werden, die BÄK hat jedoch – hier als Beispiel dafür, dass eine gründliche Auseinandersetzung mit dem Text entscheidend ist und auch angehenden Medizinern empfohlen werden muss – sei § 1 Abs. 2 S. 3 Nr. 3 benannt. „[…] die für das ärztliche Handeln erforderlichen allgemeinen Kenntnisse, Fähigkeiten und Fertigkeiten in Diagnostik, Therapie, Gesundheitsförderung, Prävention und Rehabilitation einschließlich der Grundlagen der Funktionsweise von und des Umganges mit digitalen Technologien, […]“ heißt es im Originalentwurf. Die BÄK kommentiert:

> *„Der Einsatz von digitalen Technologien in der Patientenbehandlung sollte nicht unter den von Technologien unabhängige Kernkompetenzen ärztlichen Handelns subsumiert werden, um diese nicht zu schwächen. Bei dem Umgang mit digitalen Technologien handelt es sich nicht um eine inhaltliche Kompetenz ärztlicher Berufsausübung, sondern um ein ‚Instrument‘, auch welchem Wege die Kompetenzen genutzt werden können.“*[21]

19 Kuhn et al. (2020), S. 5ff.

20 Vgl. https://www.bundesaerztekammer.de/fileadmin/user_upload/downloads/pdf-Ordner/Stellungnahmen/AEApprO_Arbeitsentwurf_SN-BAEK_Synopse_final_24012020.pdf

21 Ebd., S. 2

Kann und sollte eine digitale Kompetenz für Ärzte als – wie es der Entwurf tut – Fachkompetenz für den Beruf ausübende Ärzte verstanden werden, oder – wie es die BÄK fordert – als Instrument für die Nutzung der generellen inhaltlichen Arztkompetenzen? Die Antwort auf diese zentrale methodische Frage kann hier nicht erschöpfend gegeben werden. Jedoch ist die Auffassung des BMG durchaus plausibel, da die bisherigen Kompetenzen im Rahmen des Medizinstudiums eben irreduzibel auf digitale Kompetenzen sind und die Engführung auf die Instrumentenebene immer die Gefahr beinhaltet, digitale Methoden grundsätzlich vom inhaltlich-medizinischen abzukoppeln. Die BÄK-Auffassung aber erscheint in diesem Punkt nicht überzeugend – ein Verständnis von KI ist beispielsweise nicht nur von instrumenteller Bedeutung, da die Fachlichkeit als solche sich verändern wird. Die Medizin hat schon immer neue Technologien eingesetzt und zwar instrumentell. Doch diese graduelle Weiterentwicklung nimmt in der digitalen Transformation strukturelle Züge an. Kein noch so gutes Stethoskop erstellt einen Diagnose- oder gar Therapievorschlag. Damit ist nicht ausgesagt, dass der Digitalisierung auch eine normative Valenz zustünde. Auch digitale Instrumente sind Instrumente, aber solche, die Wirklichkeit in einem eben auch berufskonkreten Sinne soweit transformiert, dass eine eigene Abbildung als Kompetenz nicht zuletzt vor einer nicht angemessenen Sicht auf die Digitalisierung schützt. Sonst entsteht zwar ethisch keine normative Valenz, denn aus Fakten folgen kein Normen, aber die Verführung, diesen Argumentationspfad einzuschlagen steigt, wenn die verantwortlichen *moral agents*, die Ärzte, sich der notwendigen medizinethisch ausgewiesenen Inanspruchnahme neuer Technologien nicht als Teil ihrer immer schon gelehrten Basiskompetenzen bewusst werden. Auch die interprofessionellen Kompetenzen sind festgeschrieben u.a. in „§ 19 Leistungsnachweise vor dem Ersten Abschnitt der Ärztlichen Prüfung (4)“. In der aktuellen Version war von Interprofessionalität noch keine Rede.

Begrüßenswert ist, dass die Ethik auch in der neuen ÄApprO eine Rolle bekommt und als Teil einerseits des Querschnittsbereichs „Geschichte, Theorie, Ethik der Medizin“ sowie mit Bezug auf Patienten und Angehörige in „§ 115 Inhalt des Vierten Abschnitts der Ärztlichen Prüfung“ und den grundsätzlichen Eingang in den Ordnungstext als für das ärztliche Handeln relevante Kenntnisse, Fähigkeiten und Fertigkeiten („§ 1 Ziele der ärztlichen Ausbildung“). Ein vertiefender Hinweis auf die ethische Reflexion insbesondere des digitalen Innovationsgeschehens in der Medizin wäre wünschenswert. Zudem ist es richtig, die wissenschaftliche Methodenkompetenz im Medizinstudium grundsätzlich zu stärken – der verantwortliche Akteur kann nur dann Verantwortung ausüben, wenn er grundsätzlich versteht, worum es bei beispielsweise bei der klinischen Datenauswertung geht und welche Wege methodisch sinnvoll sind und welche in die Irre, ja sogar in einen Bias führen können.

Die „klassische" Literatur der meisten Fächer Medizinstudium an den einschlägigen Universitäten (je nach Ausrichtung des Studium mit differenzierten Ausgestaltungen) gibt wieder, was Jahrzehnte erfolgreich praktiziert: Anamnese, Anatomie/Neuroanatomie, Biochemie, Chemie, Chirurgie, Physik, Physiologie, Innere Medizin, Dermatologie, Histologie, Embryologie, Kardiologie, Anatomie, Hygiene, Mikrobiologie, Virologie, Mikrobiologie, Pathologie, Pharmakologie, Bildgebende Verfahren, Hals-Nasen-Ohren-Heilkunde, Pharmakologie, Toxikologie, Prüfungsvorbereitung, Klinische Chemie/Labordiagnostik, Psychiatrie, Psychotherapie, Psychosomatik, Allgemeinmedizin, Physiologie, Gynäkologie, Pathologie, Urologie, Neurologie, Orthopädie, Pädiatrie, Geriatrie, Vorklinik und Klinik etc. „Digitalisierung" wird man in den allermeisten Fällen vergeblich suchen. Freilich sind in der Medizininformatik der Fachlogik folgend verbindende Werke verfügbar. Zudem finden sich Beispiele „digitaler Transformation im Medizinstudium".[22] Die eigentliche Medizinerausbildung jedenfalls ist an dieser Stelle erst langsam auf dem Weg. Aber sie bewegt sich doch. Dies gilt auch für die Lehrangebote selbst, die zunehmend digitaler und agiler werden. Aber es entstehen auch ganz neue Angebote. Zum Beispiel bietet die Hochschule für Gesundheit (hsg Bochum) zum Wintersemester 2019/2020 erstmals den Bachelor-Studiengang „Gesundheitsdaten und Digitalisierung" an.

> *„Die Ausbildung von Medizinstudierenden ist durch die Digitalisierung und die neuen Technologien gleich zweifach betroffen. Durch die ‚Digitalisierung der Lehre' auf der einen Seite finden immer mehr neue Lehr- und Lernformate (z.B. Online-Vorlesungen oder eLearning-Plattformen) Einzug in das Studium. Dabei ist die digitale Transformation der Lehre nicht technologiegetriebener Selbstzweck, sondern Mittel für ein neues Absolventenprofil. Auf der anderen Seite ist durch die ‚Digitalisierung als Lehrinhalt' das Thema Digitalisierung des Gesundheitswesens oder digitale Transformation präsent."*[23]

Die digitalen, agilen, ethischen und interprofessionellen Kompetenzen der digitalen der Medizin in der hier formulierten Impulsform Kernbestand neuen professionellen Handelns in der digitalen Medizin einer nicht mehr auf die „reine medizinische Lehre" enggeführte Ausbildung im weitesten Sinne werden daher folgend adressiert, nicht zuletzt, um die Navigation im Sinnganzen des Medizinstudiums mit Blick auf die digitale Medizin zu erleichtern und zur kritischen Anschlussreflexion einzuladen. Freilich kann hier weder ein vollständiger Überblick geboten werden (was durchaus der

22 Matusiewicz et al. (2019), S. 105

23 Ebd., S. 104. Einige Beispiele von Umsetzungsvorhaben digitaler Inhalte in das Medizinstudium finden sich ebd., S. 105 (Stand 2019). Dazu kommen Weiterbildungen wie z.B. das „(Muster-)Kursbuch Medizinische Informatik auf der Grundlage der (Muster-)Weiterbildungsordnung 2018" von 2020 der BÄK, einsehbar unter https://www.bundesaerztekammer.de/fileadmin/user_upload/downloads/pdf-Ordner/Weiterbildung/_Muster-Kursbuecher/20200428_MKB-MedInformatik.pdf

Funktion nicht abträglich ist, da jener erstens schwerlich durchführbar und zweitens letztlich auch nicht notwendig ist), noch der Anspruch formuliert, eine systematisch durchentwickelte Struktur zu bieten. Wer sich allerdings die folgenden Inhalte aufmerksam erschließt, wird sich in seiner angestrebten oder bereits errungenen *Profession* besser in die dynamische Welt der digitalen Medizin einordnen können und Anregungen zum Weiterdenken und kontextinformierten Handeln finden.

1.3 Beispielhafte Aspekte digitaler Kompetenzen der digitalen Medizin in einer neuen Berufsausbildung

Ein wohl zentraler Aspekt digitaler Kompetenzen der digitalen Medizin in einer neuen Berufsausbildung dürfte in der *data literacy*[24] zu finden sein. „Data literacy involves the ability to understand and evaluate the information that can be obtained from data."[25] Kuhn formuliert mit Recht, dass „[...] [v]or dem Hintergrund aktueller Diskussionen über den Arztberuf mit einer Neudefinition des professionellen Rollenverständnisses, der Kompetenzorientierung sowie des interdisziplinären und multiprofessionellen Arbeitens [...] die Integration von Data Literacy in das Medizinstudium von großer Bedeutung [ist]."[26] Offenkundig ist in der datengetriebenen Medizin der kompetente Umgang mit jenen Daten von erheblicher Bedeutung. Die Studie „Future Skills: Ein Framework für Data Literacy" definiert mit dem *Scope* der Herleitung eines Kompetenzrahmens:

> *„Data Literacy ist das Cluster aller effizienter Verhaltensweisen und Einstellungen für die effektive Durchführung sämtlicher Prozessschritte zur Wertschöpfung beziehungsweise Entscheidungsfindung aus Daten."*[27]

Es geht also in einer ganzheitlicheren Sicht dezidiert auch um Einstellungen, Haltungen und eine verantwortliche Entscheidungsfindung. Damit ist eine gut entwickelte *data literacy* durchaus ein Schutzwall gegen eine auch ethisch inakzeptable Verantwortungsexternalisierung des Arztes an technische Systeme. Ebenso dürfen solche Systeme dem Arzt aber auch nicht grundsätzlich unverstehbar bleiben („*black box*" vs. „*explainable AI*") und die Haftungsfrage hat sich an fairen Spielregeln zu orientieren. So haftet der Arzt bei einem Roboter beispielsweise für die Mangelfreiheit, Funktionstüchtigkeit und die sachgerechte Bedienung. Bei dem medizinischen Einsatz von KI ist zumindest die vertragliche Haftung für Fehler in der Behandlung auszuschließen.

24 Kuhn et al. (2018)
25 Kjelvik u. Schultheis (2019), S. 1; dort mit Bezug auf Schield (2004), Carlson et al. (2011) sowie Mandinach u. Gummer (2013).
26 Kuhn (2018), S. 368
27 Schüller et al. (2019), S. 26

Data literacy wird auch in solchen komplexen primär medizinischen Handlungskontexten zu einer wichtigen Kompetenz werden. Einige definitorische Ansätze zeigen bereits im kurzen Vergleich, dass hier unterschiedliche Schwerpunkte gesetzt werden. „Datenkompetenz in einem digitalisierten Gesundheitswesen (Digital Health Data Literacy) umfasst Kompetenzen zur Erhebung, Planung, Bearbeitung, Auswertung und Aufbereitung von fachlichen Aufgaben- und Problemstellungen im Kontext von Gesundheitsdaten."[28] – mit Blick auf das Gesundheitswesen und Kompetenzen; „Data Literacy ist das Cluster aller effizienter Verhaltensweisen und Einstellungen für die effektive Durchführung sämtlicher Prozessschritte zur Wertschöpfung beziehungsweise Entscheidungsfindung aus Daten."[29] – als deutlich umfassender angelegte Definition (die zudem nicht nur den HealthCare Bereich adressiert).

Zur Vermeidung von inakzeptablen Konsequenzen einer nicht sachgerechten Datennutzung im ethischen (und oft auch rechtlichen Sinne – beide Punkte fallen nicht immer notwendig in eins, so ist die *ratio legis* der DSGVO sicher sinnvoll, nur nicht im Gesetz durchdringend abgebildet) Sinne – wie beim Bias (selbst ein Genderbias, der nun wirklich vermeidbar scheint, ist nachweisbar und stört die Entwicklung einer geschlechtergerechten Medizin gesellschaftlich wie auch medizinisch[30]) ist eine ethische (Meta-)Kompetenzfacette in die *Data Literacy* zu integrieren (s. Abb. 3).

> *„Ethical Literacy im Rahmen von Data Literacy ist insbesondere die Fähigkeit, die Bedeutung von Daten zur Entscheidungsfindung vollständig zu erfassen, indem mögliche Interpretationen dieser Daten in unterschiedlicher Kontextualisierung reflektiert und kritisch bewertet werden."*[31]

Ärzte brauchen zwar keine Medizininformatikerkompetenzen erwerben, oder zu Statistikern werden, sollten aber in der Zukunft aus dem eigenen, verantwortlichen professionellen Handlungskontext heraus Daten methodisch reflektieren, kontextuelle einordnen, rechtlich und ethisch grundlegend (nicht auf fachanalytischem Niveau) bewerten und zum Patientennutzen einsetzen können. Also „lesen". Diese Kompetenzen sind also weiteraus breiter als die reine quantitativ-digitale Forschungsseite (wobei auch jene gewiss die weiteren Kontexte mitzudenken hat, aber nicht in der Versorgung steht).

28 Veith et al. (2019), S. 28.
29 Ebd., S. 26
30 Vgl. Seeland et al. (2019).
31 Veith et al. (2019), S. 28.

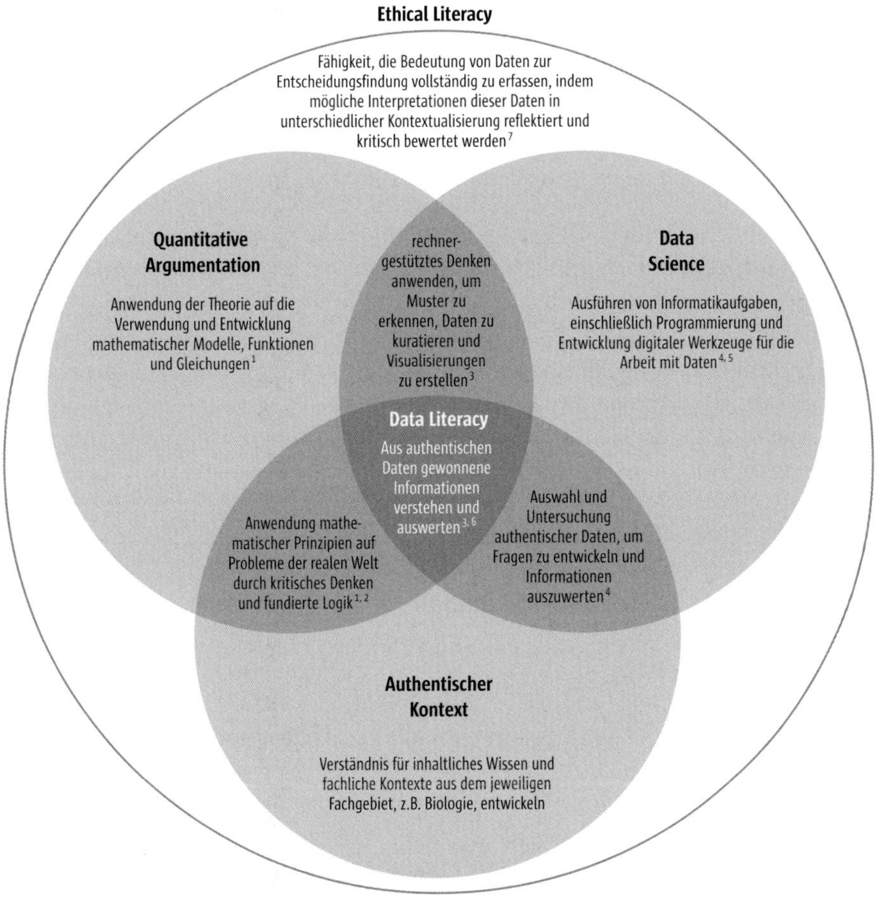

Abb. 3 Data Literacy Modell als Schnittmenge aus quantitativem Methodenwissen, IT-Skills und dem Verständnis des authentischen Kontextes sowie der Ethik, im hier besprochen Falle der Medizin (Quelle: eigene Darstellung, basierend auf der englischsprachigen Darstellung von Kjelvik u. Schultheis [2019], S. 2[32] – hinzugefügt wurde die Kompetenzfacette „Ethik" i.S.v. „Ethical Literacy" nach Schüller et al. [2019], S. 24)

1.4 Beispielhafte Aspekte agiler Kompetenzen der digitalen Medizin in einer neuen Berufsausbildung

Die VUCA-Welt ist auch in der Medizin angekommen. Volatilität, Unsicherheit, Komplexität und Mehrdeutigkeit sind keine Besonderheiten anderer

32 Ebd., unter Bezugnahme auf flg. referenzierte weitere Forschungsliteratur als hochgestellte Quellen im Venn-Diagramm: 1) Mayes et al. (2014), 2) Steen (2004), Piatek-Jimenez et al. (2012), Boersma u. Klyve, (2013), Vacher (2014), 3) Prado u. Marzal (2013), 4) Finzer (2013), 5) Baumer (2015), 6) Schield (2004), Carlson et al. (2011), Mandinach u. Gummer (2013), Gibson u. Mourad (2018). Sowie neu hinzugefügt aus Schüller et al. (2019), S. 24 die Ziffer 7.

gesellschaftlicher oder wirtschaftlicher Bereiche mehr. „Agile Kompetenzen" beziehen sich auf die Etablierung und Einübung eines stetig veränderungsbereiten „agilen Mindsets", welches auf Lernen als erstes Organisations- und persönliches Entwicklungsprinzip setzt. Lernen selber wird zur Schlüsselkompetenz, dass LLL (*Life-long-learning*), das Lebenslange Lernen wird als tätigkeitsnah gedacht, informelles Lernen schlägt formale Lehr- und Lernstrukturen.

> *„Agile Kompetenzen sind die Fähigkeit, Herausforderungen in der zunehmend digitalisierten Arbeits- und Lebenswelt, die zum großen Teil heute noch unbekannt sind, mithilfe agiler Arbeitsmethoden selbstorganisiert und kreativ lösen zu können."*[33]

Im beruflichen Alltag des Arztes werden agile Kompetenzen zunehmend gefragt sein, da Change Prozesse letztlich im Rahmen der digitalen Transformation ein bleibendes, kulturelles Paradigma bilden werden. Denn auch wenn Initiativen wie „Smart Hospital" der Universitätsmedizin Essen ein deutliche Wirkung in der Community entfalten, zu Forschungsprojekten anregen und vor allem viele konkrete digitale Projekte in der Versorgung initiieren – letztlich liegt Deutschland weiter hinter im EU-Vergleich hinsichtlich der Digitalisierung der Krankenhäuser. „Es ist deutlich geworden, dass die Digitalisierung in den deutschen Krankenhäusern nur langsam Einzug hält. Der Anteil der Krankenhäuser, die im klinischen Bereich noch gar nicht beziehungsweise kaum digital arbeiten (Stufe 0 EMRAM) liegt in Deutschland bei 40 Prozent."[34] Wenn man gleichzeitig in die Betrachtung die zügige technologische Entwicklung einbezieht und die vielen Innovationsfelder von Gamification bis VR die immer weiter in die digitale Medizin im internationalen Kontext vordringen, wird deutlich, dass agile Kompetenzen für den Arzt in der digitalen Medizin wohl notwendig sein dürften.

1.5 Beispielhafte Aspekte ethischer Kompetenzen der digitalen Medizin in einer neuen Berufsausbildung

Medizin ohne Ethik ist keine Medizin. Digitale Medizin ohne Ethik ist keine Medizin. Mithin:

> *„Medizin ist seit dem Altertum und nicht nur in griechischen, römischen und christlichen Normenkontexten eine Aktivität besonderer Art. Prinzipiell-wesenhaft, methodisch und last but not least ethisch. Ohne hier die differenzierten medizinhistorischen Bezüge aufhellen zu können, sei doch erwähnt, dass der Hippokrates*[35]*-Fan Galenos in seinen Definitiones medicae auf der τέχνη aufbaut, in der der ἰατρική die erstrangige Verantwortung für sein immer primär am nicht-schädigenden Wohl des Patienten ausgerichtetes Heilhandeln*

33 Sauter et al. (2018), S. 71
34 Hübner et al. (2019), S. 30
35 Zum vielzitierten Eid grundsätzlich ideengeschichtlich einordnend vgl. S. 48ff. Bergdolt 2004

> *übernimmt: τέχνη ἰατρική. Mit τέχνη ist dabei sowohl Handwerk, als auch Kunst und Wissenschaft angesprochen – eine nicht nur terminologisch-akademisch relevante Dimensionierung, die bis heute Ärzte und die sie umgebende Superstruktur aus Politik, Gesellschaft, Ökonomie und Technologie in ein nicht immer leicht auszutarierendes Verhältnis stellt.“*[36]

> *„Die Medizin ruht auf einer breiten theoretischen Basis. Aber sie ist keine exakte Naturwissenschaft; zwar bedient sie sich naturwissenschaftlicher Methoden; sie ist aber auch Philosophie, und vor allem ist sie praktisches Handeln unter ethischen Maximen.“*[37]

Wenn man sich diese grundsätzliche Einordnung des Heilshandelns noch einmal vorhält, wird die digitale Transformation durchaus *prima facie* zur Herausforderung. Dies deshalb, da das grundlegende Wesensmerkmal des Digitalen im Topos von der Berechenbarkeit der Welt besteht. Auch wenn heute Algorithmen,[38] verstanden als formalisierbare Lösungsvorschriften, sicher über kein Modell der Welt verfügen, sind sie doch in vielen Belangen menschlichen Kenntnissen und Fähigkeiten überlegen, in der Anwendungsgestalt der Robotik auch zunehmend vielen Fertigkeiten. Mustererkennung ergibt in der Radiologie als Radionomics eminenten Sinn, der Echtzeit-Wissenzugriff für Forschung und Versorgung mit kluger Kontextuierung, die zunehmende Feinmotorik der OP-Robotik-Systeme wie DaVinci und die entlastenden Assistenzsysteme der Pflege ebenso. Insgesamt sind die Herausforderungen zwar deskriptiv und normativ einschneidend, allerdings ist eben Technologie in ihrer Anwendungsgestalt selten *per se* „böse“ (es sei denn, jene wäre *bad by design*, also eine friedliche und begrüßenswerte Anwendung schlechterdings ausgeschlossen da objektiv unmachbar), sondern wird erst im von Personen zu verantwortenden Handlungskontext ein ethisches Thema. Allerdings können Technologien sehr wohl eine ethisch relevante Eigentendenz enthalten, ethische Probleme zu entwickeln. So kann beispielsweise die grundlegende Frage, ob es ethisch akzeptabel ist, eine starke KI zu entwickeln (unterstellt dies ist möglich), durchaus abschlägig beschieden werden mit dem Argument, einerseits die Grenze zwischen Schöpfer und Geschöpf zu verwischen (was theologisch gedacht wäre), andererseits mit einer starken KI vielleicht gar ein auch zur Ethik fähiges Bewusstsein geschaffen zu haben, welches seine Schöpfer möglicherweise für dieses Akt kritisieren würde.[39] Apriorische Grenzen dieser technologischen Entwicklungen sind mithin umstritten. Es ist davon auszugehen, dass es keine prinzipiell-apriorisch negativ zu beantwortende Frage ist, ob starke KI machbar ist.[40] Umso wichtiger sind die Diskurse um eine Ethik der Künstlichen Intelli-

36 Deutsches Original von Heinemann u. Stais (2020) (ohne Seitenzahl da im Erscheinen in ICU Management & Practice in englischer Sprache).
37 Koslowski (1992), S. 1
38 Vgl. Friele et al. (2018a) und Dies. (2018b).
39 Heinemann (2019a)
40 Wandschneider (2020), S. 33 über Gödels Theoreme und deren Nichtverhinderung eines Überganges eines Nicht-menschlichen Systems auf die Metaebene. Wie Wandschneider überzeugend zeigt, ist zumindest eine apriorische Grenze für eine starke künstliche Intelligenz nicht ohne weiteres aus den Gödel Theoremen herleitbar.

genz, beispielsweise in dem Entwurf des Konzeptes der „Explainable AI“ und insgesamt dem richtigen Trend zu Leitlinien zur digitalen Ethik. Das Institute for Digital Transformation in Healthcare der UWH hat die europaweiten Leitlinien für entsprechende Kategorien im Sinne einer „CDR“ (Corporate Digital Responsibility) herausgearbeitet, was eine gute Orientierung ermöglicht:

„Unternehmen

Beratungen
- Accenture Plc – Universal Principles of Data Ethics – 12 Guidelines for Developing Ethics Codes
- ADEL (Algorithm Data Ethics Label) – Ethical Analysis

Industrie
- Deutsche Telekom AG – Die neun Leitlinien der Telekom zum Einsatz von künstlicher Intelligenz
- SAP Deutschland SE & Co. KG – SAP's Guiding Principles for Artificial Intelligence
- Telefónica S.A. – AI Principles of Telefónica
- Telia Company AB – Guiding Principles on Trusted AI Ethics
- Verivox GmbH – Selbstverpflichtung zur Stärkung des Verbraucherschutzes

Medien
- Handelsblatt Research Institute – Datenschutz und Big Data: Ein Leitfaden für Unternehmen

Non-Profit

zwischenstaatliche Organisationen
- European Commission – Digital Single Market – Codes of Practice of Disinformation
- European Commission for the Efficiency of Justice – European Ethical Charter on the Use of Artifical Intelligence in Judicial Systems
- European Group on Ethics in Science and New Technologies (EGE) – Statement on Artificial Intelligence, Robotics and ‚Autonomous‘ Systems
- High-Level Expert Group on Artificial Intelligence – Ethics Guidelines for Trustworthy AI

Regierungsorganisationen
- Agency for Digital Italy – White Paper
- BMVI – Automatisiertes und vernetztes Fahren
- BMWi – Strategie Künstliche Intelligenz der Bundesregierung
- Datenschutzkonferenz – Hambacher Erklärung zur Künstlichen Intelligenz
- Ekspertgruppe om DATA ETHIK – Data for the Benefit of People
- ICDPPC – Declaration on Ethics and Data Protection in Artificial Intelligence
- Mission assigned by the French Prime Minister – For a Meaningful Artificial Intelligence – Towards a French and European Strategy
- UK Government – Data Ethics Framework
- UK House of Lords – AI in the UK: Ready, Willing and Able?

Politik

Verbände
- Bitkom e.V. – Leitlinien für den Big-Data-Einsatz
- Bitkom e.V. – Empfehlungen für den verantwortlichen Einsatz von KI und automatisierten Entscheidungen
- CIGREF & Syntec Numérique – Digital Ethics – A Guide for Professionals of the Digital Age
- Gesellschaft für Informatik e.V. – Ethische Leitlinien
- Institute for Business Ethics – Business Ethics and Artificial Intelligence
- KI Bundesverband e.V. – KI Gütesiegel
- UNI Global Union – Top 10 Principles for Ethical Artificial Intelligence

gemeinnützige Unternehmen
- AI 4 People – Ethical Framework for a Good AI Society: Opportunities, Risks, Principles, and Recommendations
- Data Ethics – Data Ethics Principles and Guidelines for Companies, Authorities & Organisations
- Good Technology Collective – The Good Technology Standard
- Open Data Institute – Ethical Data Handling

Wissenschaft
- EPSRC (Engineering and Physical Sciences Research Council) – Principles of Robotics
- Hochschule der Medien/Institut für Digitale Ethik – 10 Ethische Leitlinien für die Digitalisierung von Unternehmen
- The Alan Turing Institute – Understanding Artificial Intelligence Ethics and Safety
- Utrecht University – Data Ethics Decision Aid (DEDA)

Stiftungen
- BertelsmannStiftung & IRights.Lab – Algo.Rules – Regeln für die Gestaltung algorithmischer Systeme
- Stiftung Neue Verantwortung – Outline for a German Strategy for Artificial Intelligence

Sonstige
- Data for Good – Serment d'Hippocrate pour Data Scientist
- Ethikbeirat HR Tech – Richtlinien für den verantwortungsvollen Einsatz von Künstlicher Intelligenz und weiteren digitalen Technologien in der Personalarbeit
- The Public Voice – Universal Guidelines for Artificial Intelligence
- Verbraucherzentrale Bundesverband – Algorithmenbasierte Entscheidungsprozesse“[41]

41 https://www.transforming-healthcare.com/wp-content/uploads/2020/06/idigit2020Europaweite_Leitlinien_zur_digitalen_Ethik_im_Vergleich_executive_summary.pdf

Freilich entwickelt sich diese nicht abschließende Liste stetig weiter, so ist auf Unternehmensseite BOSCH KI-Kodex[42] hinzugekommen, die NGO-Initiative d21 ist mit ihrer Unterarbeitsgruppe der AG Ethik „Algorithmen-Monitoring“[43] aktiv.

Daraus würde folgen, dass sich die Möglichkeiten digitaler Medizin weiterentwickeln würden, und zwar in atemberaubender Geschwindigkeit – aber bis wohin? Wie verändert diese Entwicklung die Medizin als Medizin? Mithin ist die zentrale Stellschraube zum konstruktiven Umgang mit der digitalen Transformation der Medizin nicht aus der digitalen Technologie heraus zu gewinnen, denn alles zu machen, was möglich ist, erscheint Ärzten mit Recht als unakzeptabel. Andererseits ist der Verzicht auf Heilungschancen kaum attraktiv zu nennen. Es braucht sehr starke, wohlabgewogene und ausgewiesene Argumente, um gegen Heilung und Linderung durch Entwicklung und Einsatz digitaler Technologien zu votieren. Diese Argumente allerdings und das ist durchaus eine gewisse Schwierigkeit lassen sich aus den deskriptiven Wissenschaften nicht ohne weiteres ableiten, mithin lassen sie sich überhaupt nicht aus jenen konsistent ableiten. An dieser Stelle ist der immer noch messerscharfen Analyse des englischen Empiristen David Hume[44] ebenso zu folgen, wie der zentralen Einsicht des deutschen Idealisten Immanuel Kant[45]. Eine überzeugende Ethik der digitalen Medizin wird letztlich auf den Prinzipien einer überzeugenden Ethik der Medizin aufruhen, aber jene mit Blick auf die neuen Chancen zur Heilung und Linderung noch einmal hinterfragen. Denn nicht nur gibt es eine Pflicht genau darüber nachzudenken, ob alles was möglich ist auch wirklich getan werden *sollte*. Ebenso gibt es die Pflicht, alles was möglich ist genau daraufhin zu überprüfen, ob es nicht legitimerweise zum Einsatz kommen *sollte*. *Sollen impliziert Können, Können impliziert nicht Sollen.* Die Ethik der digitalen Medizin wird dem Grunde nach nichts an der normativen Grundausrichtung des Arztberufes ändern, sie wird allerdings darauf abheben, dass es zu den edlen Pflichten des Arztes eben auch gehört, ständig auf der Höhe der technologischen Zeit und damit auf der Höhe der Möglichkeiten zu sein. Das oben skizzierte Besondere des Arztberufes bedingt auch gleichzeitig seine Herausforderung, nämlich einerseits eine realwissenschaftlich-empirische Sorgfalt und Methodensicherheit anzustreben, ohne dabei zu vergessen, dass Menschen keine Maschinen sind, was sie auch im digitalen Zeitalter nicht sind und zwar nicht aus destruktiver Perspektive sondern aus normativer Perspektive. Mit der Digitalisierung wird sich die Beherrschbarkeit der überaus komplexen Naturzusammenhänge im Menschen verschieben in Richtung Klarheit und Machbarkeit. Das eigentliche ärztliche Handwerk wird sich dahingehend verändern, dass

42 Vgl. https://www.bosch.com/de/stories/ethische-leitlinien-fuer-kuenstliche-intelligenz/
43 Vgl. https://initiatived21.de/arbeitsgruppen/ag-ethik/uag-algorithmen-monitoring/
44 Aus dem Sein folgt kein Sollen. Hume (1978) (Original 1739/40), S. 21ff.
45 Ethische Sätze sind synthetische Sätze a priori. Vgl. dazu Hösle (1992).

Ärzte ihre Kunstfertigkeit im intelligenten und ethisch informierten Wege entwickeln, bewerten und einsetzen digitaler Technologien beweisen. Als Partner des Patienten wird der Arzt in der digitalen Medizin der Zukunft nicht auf Augenhöhe mit dem Patient agieren, sondern seine Partnerschaft in einer nicht-paternalistischen Weise mit einem souveränen Patienten so ausüben, dass es dem vertretbar legitimen Willen des Patienten am ehesten entspricht. Kreative Problemlösung und Empathie werden wesentliche Kompetenzfelder bilden, gemeinsam mit einer geschulten Fähigkeit, ethische Urteilskraft auszubilden und einzusetzen. Und damit auf und in den materialen Feldern der digitalen Medizin wie beispielsweise der *digital literacy* anzuwenden, als *ethical literacy*[46].

Ein so wesentliches wie schwieriges Thema sind beispielsweise Gesundheitsdaten. Der Deutsche Ethikrat formulierte 2017 in seiner einschlägigen Stellungnahme „Big Data und Gesundheit – Datensouveränität als informationelle Freiheitsgestaltung":

> *„Von diesen erwartbaren Dynamiken [in den technischen Anwendungen in der biomedizinischen Forschung und Praxis] sind zum einen ethische Orientierungsmuster betroffen, die normativ und evaluativ die Rolle, Funktion und Stellung des Individuums thematisieren, das Big-Data-Anwendungen nutzt. Zu den in dieser Hinsicht relevanten Begriffen gehören Freiheit und Selbstbestimmung, aber auch Privatheit und Intimität, Souveränität und Macht sowie Schadensvermeidung und Wohltätigkeit, die im Kontext intensiver Datensammlung und -verwertung eine Rolle bei der Gestaltung normativer Schutzkonzepte spielen. Sie alle bringen den Wunsch und den Anspruch des Individuums zum Ausdruck, nicht einfach zum Objekt von Datenströmen und den auf diese angewandten Algorithmen zu werden, sondern ein hinreichendes Maß an Kontrolle, Souveränität und Macht über die eigenen Daten zu behalten oder sich zumindest auf die Wahrung ihrer Interessen durch Dritte verlassen zu können."*[47]

Die ethische Bewertung, zudem wie in vorgenannter Quelle im Kontext der Würdigung der rechtlichen Normenquellen, ist hochkomplex und vierschichtig. Ein konkretisierendes materiales Beispiel ist der hochstrittige Begriff des „Dateneigentums". Was dem Alltagsverständnis durchaus plausibel erscheint, nämlich der persönliche Besitzt insbesondere „meiner" Gesundheitsdaten, ist zunächst rechtlich differenziert zu bewerten und abzuweisen. Der Ethikrat resümiert hierzu in obiger Schrift:

> *„Der umgangssprachlich genutzte Begriff ‚Eigentum an Daten' bildet den Ausgangspunkt für zahlreiche Konflikte. Es gibt eine Vielzahl von Personen, die aufgrund der Tatsache, dass sie einen wichtigen Beitrag zur Erfassung, Analyse und/oder Verknüpfung von Daten leisten, sich als deren Eigentümer bzw. Miteigentümer (miss-)verstehen und*

46 Schüller et al. (2019), S. 21; vgl. auch 1.3 in vorliegendem Kapitel.
47 Deutscher Ethikrat (2017), S. 173.

> *deshalb ausschließliche Nutzungsrechte für sich reklamieren. Demgegenüber ist festzuhalten, dass ein Eigentum an Daten im Rechtssinne nicht existiert. Eigentum kann nur an (beweglichen oder unbeweglichen) Sachen bestehen. Daten sind aber gerade keine körperlichen Gegenstände und daher keine Sache. Eine Anwendung der Regelungen für das Sacheigentum auf Daten scheidet daher nach geltendem Recht aus. Daten unterfallen für sich gesehen mangels einer ausreichenden Bearbeitung auch nicht den Regeln des Immaterialgüterrechts und können daher nicht einmal als ‚geistiges Eigentum' bezeichnet werden. Die oben beschriebene eigentumsanaloge Ausgestaltung des Rechts auf informationelle Selbstbestimmung ändert hieran ebenso wenig wie das neue Recht auf Datenportabilität aus Art. 20 DSGVO. Dieses besitzt zwar faktische Auswirkungen auf die Zuordnung von Rechten an Daten, verhält sich aber nicht zur Frage des Eigentums.“*[48]

Eine Auffassung, die auch die Datenethikkommission der Bundesregierung in ihrem Gutachten von 2019 teilt:

> *„Vielfach tragen unterschiedliche Akteure in unterschiedlichen Rollen zur Generierung von Daten bei – sei es als Subjekt der Information, sei es als Eigentümer einer datengenerierenden Vorrichtung, sei es in einer anderen Rolle. Ein solcher Beitrag zur Generierung von Daten sollte nach Auffassung der DEK aber nicht zu exklusiven Eigentumsrechten an Daten führen, sondern vielmehr gegebenenfalls zu Datenrechten in der Form spezieller Mitsprache- und Teilhaberechte eines Akteurs, mit denen korrespondierende Pflichten anderer Akteure einhergehen.“*[49]

Das bis 2020 amtierende Vorsitzende des Deutschen Ethikrates, der deutsche Theologe Peter Dabrock formuliert gemeinsam mit seinen Co-Autoren in einer Untersuchung zu den ethischen Perspektiven des Dateneigentums:

> *„Data ownership thus expresses stances on the redistribution of material resources and socio-cultural recognition of data subjects in a datafied and data-driven lifeworld. It is mindful of the fact that the perspective of recognition, even if perceived to be prior, is entangled with distributive conditions, on which it can encode commitments as well. According to some critics, marketability and propertization are instances where this dialectic tips in a one-sided manner towards a kind of economization that can raise tensions with constraints from the cultural sphere in which it is embedded. Informational self-determination requires both redistribution and recognition, and the different dimensions of data ownership overlap with and across these spheres. […] We conclude from the foregoing that the notion of data ownership is rife with tensions and perplexities. They arise independently of whether or not the reasons for or against data ownership prevail, and concern the question of what it would mean to recognize data ownership. […] Data ownership is not restricted to protective rights, but involves much*

48 Ebd., S. 165
49 Ebd., S. 17

more: to put data owners in a position to enjoy participation and inclusion in societal endeavours. Finally, there is disagreement on whether data is owned by individual data subjects, data processors, and/or collectives like society as a whole.“[50]

Die Auffassung, dass Dateneigentum auf der Grundlage der nicht-beschriebenen Eigentumseigenschaft von Daten nicht gegeben sei rechtlich, ist im diesem Sinne nicht entscheidend; im hier angelegten konstruktivistischen Verständnis wäre eine Neuinterpretation und -bewertung des Zusammenhanges angezeigt. Man erkennt, dass solche Reflexionen einen Ausbildungshintergrund erfordern, der wichtig ist, um zumindest dem Grund nach – ohne Philosoph, Theologe, Jurist et al. zu sein – ausreicht um die entsprechenden kontextuellen und bewertenden Einordnungen vorzunehmen oder auch nachzuvollziehen. Gerade im Falle der Gesundheitsdaten wird die Frage der Verteilung möglicher Datengewinne monetärer und auch nicht-monetärer Art noch stärker in den Vordergrund rücken. Bisher sind die Personendaten des Individuums eher von geringem direkten Wert – wie sich leicht aus den beispielsweise Kaufpreisen, die von der Digitalindustrie für Unternehmen gezahlt werden, errechnen lässt (beispielsweise hat IBM noch 2016 Truven Health Analytics übernommen für rd. 2,6 Mrd. US-$ bei in der Größenordnung von mind. 100 Mio. Patientendaten – also 26 Dollar Wert pro Datum).[51] Diese Wertbemessung dürfte sich allerdings dann verschieben, wenn die Präzisionsmedizin mehr in den Fokus rückt. Spezifische Daten beispielsweise rund um ein bestimmtes Krankheitsbild haben deutlich höhere Werte, vor allem im Bereich der molekulargenetischen Medizin. 2018 hat der britische Pharmakonzern GlaxoSmithKline für 300 Mio. US-$ Dollar Kaufpreis einen Anteil am US-amerikanischen Gen-“Start-up“ 23andMe (gegründet 2007) bezahlt und damit Zugriff auf Gendaten für die Arzneimittelentwicklung erhalten – wogegen sich diverse Datenschutzsorgen vor allem in Europa und Deutschland artikulierten.[52] Mittlerweile ist die Big-Data-Drug-Development-Strategie aufgegangen insofern mit der spanischen Almirall in 2020 eine zweite Unternehmung auf spezifische Produkte von 23andMe setzt, in diesem Fall eine Molekül, welches von 23andMe designed Almirall für die Herstellung eines Autoimmunpräparates nutzt.[53] Ob diese Tendenz allerdings normativ wünschenswert ist, muss weiter kritisch ebenso diskutiert werden, wie die ökonomischen Folgewirkungen und die Grundfrage der sozialen Entstehung von Daten.

---

50 Hummel et al. (2020), S. 23-24

51 Vgl. https://www.handelsblatt.com/unternehmen/it-medien/ibm-im-umbau-truven-health-analytics-soll-gesundheitssparte-verstaerken/12986144.html?ticket=ST-10371584-ml2kbbbEDyttUbve7zdS-ap3 – sowie post-Buy https://www.ibm.com/watson-health/about/truven-health-analytics

52 Vgl. https://www.gsk.com/en-gb/media/press-releases/gsk-and-23andme-sign-agreement-to-leverage-genetic-insights-for-the-development-of-novel-medicines/

53 Vgl. https://www.theverge.com/2020/1/10/21060456/23andme-licensed-drug-developed-genetic-database-autoimmune-psoriasis-almirall

digitale Technologie

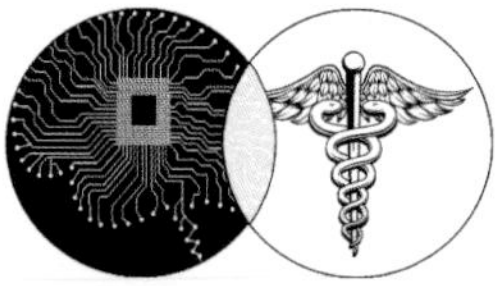

Medizin und Gesundheitswirtschaft

Digitale Medizin und Gesundheitswirtschaft

Leitfrage

Was darf und soll geschehen, damit Krankheiten geheilt und Leiden gelindert werden?

Wie ist dieser Zweck anderen Zwecken gegenüber zu bewerten?

Makroebene

- Wie sind Rahmenbedingungen ethisch zu bewerten?
- Ist gesetzlicher Rahmen moralisch akzeptabel?
- Kann Marktstruktur und -entwicklung ethisch begrüßt werden?
- Wie sind Unterschiede und Gemeinsamkeiten zwischen Deutschland und internationalen Situationen zu bewerten?
- Sind gesellschaftliche Diskurse auch ethisch reflektiert?

Mesoebene

- Wie sind institutionelle Aktivitäten und Ausrichtungen ethisch zu bewerten?
- Sind bestehende institutionelle Aktivitäten, ethische Reflexionen oder konkrete Maßnahmen betreffend, ausreichend?
- Werden individuelle Aktivitäten von Akteuren aus der Organisation, ethische Reflexionen oder konkrete Maßnahmen betreffend, unterstützt?
- Welchen Stellenwert nimmt Ethik in der Ausbildung, Fort- und Weiterbildung etc. ein?
- Sind ausreichende Plattformen zur Teilhabe für relevante Akteure intern / extern vorhanden?

Mikroebene

- **„Wie ist zu handeln, damit rechtsstaatliche Normen eingehalten werden?“**
  Arzt: „Ist mein ärztliches Handeln legal?“
  Manager: „Ist mein Managementhandeln legal?“
  Patient, Technologieentwickler, politische Akteure
- **„Wie ist zu handeln, damit Mangel beherrschbar wird?“**
  Arzt: „Ist mein ärztliches Handeln wirtschaftlich sinnvoll?“
  Manager: „Ist mein Managementhandeln wirtschaftlich sinnvoll?“
  Patient, Technologieentwickler, politische Akteure
- **„Was soll geschehen, weil es gut ist?“**
  Arzt: „Ist mein ärztliches Handeln moralisch vertretbar?“, „Unterstützt mein ärztliches Handeln die wirtschaftsethische Dimension des Managementhandelns?“, „Was ist ethisch in der Medizin zu rechtfertigen?“, „Bis zu welchem Grad habe ich die Pflicht, mich für die Realisierung des als gut Erkannten einzusetzen?“, „Ist die Leitfrage (Zweck) ethisch?“
  Manager: „Ist mein Managementhandeln moralisch vertretbar?“, „Unterstützt mein Managementhandeln die medizinethische Dimension des ärztlichen Handelns?“, „Was ist ethisch in der Medizin zu rechtfertigen?“, „Bis zu welchem Grad habe ich die Pflicht, mich für die Realisierung einzusetzen?“, „Ist die Leitfrage (Zweck) legitim?“, „Sind die Mittel zur Durchsetzung legitim?“
  Patient, Technologieentwickler, politische Akteure

Durchsetzbarkeit

Was ist faktisch durchsetzbar im Sinne objektiver Rahmenbedingungen?

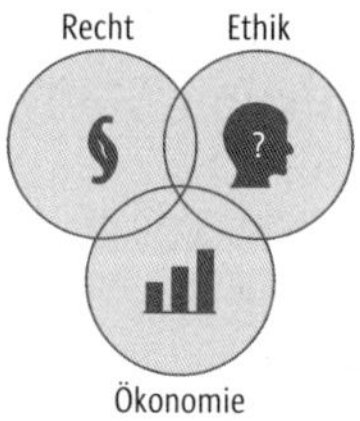

Zweck | **Ganzheitliche Zweck- und Mittelbeurteilung unter dem Primat der Ethik** | **Mittel**

Abb. 4 Reflexionsdimensionen der Digitalisierung und Ethik in Medizin und Gesundheitswesen

Gleichsam quer zu den Diskursen über Berufsbild und Berufsausbildung von Ärzten liegen gesellschaftliche Diskurse über Größen und Grenzen der Entwicklungen digitaler Medizin von Technologiephobie bis zur Digitaleuphorie. Im aktuellen Diskursdickicht aus medizinisch überzeugenden Use Cases, fehlender Ground Truth und schlechten oder keinen klinischen Daten, überzeugender Patientenwirkungszentrierung, fehlender digitaler Souveränität der Patienten und des medizinischen Personals, gelingenden regulatorischen Initiativen, und datenschutzrechtlichen Komplexitäten, eHealth Pionieren, und einer digital noch immer zu uninformierten Medizinerausbildung (aber auch Weiterbildung konkret vor Ort) zu navigieren, ist durchaus nicht einfach. Eine Navigationsunterstützung im Sinne von beispielhaften, relevanten Fragestellungen einer Ethik der digitalen Medizin und Gesundheitswirtschaft erscheint sinnvoll (s. Abb. 4[54]).

1.6 Beispielhafte Aspekte interprofessioneller Kompetenzen der digitalen Medizin in einer neuen Berufsausbildung

Die Interprofessionalität im Konzert der Gesundheitsberufe und Leistungserbringer in einem immer spezialisierteren und daher auch auf mehr Koordination und Kooperation angewiesenen Gesundheitswesen zählt ebenfalls zum Kompetenzset der digitalen Medizin in einer neuen Berufsausbildung. In der Gesundheitsversorgung der Zukunft wird das kluge Miteinander von medizinischen, pflegenden und Therapieberufen ein wesentlicher Erfolgsfaktor sein, um mit den zunehmend komplexen und nicht selten chronischen Krankheiten fertig zu werden. Fertig zu werden im Kontext einer wie schon gesagt sich deutlich verändernden Patientenanforderung, aber auch einem sich deutlich verändernden gerade digitalen Kenntnis- und Fähigkeitsstand der Patienten. Und doch einer hohen ja sogar steigenden Diversität und ganz unterschiedlichen Hintergründen und Möglichkeiten mit einem Gespräch mit einem Arzt zum Beispiel umzugehen. Man geht sicher nicht fehl, wenn man die interprofessionelle Kooperation der verschiedenen Gesundheitsberufe gerade vor dem Hintergrund der digitalen Transformation als einen wesentlichen Erfolgsfaktor benennt. Denkt man allein an die absolut notwendige Ängste Kooperation zwischen Ärzten und Pflegenden wird deutlich wie wichtig hier Interprofessionalität ist.

Interprofessionalität ist dabei keine neue Entwicklung im Zusammenhang mit digitaler Medizin. Allerdings ist erst in jüngster Zeit und auch im Zusammenhang mit digitalen Transformation der Medizin noch einmal deutlich geworden, dass die Medizin im Kontext der weiteren Gesundheit Berufe zu

54 Basierend auf Heinemann (2019b), dort eigene Darstellung, basierend auf: Heinemann/Miggelbrink (2011c), S. 111 (ergänzt und verändert). Bereits erschienen in der hier abgebildeten Form in Heinemann/Matusiewicz (2020), S. 6

sehen ist und entsprechende Kompetenzen für alle aus gestaltenden beruflichen Akteure notwendig sind, wenn die Koordination und Kooperation zwischen den einzelnen Leistungserbringern im Sinne einer patientenzentrierten erfolgreichen Gesundheitsversorgung gelingen soll. Es geht also im Kern darum, „[...] dass Angehörige unterschiedlicher Berufsgruppen [...] im Sinne einer [...] patientenorientierten Versorgung unmittelbar zusammenarbeiten, damit die spezifischen Kompetenzen jedes einzelnen Berufs für den Patienten nutzbar gemacht werden."[55] in diesem Sinne ist Interprofessionalität ein Begriff der eine neue Initiative in der Ausbildung von Gesundheitsberufen aber auch in dem faktischen Verantwortlichen tun hinterher in der Praxis in den Berufen selbst adressiert. Mit einer hinterlegten Patientenorientierung ist auch eine engere Kooperation der Sektoren verbunden, wenn es gelingt tatsächlich Interprofessionalität zu leben kann gar von einer Patientenzentrierung und einem eruieren der Sektorengrenzen gesprochen werden.[56]

Bisher haben so weit zu sehen nicht wirklich viele Hochschulen auf diesen berechtigten Anspruch reagiert, die medizinische Fakultät der Universität Heidelberg ist soweit die bisher einzige Initiative die ganzheitlich auf Interprofessionalität setzt.[57] Die entsprechende Initiative bezieht sich dabei auf die beiden einschlägigen Definitionen für die interprofessionelle Ausbildung und Zusammenarbeit in der Praxis: „Interprofessional education occurs when two or more professions learn about, from and with each other to enable effective collaboration and improve health outcomes."[58] sowie „a partnership between a team of health professionals and a client in a participatory, collaborative and coordinated approach to shared decision-making around health and social issues."[59] Der Einschätzung der medizinischen Fakultät Heidelberg was Relevanz und Weiterentwicklung angeht kann man nur zustimmen:

> *„Die interprofessionelle Lehre und Forschung hat in den letzten Jahren in Deutschland durch Diskussion im Wissenschaftsrat, im Medizinischen Fakultätentag und anderen relevanten gesundheits- und bildungspolitischen Gremien (z.B. Runder Tisch HRK Konferenz, Robert Bosch Stiftung) an Bedeutung gewonnen. Es wird erwartet, dass durch eine interprofessionelle Ausbildung eine verbesserte Zusammenarbeit erfolgt, welche die aktuell starr voneinander getrennt agierenden Säulen im Gesundheitswesen überwindet und abbaut."*[60]

55 Kälble (2004), S. 40
56 Für eine Perspektive auf interprofesionelle Teams vgl. Behrend et al. (2020).
57 Vgl. http://www.medizinische-fakultaet-hd.uni-heidelberg.de/fileadmin/Qualifizierungsprogramm/Broschuere_Interprofessionalitaet.pdf
58 World Health Organization (2010), S. 13
59 Orchard et al. (2005), S. 1
60 Vgl. http://www.medizinische-fakultaet-hd.uni-heidelberg.de/fileadmin/Qualifizierungsprogramm/Broschuere_Interprofessionalitaet.pdf

Aber auch Modellvorhaben greifen die Interprofessionalität auf wie beispielsweise im Studiengang Humanmedizin der TU Dresden.[61] Die „Bundesvertretung der Medizinstudierenden in Deutschland e.V. (bvmd)" hat mit dem Projekt „Interprofessionelle Ausbildungsstation (IPSTA)" eine möglich initiiert, vor Ort konkret für Studierende (und Lehrende) eine IPSTA zu installieren.

> *„Interprofessionelle Ausbildungsstationen (IPSTAs) sind Ausbildungseinheiten innerhalb einer Station, in denen Medizinstudierende im Praktischen Jahr gemeinsam mit Auszubildenden verschiedener Gesundheitsfachberufe (zum Beispiel der Pflege, Physiotherapie oder Studierende der Pharmazie) eigenständig die Patientenbetreuung und das Stationsmanagement der Patienten im interprofessionellen Team übernehmen. Dabei werden sie stets durch ausgebildete Lernbegleitende der beteiligten Berufsgruppen betreut und unterstützt."*[62]

Dazu wird ein Methoden- und Materialkoffer angeboten, mit Leitfaden, Evaluationskonzeption etc. und die Studierenden sehen sich selber mit Recht als „Changemaker von morgen".

Freilich sind viele Herausforderungen bei der Interprofessionalität medizinischer und angrenzender Professionen beachtlich. (Sub-)Kulturelle Unterschiede, Übersetzungsherausforderungen (Jargon), Rollen und Zuschreibungen, gegenseitiges Verständnis für die jeweils andere Profession, Teamwork, etc. erfordern beispielsweise viele Sozial- und Kommunikationskompetenzen. Neben den individuellen Bedingungen sind noch diverse organisatorische Bedingungen wesentlich – Interprofessionalität muss koordiniert werden, um im Versorgungssystem wirken zu können.

Interprofessionalität kann dabei auch als starker Treiber in Richtung Patientensicherheit[63] und einer neuen Geschlechtergerechtigkeit[64] gesehen werden. Dem Silodenken tradierter Machtstrukturen in Gesundheitsberufen und insbesondere in ärztlichen Berufen entspricht ein bisher nachgerade monolithischer Monoprofessionalismus[65] in der ärztlichen Ausbildung, der negative Konsequenzen für die Patientensicherheit haben[66], da ein Denken, welches den Perspektivenwechsel beinhaltet nicht gefördert wird. Für die Genderfrage ist zu bedenken, dass „[f]ür die Tätigkeit im Gesundheits- und Pflegemanagement, zu der auch die Förderung interdisziplinärer Zusammenarbeit zählt, [...] das androgyne Selbstkonzept von Vorteil [ist]. Die Vorstellungen

61 Vgl. https://www.verw.tu-dresden.de/AmtBek/PDF-Dateien/2020-07/09_25soMod25.06.2020.pdf
62 Vgl. https://www.bvmd.de/unsere-arbeit/projekte/ipsta-interprofessionelle-ausbildungsstation/
63 Kohn et al. (2000).
64 Kadaa et al. (2010).
65 Vgl. https://www.bosch-stiftung.de/sites/default/files/publications/pdf_import/Memorandum_Kooperation_der_Gesundheitsberufe.pdf
66 Wipfler et al. (2019)

über Pflege und Ärzteschaft sind zu reflektieren, um die Herausforderung der Förderung der interprofessionellen Kollaboration bewältigen zu können."[67]

Im internationalen Vergleich ist Deutschland spät dran. In Skandinavien und im angelsächsischen ist eine interprofessionelle Ausbildung seit zwei Jahrzehnten zunehmend etabliert und systematisch angelegt. In Deutschland hat der BVMD ein Projekt angelegt welches sich für die interprofessionelle Verzahnung von medizinischen Berufen einsetzt. Das Thema ist in vielen medizinischen Fakultäten durchaus angekommen wenn auch in völlig unterschiedlichen Reifegraden. Da sich die institutionellen Logiken der medizinischen Institutionen mit einer individuelleren Medizin vom Grundsatz verändern werden, ist von einem deutlich zunehmenden Bedarf an interprofessionellen Kompetenzen auszugehen. Der ehemalige Ärztliche Direktor des Universitätsklinikums Hamburg-Eppendorf (UKE) und nun Leiter des „Health Innovation Hub" des BMG formuliert:

> *„Die Ära der wissensbasierten, individualisierten Medizin hat dieses Selbstbild des Arztes grundlegend verändert. Der moderne Arzt arbeitet in einer netzwerkartigen Kooperation innerhalb eines Gesamtteams. Die Aufteilung der Medizin in Abteilungen und Kliniken tritt zugunsten einer Aufteilung nach individuellen Kompetenzen zurück. Der Arzt beschränkt sich auf seine Kernkompetenzen und greift auf die Kernkompetenzen seiner Partner zugunsten einer für den Patienten optimierten Medizin zurück. Dies führt zwangsläufig zu einer Abflachung der in der Medizin immer noch sehr ausgeprägten Hierarchien wie auch zu einer deutlich engeren Verzahnung der in der Medizin tätigen unterschiedlichen Berufsgruppen. Der Arzt realisiert, dass der Behandlungserfolg auch von der Unterstützung einer ebenso spezialisierten und auf Kernkompetenzen konzentrierten Pflege abhängig ist. Insofern führt die individualisierte Medizin nicht nur zu einem Wandel des Selbstbildes des Arztes, sondern auch zu einer Veränderung des Selbstbildes der Pflege sowie zu entscheidenden Veränderungen der Interaktionen zwischen den Berufsgruppen."*[68]

Es gibt noch viel zu tun für verschiedene wissenschaftliche Disziplinen, um Input zu liefern für die sich formierende neue Berufsausbildung im Rahmen eines veränderten Berufsbildes des Arztes in der digitalen Medizin. Doch wie immer die einzelnen Diskussionen fachlicher und öffentlicher Natur ausgehen mögen, unaufgebbar erscheint doch der ethische Kern des Arztberufes. Dieser Kern macht den Arzt so bewunderns- wie bedauernswert. Denn wo es um alles geht, liegt unendlich viel auf seinen Schultern. Die digitale Zukunft wird das nicht ändern. Nur anders akzentuieren. Deswegen sind die besten möglichen Berufsausbildungskonzeptionen und -umsetzungen für die Ärzte in der digitalen Medizin anzustreben.

67 Kadaa et al. (2010), S. 1
68 Ders. (n.d.); für die Digitalisierung in der Pflege vgl. zudem Fachinger u. Mähs (2019).

Literatur

Baumer B (2015) A data science course for undergraduates: Thinking with data. American Statistician, 69(4), 334–342

Behrend R, Maaz A, Sepke M, Peters H (2020) Interprofessionelle Teams in der Versorgung. In: Jacobs K, Kuhlmey A, Greß S, Klauber J, Schwinger A (Hrsg.) Pflege-Report 2019. S. 201–209. Springer Berlin. doi: https://doi.org/10.1007/978-3-662-58935-9_16

Bergdolt K (2004) Das Gewissen der Medizin – Ärztliche Moral von der Antike bis heute. C.H. Beck München

Boersma S, Klyve D (2013) Measuring habits of mind: Toward a promptless instrument for assessing quantitative literacy. Numeracy: Advancing Education in Quantitative Literacy, 6(1), ar6

Bündnis Junge Ärzte (2020) Stellungnahme des Bündnis Junge Ärzte (BJÄ) zum Bericht der Reformkommission der Stiftung Münch: „Gesundheitsberufe der Zukunft". URL: https://www.buendnisjungeaerzte.org/fileadmin/user_upload/PDF/2020_06_Stellungnahme_Stiftung_Mu__nch.pdf (abgerufen am 11.08.2020)

Carlson JR, Fosmire M, Miller C, Sapp Nelson MR (2011) Determining data information literacy needs: A study of students and research faculty. Libraries Faculty and Staff Scholarship and Research, Paper 23

Datenethikkommission der Bundesregierung (Hrsg.) (2019) Gutachten der Datenethikkommission der Bundesregierung. URL: https://www.bmi.bund.de/SharedDocs/downloads/DE/publikationen/themen/it-digitalpolitik/gutachten-datenethikkommission.pdf;jsessionid=F3B678BFED1D11728B6E2E5825D4924F.1_cid287?__blob=publicationFile&v=4 (abgerufen am 04.08.2020)

Debatin JF (n.d.) Interdisziplinarität als Schlüssel zur individualisierten Medizin. URL: http://www.kas.de/upload/dokumente/verlagspublikationen/Medizin_nach_Mass/debatin.pdf (abgerufen am 04.08.2020)

Fachinger U, Mähs M (2019) Digitalisierung und Pflege. In: Klauber J, Geraedts M, Friedrich J, Wasem J (Hrsg.) Krankenhaus-Report 2019. 115–128. Springer Berlin. doi: https://doi.org/10.1007/978-3-662-58225-1_9

Finzer W (2013) The data science education dilemma. Technology Innovations in Statistics Education, 7(2). Retrieved April 15, 2017. URL: https://escholarship.org/uc/item/7gv0q9dc (abgerufen am 04.08.2020)

Friele M, Schmitz-Luhn B, Woopen C (2018a) Medizin 4.0 – Ethik im digitalen Gesundheitswesen – Ethik Med (2018) 30: 87. doi: 10.1007/s00481-018-0480-1

Friele M, Christiane J, Jannes M, Woopen C (2018b) Algorithmen in der digitalen Gesundheitsversorgung. Eine interdisziplinäre Analyse. URL: https://www.bertelsmann-stiftung.de/fileadmin/files/BSt/Publikationen/GrauePublikationen/VV_Studie_Algorithmen.pdf (abgerufen am 11.08.2020)

Friele M, Bröckerhoff P, Fröhlich W et al. (2020) Digitale Daten für eine effizientere Prävention: Ethische und rechtliche Überlegungen zu Potenzialen und Risiken.) Bundesgesundheitsbl 63, 741–748. doi: https://doi.org/10.1007/s00103-020-03147-2

Gibson JP, Mourad T (2018) The growing importance of data literacy in life science education. American Journal of Botany, 105(12), 1–4

Heinemann S, Miggelbrink R (2011) Medizinethik für Ärzte und Manager, in: Thielscher C (Hrsg.): Medizinökonomie. 107–143. Springer Berlin

Heinemann S (2019a) Nur noch KI kann uns heilen! (?) – Künstliche Intelligenz in der Medizin als Deus ex machina, Grands recits nouveaux oder Supertool? In: Der Urologe 2019 Volume 58, Issue 9, 1007–1015, doi: 10.1007/s00120-019-1011-5

Heinemann S (2019b) Grundlinien eines „Ethikatlas der digitalen Medizin und Gesundheitswirtschaft, in: BARMER Gesundheitswesen aktuell 2019, 146–168, doi: 10.30433/GWA2019-146

Heinemann S, Matusiewicz D (Hrsg.) (2020) Digitalisierung und Ethik in Medizin und Gesundheitswesen. Medizinisch Wissenschaftliche Verlagsgesellschaft Berlin

Heinemann S, Stais P (2020) Ethics as Superpower – Primum Non Nocere against all Pandemic Odds. In: ICU Management & Practice (im Erscheinen, in englischer Sprache)

Heyse V, Erpenbeck J (2009) Kompetenztraining – Informations- und Trainingsprogramme, Schäffer-Poeschel, Stuttgart

Hösle V (1992) Praktische Philosophie in der modernen Welt. C.H. Beck München

Hübner U, Liebe JD, Esdar M, Hüsers J, Rauch J, Thye J, Weiß JP (2019) Stand der Digitalisierung und des Technologieeinsatzes in deutschen Krankenhäusern. In: Klauber J, Geraedts M, Friedrich J, Wasem J (Hrsg.) Krankenhaus-Report 2019. 33–46. Springer Berlin

Hume D (1978) Traktat über die menschliche Natur. Meiner Hamburg (Original: 1739/40)

Hummel P, Braun M, Dabrock P (2020) Own Data? Ethical Reflections on Data Ownership. Philos. Technol. doi: https://doi.org/10.1007/s13347-020-00404-9

Kadaa O, Brunner E, Maier M (2010) Geschlechtsrollenorientierung und interdisziplinäre Zusammenarbeit im Gesundheitswesen. In: ZEFQ VOLUME 104, ISSUE 6, 495–502, JANUARY 01, 2010. doi: https://doi.org/10.1016/j.zefq.2010.06.025

Kälble K (2004) Berufsgruppen- und fachübergreifende Zusammenarbeit – Terminologische Klärung. In: Kaba-Schönstein L, Kälble K (Hrsg.) Interdisziplinäre Kooperation im Gesundheitswesen: Eine Herausforderung für die Ausbildung in der Medizin, der Sozialen Arbeit und der Pflege. 29–41. (Ergebnisse des Forschungsprojektes MESOP) Frankfurt am Main Mabuse

Kjelvik MK, Schultheis EH (2019) Getting Messy with Authentic Data: Exploring the Potential of Using Data from Scientific Research to Support Student Data Literacy In: CBE—Life Sciences EducationVol. 18, No. 2, S. 1–8. doi: doi:10.1187/cbe.18-02-0023

Institute of Medicine (US) Committee on Quality of Health Care in America, Kohn LT, Corrigan JM, Donaldson MS (2000) (Hrsg.) To Err is Human: Building a Safer Health System. National Academies Press Washington (DC)

Koslowski L (1992) Einführung. In:: Ders. (Hrsg.) Maximen in der Medizin. Schattauer Stuttgart

Kuhn S (2018) Medizin im digitalen Zeitalter – Transformation durch Bildung Deutsches Ärzteblatt, Jg. 115, Heft 14, 6. April 2018

Kuhn S, Kadioglu D, Deutsch K et al. (2018) Data Literacy in der Medizin. Onkologe 24, 368–377. doi: https://doi.org/10.1007/s00761-018-0344-9

Stiftung Münch (Hrsg.) Kuhn S, Bartmann F, Klapper B, Schwenk U (2020) Reformkommission neue Gesundheitsberufe für das digitale Zeitalter, Stiftung Münch München

Mandinach EB., Gummer ES (2013) A systemic view of implementing data literacy in educator preparation. Educational Researcher 42(1), 30–37

Matusiewicz D, Aulenkamp J, Werner JA (2019) Effekte der digitalen Transformation des Krankenhauses auf den Wandel des Berufsbildes Arzt. In: Klauber J, Geraedts M, Friedrich J, Wasem J (Hrsg.) Krankenhaus-Report 2019. Springer Berlin

Mayes RL, Forrester JH, Christus JS, Peterson FI, Bonilla R, Yestness N (2014) Quantitative reasoning in environmental science: A learning progression. International Journal of Science Education, 36(4), 635–658

Orchard CA, Curran V, Kabene S (2005) Creating a Culture for Interdisciplinary Collaborative Professional Practice. In: Medical Education Online, 10:1, 4387, doi: 10.3402/meo.v10i.4387

Piatek-Jimenez K, Marcinek T, Phelps CM, Dias A (2012) Helping students become quantitatively literate. Mathematics Teacher, 105(9), 692–696

Calzada Prado J, Marzal M (2013) Incorporating data literacy into information literacy programs: Core competencies and contents. Libri, 63(2),123–134

Sauter R, Sauter W, Wolfig R (2018) Agile Werte- und Kompetenzentwicklung – Wege in eine neue Arbeitswelt. Springer Heidelberg

Schield M (2004) Information literacy, statistical literacy and data literacy. IASSIST Quarterly, 28(2), 6–11

Schüller K, Busch P, Hindinger C (2019) Future Skills: Ein Framework für Data Literacy – Kompetenzrahmen und Forschungsbericht. Arbeitspapier Nr. 47, Hochschulforum Digitalisierung Berlin. doi: 10.5281/zenodo.3349865

Seeland U, Schrey AK, Regitz-Zagrosek V (2019) Genderaspekte in der medizinischen Lehre. Gastroenterologe 14, 78–84. doi: https://doi.org/10.1007/s11377-019-0326-5

Steen LA (2004) Achieving quantitative literacy: An urgent challenge for higher education. Mathematical Association of America Washington, DC

Vacher HL (2014) Looking at the multiple meanings of numeracy, quantitative literacy, and quantitative reasoning. Numeracy, 7(2), ar1

Wandschneider D (2020) Technik. De Gruyter Berlin

Werner JA, Forsting M, Kaatze T, Schmidt-Rumposch A (Hrsg.) (2020) Smart Hospital – Digitale und empathische Zukunftsmedizin. Medizinisch Wissenschaftliche Verlagsgesellschaft Berlin

Veit K, Wessels M, Deiters W (2019) Gesundheitsdaten und Digitalisierung – Neue Anforderungen an den Umgang mit Daten im Gesundheitswesen. In: Pfannstiel M, Da-Cruz P, Mehlich H (Hrsg.) Digitale Transformation von Dienstleistungen im Gesundheitswesen VI. 19–33. Springer Gabler Wiesbaden. doi: https://doi.org/10.1007/978-3-658-25461-2_2

Wipfler K, Hoffmann JE, Mitzkat A, Mahler C, Frankenhauser S (2019) Patient safety – Development, implementation and evaluation of an interprofessional teaching concept. GMS J Med Educ. 2019;36(2):Doc 13. Published 2019 Mar 15. doi: doi:10.3205/zma001221 (deutsche Version unter doi: 10.3205/zma001221)

World Health Organization (2010) Framework for Action on Interprofessional Education & Collaborative Practice. WHO Geneva

2 Digitalisierung und institutionelle Verortung – wo unterscheiden sich Gesundheitssysteme?

Jürgen Zerth und Cordula Forster

2.1 Digitalisierung im Gesundheitswesen: eine Herausforderung für Gesundheitssysteme

Gesundheitssysteme sehen sich zusehends mit der Herausforderung konfrontiert, die Möglichkeit der digitalen Entwicklung zu nutzen und eine Antwort darauf zu geben, wie sich bisherige Strategien institutioneller Gesundheitssysteme dazu stellen (vgl. hier exemplarisch Baas u. Schellinger 2019). Ein Blick auf die typischen Produktionsstrukturen des Gesundheitswesens lässt deutlich werden, dass diese in vielfältiger Hinsicht prädestiniert für den Einsatz digitaler Technologien sind, wie es etwa Mamlin und Tierney (2016) formulieren: Gesundheitsleistungen charakterisieren sich in der Regel als personenorientierte Dienstleistungen, jedenfalls in den Kernbereichen medizinischer und pflegerischer Leistungserstellung. Diese Beziehungen sind von ihrer Natur heraus mit der Erfassung, Auswertung und Interpretation von Informationen konfrontiert. Vor diesem Hintergrund kann im Sinne von Rachinger die Unterscheidung zwischen *Digitisierung* – analoge Datenströme werden in eine digitale Struktur überführt – und *Digitalisierung* im engeren Sinne – die durch Digitisierung induzierten Veränderungen analoger, arbeitsteiliger Strukturen – für die weitere Betrachtung hilfreich sein (vgl. Rachinger et al. 2019).

> Digitalisierung in diesem Sinne adressiert die Verhaltens- und Verhältnisstrukturen in definierten organisatorischen Settings der Gesundheitsversorgung, die gerade durch den primären Dienstleistungscharakter häufig mit Informationsasymmetrien und Qualitätsmängeln der Informationsverarbeitung konfrontiert sind. Die Interpretation von Digitalisierung in Gesundheitssystemen setzt vor diesem Hintergrund die Auseinandersetzung mit den Zielsetzungen von Digitalisierung – welche versorgungsrelevanten Ziele sollen in digitaler Form erreicht werden – als auch die institutionelle Umsetzung voraus (WHO 2016, S. 7).

Vor dem genannten Hintergrund gewinnt ein Blick auf die Umsetzung von Digitalisierung, mit besonderem Fokus auf deutsche Gesundheitssysteme, aber auch im Vergleich zu anderen Gesundheitssystemen, an Bedeutung.

2.2 Integrative Gesundheitsversorgung als Anknüpfungspunkt von Digitalisierung

2.2.1 Gesundheitsausgaben und Digitalisierungshypothesen

Ein Blick auf die Gesundheitsausgaben in Deutschland, aber auch in anderen Staaten zeichnet zunächst die gleichen grundlegenden Herausforderungen der Gesundheitsversorgung post-industrieller Staaten nach. Mustergültig können *fünf treibende Faktoren* die *Entwicklung der Gesundheitsausgaben* erklären, auch wenn es vielfältige Querverbindungen gibt.

Erklärungsfaktoren sind (vgl. Oberender et al. 2017, S. 131):

1. demografische Veränderungen (Bedeutungszuwachs höherer Alterskohorten),
2. das steigende durchschnittlich verfügbare Einkommen (veränderte Präferenz für Gesundheitsausgaben),
3. die Erweiterung von Regelversorgungsstrukturen (Veränderung sozialpolitischer Gesetzgebung),
4. Produktivitätsentwicklungen in der Gesundheits- und Pflegeversorgung (inter- und intraorganisationale Zusammenarbeit) sowie
5. letztendlich der durch den medizinisch-technischen Fortschritt stetig wachsende Möglichkeitenraum möglicher diagnostischer, therapeutischer und organisatorischer Gestaltungsoptionen.

Gerade die Frage, wie etwa der Einfluss des medizinisch-technischen Fortschritts selbst demografische Entwicklungen mit beeinflusst und vor allem auch, in welcher Weise mit zunehmender Chronizität der Versorgung das

Zusammenwirken der medizinisch-pflegerischen Akteure an Bedeutung gewinnt, ist unmittelbar mit dem Digitalisierungsphänomen verbunden.

> *Die erwarteten Effekte einer Digitalisierung im Sinne sind daher verbesserte* Such- und Kommunikationsprozesse, *die das Zusammenwirken von Informationen zwischen verschiedenen Leistungserbringern innerhalb einer Organisation als auch zwischen zwei Organisationen unterstützen sowie damit verbundene* entörtlichte *und* entzeitlichte *Leistungsstrukturen (vgl. ähnlich Zerth 2018).*

Hier können etwa über telekonsiliarische Leistungen Arzt-Arzt-Beziehungen befördert werden oder durch telemedizinische Ansätze im Sinne kontinuierlicher Monitoringlösungen zur Begleitung chronischer Erkrankungen diagnostisch-therapeutische Lücken geschlossen werden.

Derartige Digitalisierungsstrategien verändern die Zusammenarbeit zwischen den Akteuren einer Gesundheits- oder Pflegebeziehung und verändern nicht ausschließlich, aber in systematischer Weise arbeitsteilige Effekte (vgl. etwa Albrecht et al. 2018, S. 341).

2.2.2 Effektivitäts- und Effizienzpotenziale: ein rudimentärer Blick in die Literatur

Ein Blick in die internationale Literatur zur Effektivität und Effizienz von digitalen Lösungen im Gesundheitswesen wirft den Blick auf organisatorische und institutionelle Verhältnis- und Anreizstrukturen. Orientiert an einer Klassifikation von unterschiedlichen Wirkkanälen von Digitalisierung, wiederum verstanden als die Umsetzung von digitalen Technologien in analogen Anreiz- und Interaktionsbeziehungen, lassen sich folgende Differenzierungen in grober Anlehnung an Weiner et al. (2013) sowie Zerth (2018) charakterisieren:

- digitale Lösungen, die an Patienten oder Akteuren direkt ansetzen, exemplarisch App-Dienstleistungen für Versicherte und Patienten;
- unterstützende Informations- und Dokumentationssysteme für Interaktionsbeziehungen, wie etwa Elektronische Dokumentationssysteme, aber auch eine elektronische Patientenakte (ePA);
- Telemedizin im engeren Sinne, wo mithilfe einer Sensorik und u.U. Aktorik sowohl Monitoringaufgaben etwa in den eigenen Vier-Wänden

erbracht werden können, aber auch perspektivisch gedacht, robotische Systeme wirksam werden;
- als verknüpfendes Element für alle drei Leistungskategorien greifen dann noch Ansätze zur systematischen Datennutzung und -auswertung, im Sinne eines „Big-Data-Ansatzes".

Exemplarisch lässt sich mit Blick auf Studien in den Vereinigten Staaten (vgl. hier Weiner et al. 2013 oder auch McCullough et al. 2016) festhalten, dass elektronische Gesundheits- und Patientenakten insbesondere mit wachsender Fallschwere von Patienten wirksame Effekte zeigen und diese ein organisatorisches und auch institutionelles Lernen in den jeweiligen Gesundheitseinrichtungen voraussetzen. Auch Scoping-Arbeiten zu den ökonomisch relevanten Wirkungen von digitalen Technologien etwa im Bereich Pflege zeichnen noch eine sehr unzureichende empirische Studienlage zu Effektivitäts- und Effizienzbeziehungen nach (vgl. Krick et al. 2019). Somit werden die Grundbedingungen institutioneller Umsetzung in Gesundheitssystemen und auch ein Vergleich der Digitalisierungsziele zwischen einzelnen Ländern interessant.

2.3 Digitalisierung im internationalen Vergleich

2.3.1 Digital Health Index und methodische Grundlagen des Vergleichs

Der Blick auf die Umsetzung von Digitalisierung im internationalen Vergleich lenkt etwa auf den von der Bertelsmann-Stiftung herausgebrachten Digital Health Index (DHI), der den Stand der Digitalisierung in 14 ausgewählten EU- und drei weiteren OECD-Ländern in den Bereichen *Policy-Aktivität, technische Implementierung* und *Readiness* sowie der *tatsächlichen Nutzung der Daten* vornimmt (vgl. Thiel et al. 2018). Der DHI kann einen Wert zwischen 0 und 100 Punkten annehmen.

Exemplarisch sollen in diesem Aufsatz drei Länder mit Deutschland verglichen werden, nämlich Estland, Dänemark und die Schweiz. Deutschland erreicht nach der Bertelsmann-Analyse aus dem Jahr 2018 den Platz 16 mit 30 Punkten im DHI-Score und liegt sozusagen am Ende der Tabelle. Spitzenreiter war Estland mit 81,9 Punkten und auch im Spitzenbereich lässt sich Dänemark mit einem DHI von 72,5 finden. Die an Deutschland benachbarte Schweiz erreicht in dieser Hitliste 40,6 Punkte (vgl. Thiel et al. 2018).

Beim Blick auf den Vergleich unterschiedlicher Gesundheitssysteme gilt es festzuhalten, dass die grundlegende Sicherungsphilosophie von Gesundheitssystemen als Differenzierungsfaktor herangezogen werden muss, nicht nur um Gesundheitssysteme in allgemeiner Hinsicht zu vergleichen, sondern insbesondere auch um einen Ergebnisvergleich der Digitalisierung vornehmen zu können (vgl. Schölkopf u. Pressel 2017, S. 1ff.):

- **Systemtyp 1** sind Gesundheitssysteme, die einen eigenständigen Anspruch auf Gesundheitsversorgung an eine eigenstände Versicherungsbeziehung binden. Dieser Leistungsanspruch, die Finanzierung und die Organisation der Leistungserstellung stehen dann komplementär zur staatlichen Daseinsversorgung. Als Gattungsbegriff hat sich in der Literatur die Bezeichnung „Bismarck-System“ etabliert. Das deutsche GKV-System gehört dazu, ebenfalls das Schweizer Gesundheitssystem oder das in den Niederlanden.
- **Als zweiter Systemtyp** sind staatlich organisierte und steuerfinanzierte Gesundheitssysteme zu nennen. Hier ist die Regel konstitutiv, dass der Leistungsanspruch aus der Bürgereigenschaft abgeleitet wird, somit kein eigenes Versicherungssystem greift und die Finanzierung aus Steuern erfolgt. Der Gattungsbegriff lautet „Beveridge-Typ“. Mit Blick auf Europa lassen sich jedoch zwei unterschiedliche Ausprägungen hinsichtlich der organisatorischen Verantwortung für die Leistungserstellung differenzieren, nämlich Staaten mit einem nationalen Gesundheitsdienst, exemplarisch dem National Health Service (NHS) in Großbritannien sowie Ländern, die Gesundheitsversorgung vor allem durch lokale, kommunale Einheiten organisieren lassen. Dänemark steht hier als Beispiel.

Bei Berücksichtigung dieser Unterschiede kann nun ein Vergleich der drei Länder mit der deutschen Situation erfolgen. Besonderes Augenmerk liegt dabei auf jeweiligen Digital-Health-Strategien, der institutionellen Verankerung sowie Finanzierung und Umgang mit Patientendaten.

2.3.2 Das deutsche Gesundheitssystem

Grundskizzierung

Das deutsche Gesundheitssystem ist gemäß der obigen Systematisierung dem Bismarck-Typ zuzuordnen und gründet auf eine starke Rolle der (gesetzlichen) Krankenversicherungen. Die Gesundheitsausgaben, die beitragsfinanziert sind, nehmen mit einem Anteil von 11,5% am BIP im europäischen Vergleich eine Spitzenposition ein (Destatis, 2019). Im Gegensatz beispielsweise zu den Niederlanden ist das deutsche Gesundheitssystem über eine Versicherungspflichtgrenze nur für einen definierten Anteil der Bevölkerung im Sinne der Regelversorgung zuständig (ca. 73. Mio. Menschen oder 86,5% der Bevölkerung). Zusätzlich gibt es deshalb eine private Vollversicherung für den restlichen Bevölkerungsanteil sowie für Beamte einen Versorgungsanspruch auf Beihilfe.

Die Steuerung der Leistungserstellung im Bereich der Gesetzlichen Krankenversicherung (GKV) erfolgt in hybrider Weise. Den allgemeinen Leistungsrahmen gibt der Bund vor, die Leistungsorganisation erfolgt durch Akteure der Selbstverwaltung, jedoch zwischen ambulanter und stationärer Versorgung getrennt. Im ambulanten Bereich nimmt der durch die Kassenärztliche Vereinigung wahrgenommene Sicherstellungsauftrag eine bedeutsame Rolle ein, sodass das Gros der Leistungen durch kollektivvertragliche Formen organisiert wird. Im Gegensatz finanzieren die Gesetzlichen Krankenversicherungen die Krankenhausleistungen, wohingegen die Sicherstellungsverantwortung über die Krankenhausbedarfspläne bei den Bundesländern liegt. Das deutsche Gesundheitswesen hat somit nicht nur eine Kompetenzaufteilung zwischen staatlichen Ebenen und der sogenannten *Gemeinsamen Selbstverwaltung*, sondern ist auch durch die föderale Struktur noch weiter differenziert.

Digital-Health-Strategien

In Deutschland gibt es zwar seit Jahren Versuche, Digital Health auch auf politischer Ebene zu befördern, doch sind viele Umsetzungsstrategien, namentlich die Einführung einer ePA, in vielfältiger Weise immer wieder verschoben worden. Begründungslinien dazu finden sich in der Auseinandersetzung um den Datenschutz, aber vielmehr lässt sich gerade ob der vielfältigen Zuständigkeiten in der Gesundheitspolitik bislang keine einheitliche (Gesundheits-)Digitalisierungsstruktur erkennen.

Als erstes Signal einer beginnenden Roadmap in eine Digitalisierungsstrategie fungiert das 2016 in Kraft getretene Gesetz für sichere digitale Kommunikation und Anwendungen im Gesundheitswesen (E-Health-Gesetz). Der Fokus des Gesetzes liegt auf dem Ausbau einer Telematik-Infrastruktur, auf der perspektivisch verschiedene digitale Fachanwendungen interagieren und genutzt werden können.

Grundsätzlich sind die Krankenversicherungen verpflichtet, dass ihre Versicherten eine elektronische Gesundheitskarte nutzen können. Da aber Krankenversicherungen durch die sozialrechtlichen Einschränkungen nur in den durch Gesetz definierten Fällen Versichertendaten erheben und verarbeiten dürfen, sind diese nicht berechtigt, kartengestützte Dienstleistungen selbst zu erbringen. Gleichwohl dürfen sie derartige Leistungen, wenn sie von einem Dritten erbracht werden, finanzieren. Dieser Regelungsrahmen ist Grundlage für verschiedene gegenwärtig durchgeführte elektronische Gesundheitsakten, die von Krankenversicherungen finanziert werden. 2019 wurde durch das Terminservice- und Versorgungsgesetz (TSVG) zusätzlich bestimmt, dass alle Versicherten zum 1. Januar 2021 eine ePA zur Verfügung haben müssen. Hier werden somit die bislang krankenversicherungsbezogenen Lösungen mit einer für alle Versicherten – über alle Krankenversicherten – gleichen Lösung zu einer Art „Zwei-Säulen-Modell" integriert. Einerseits sind gewisse standardisierte Fachwendungen vorgesehen, jedoch immer vom Versicherten freiwillig zu wählen, etwa ein Notfalldatensatz, ein elektronischer Medikationsplan und ein eArztbrief. Andererseits soll es weiterhin einen kassenspezifischen Bereich geben, wo dann im Idealfall auch wettbewerbliche Lösungen durch die Kassen denkbar werden.

Zuständigkeiten

In Deutschland existiert keine eigens geschaffene Digitalisierungsbehörde, dennoch fungiert die aus den Spitzenorganisationen des Gesundheitswesens bestehende Gesellschaft für Telematikanwendungen der Gesundheitskarte mbH (kurz: gematik) als Kompetenzzentrum für digitale Gesundheit. Seit 2019 ist das Bundesministerium für Gesundheit Mehrheitsgesellschafter, sodass formal zwar eine Stakeholder-Struktur unterstellt werden kann, de facto jedoch zunehmend die gematik einer staatlichen Behörde ähnelt. Ihre Aufgaben sind im § 291 SGB V geregelt und bestehen hauptsächlich aus der Entwicklung einer Telematik-Infrastruktur und der elektronischen Gesundheitskarte (eGK).

Finanzierung der Digitalisierung

Deutschland besitzt kein eigenes Digital-Health-Budget. Auf Länderebene sind jedoch begrenzte Geldmittel für klein- und mittelständische Unternehmen zur Umsetzung der Digitalisierung verfügbar, die vom jeweiligen Bundesland abhängen (z.B. egesundheit.nrw oder die E-Health-Initiative Hessen).

Umgang mit Daten

Der Datenschutz spielt in Deutschland eine wichtige Rolle und der Umgang mit sensiblen Patientendaten wird im SGB V und im SGB X teilweise geregelt, ebenso wie der Umgang mit Daten stationärer Patienten. Die Datenhoheit liegt bei den Patienten, die ihre Daten einsehen dürfen. Die Verwendung der Daten für die Versorgungsforschung ist in § 75 SGB X explizit geregelt. Mit dem Digitalen-Versorgung-Gesetz ist Ende 2019 die Regelung aufgenommen worden, dass in einem Forschungsdatenzentrum bei den Krankenkassen vorliegende Abrechnungsdaten in pseudonymisierter Form zu Zwecken der Versorgungsforschung genutzt werden dürfen.

2.3.3 Digitalisierung in der Schweiz

Grundskizzierung

In der Schweiz leben rund 8,54 Mio. Einwohner verteilt auf 26 Kantone (Statista 2018), die durch einen ausgeprägten Föderalismus und das Subsidiaritätsprinzip einen hohen Grad an Autonomie besitzen.

Das Schweizer Gesundheitssystem liegt mit einem Anteil von 12,4% am BIP im Jahr 2017 (Bundesamt für Statistik 2019) neben Deutschland an der Spitze der Staaten in Europa. Seit 1994 gibt es eine über die gesamte Bevölkerung umfassende Pflichtversicherung für den Krankheitsfall, innerhalb der Kantone haben die Versicherten jedoch die freie Wahl zwischen den privatrechtlichen Versicherungen, die an einen Kontrahierungszwang gebunden sind. Die Schweiz kann wie Deutschland als ein Bismarcksystem charakterisiert werden.

Anders als in Deutschland ist das Gesundheitssystem nicht als einkommensabhängiges Sozialversicherungssystem ausgestaltet, sondern wird durch Kopfpauschalen finanziert, die zwischen Kindern, jungen Erwachsenen und Erwachsenen sowie zwischen den Kantonen und Versicherungen stark variieren. Die Beiträge werden jedoch nicht durch den Arbeitgeber mitfinanziert, sondern ausschließlich von den Versicherten übernommen. Familien mit ökonomischem Unterstützungsbedarf werden durch eine Prämienverbilligung unterstützt. Zudem sieht die Krankenversicherung eine Selbstbeteiligung vor, um die staatlichen Kosten der Versicherung auszugleichen. Auch haben im Vergleich zu Deutschland selektivvertragliche Regelungen, d.h. einzelne Krankenversicherungen organisieren durch Verträge mit Leistungserbringern unterschiedliche Versorgungsmodelle, eine höhere Bedeutung als in Deutschland.

Das Gesundheitssystem ist föderal organisiert, wobei der Bund die Krankenversicherung, die Qualität und Sicherheit von Medikamenten, Public Health sowie die Ausbildung von Fachpersonal regelt, während die Kantone die Koordination der Gesundheitsversorger übernehmen.

Digital-Health-Strategien

Aufgrund des ausgeprägten Föderalismus in der Schweiz gab es bis dato keine maßgeblichen Gesetze auf Bundesebene. Seit 2018 existiert jedoch die aktuelle Digital-Health-Strategie eHealth Schweiz 2.0, deren Fokus auf der Einführung einer nationalen ePA, dem sogenannten elektronischen Patientendossier (EPD) sowie regionalen Gesundheitsinformationsportalen (eHealth Suisse 2018) liegt sowie der Festlegung strategischer Maßnahmen für ein interoperables digitales Gesundheitssystem, das einen kantonalen Datenaustausch ermöglicht.

Weitere Projekte sind das bereits 2014 implementierte eImpfdossier, das in Zukunft auch über das EPD abrufbar sein soll sowie als weitere Austauschformate der eBefund für Labor, Diagnostik, Röntgen, etc. und die eMedikation (eHealth Suisse 2018).

Zuständigkeiten

Die 2008 gemeinsam von Bund und Kantonen gegründete Digital-Health-Behörde eHealth Suisse ist als staatliches und vom Bund getragenes kantonübergreifendes Kompetenz- und Koordinierungszentrum für die gesteuerte

Einführung digitaler Gesundheitslösungen zuständig. Ihr liegen die Prozessverantwortung und die Definitionshoheit technischer Standards zugrunde. Die Aufgaben umfassen die Entwicklung von eHealth-Strategien und die Zertifizierung von Standards (Thiel et al. 2018).

Die Hoheit über die Bearbeitung konkreter Digital-Health-Projekte liegt bei den einzelnen Kantonen mit ihrer jeweiligen Gesetzgebung, die unter anderem Patientenrechte, Datenschutz, Berufsausübung etc. regelt. Für die Umsetzung in den einzelnen Kantonen sind dennoch bundesweite Rahmenbedingungen notwendig, sodass bei der Umsetzung der Strategie eHealth 2.0 eine enge Zusammenarbeit zwischen Kantonen und Bund erforderlich ist.

Finanzierung

Auch in der Schweiz gibt es bis dato kein eigenes öffentliches Digital Health Budget, die Ausgaben für eHealth Suisse werden von Bund und Kantonen übernommen. Für das EPD müssen die Gesundheitsdienstleister einen Teil ihres Budgets aufbringen, können aber bei ihrer EPD-Gemeinschaft eine partielle Gegenfinanzierung organisieren.

Zur Einführung der EPDs wird den Kantonen von der Schweizer Regierung eine Komplementärfinanzierung geboten. Die gleiche Summe müssen von den Kantonen selbst getragen werden, andernfalls entfällt die staatliche Unterstützung. Diese Mittel sind zweckgebunden und dürfen nur für den Aufbau sogenannter EPD-Gemeinschaften benutzt werden, nicht etwa für Umrüstungen in Krankenhäusern (Thiel et al. 2018).

Umgang mit Daten

Der Umgang mit vertraulichen Patientendaten wird durch eHealth Suisse gesteuert, die explizit festlegt, nach welchen Sicherheitsvorschriften Patientendaten geschützt werden müssen. Die Kantone können jedoch selbst entscheiden, welche IT-Systeme sie verwenden wollen, solange diese den Sicherheitsvorschriften entsprechen. Zudem können die Patienten selbst wählen, welchem Arzt sie Zugang zu ihrem EPD gewähren. Bislang geht zwar keine der Gesundheitsanwendungen über die Einführungsphase hinaus, doch in Zukunft sollen alle Bewohner uneingeschränkten Zugriff auf ihre Gesundheitsinformationen erhalten (Thiel et al. 2018).

2.3.4 Digitalisierung in Dänemark

Grundskizzierung

Das dänische Gesundheitssystem ist ein Musterbeispiel eines staatsfinanzierten, jedoch kommunal organisierten Gesundheitssystems (vgl. Schölkopf u. Pressel 2017, S. 43). Die Gesundheitsausgaben beliefen sich 2014 auf einen BIP-Anteil von 10,4% (Schmidt et al. 2019). Durch die im Vergleich zu Deutschland geringere Bevölkerungsanzahl (2018: 5,87 Mio. Einwohner) ist das Gesundheitssystem viel stärker als etwa in Deutschland von der Philosophie einer regionalen Daseinsvorsorge und Steuerung geprägt.

Die meisten Versicherten verfügen über eine Absicherung, bei der der Hausarzt als Gatekeeper fungiert. Die Krankenhäuser werden meist von den Landkreisen getragen und sind für die landesweite Bevölkerung zugänglich. Gerade im Krankenhaussektor hat es in den letzten Jahren eine Strategie der nationalen Zentrenbildung – Superkrankenhäuser – gegeben.

Digital-Health-Strategien

Das dänische Gesundheitssystem rekurriert auf eine umfassende Digital-Health-Strategie, die in Verbindung mit zwei weiteren übergeordneten Rahmenplänen steht: der Digitalisierung des Wirtschaftssektors und der Bürger- und Patientenbeteiligungsstrategie, sodass eine allumfassende Digitalisierung der dänischen Gesellschaft angestrebt wird (Thiel et al. 2018).

Der Datenaustausch zwischen den Gesundheitsversorgern läuft bereits überwiegend elektronisch. Beispielsweise besitzen alle dänischen Hausärzte eine ePA, die von 98% der Hausärzte auch elektronisch ausgetauscht werden. Testresultate aus Krankenhäusern werden ausschließlich digital übermittelt. Ebenso werden 99% aller Verschreibungen und 97% aller Überweisungen elektronisch versendet (Danish Ministry of Health 2017).

Zudem existiert in Dänemark mit dem e-Journal eine zentrale Datenbank mit Krankenhausdaten aus den ePAs, die den Patienten und anderen Akteuren im Gesundheitssektor einen digitalen Zugang zu Diagnoseinformationen, Behandlungsplänen und sonstigen Notizen ermöglicht (Danish Ministry of Health 2012). Analog dazu liefert das p-Journal Informationen aus den ePAs im ambulanten Sektor.

Zentral für die Digitalisierung ist das nationale Gesundheitsinformationsportal sundhek.dk, das als Schnittstelle aller Digital-Health-Anwendungen fungiert und gleichermaßen vom Gesundheitsministerium, den Regionen und den Gemeinden als Non-Profit-Organisation betrieben wird. Patienten können dort persönliche Gesundheitsinformationen einsehen und u.U. den Zugang der Ärzte zu diesen beschränken. Daneben existieren auch nicht national vernetzte Datenbanken, wie regionale Pflegedatenbanken oder kommunale Terminologie-Server.

Von der Regierung werden keine Implementierungsrahmenpläne für Digital-Health-Anwendungen erstellt. Vielmehr liegt die Verantwortung dafür bei den einzelnen Organisationen, die jeweils mit der Einführung bestimmter Anwendungen betraut sind.

Zuständigkeiten

Im Bereich Digital Health teilen sich das Gesundheitsministerium, die Regionen und die Kommunen die Leitung verschiedener Behörden. In der Gesundheits- und Altenpflege übernimmt das National Board of Health (NBoH) Sundhedsstyrelsen als staatliche Behörde die Beratung des Gesundheitsministeriums und anderer regionaler und kommunaler Behörden. Das NBoH arbeitet sektorenübergreifend und kooperiert mit medizinischen Einrichtungen, Kommunen, Regionen, privaten Betreibern und der Zivilgesellschaft (Thiel et al. 2018).

Seit 1994 ist die dänische Non-Profit-Organisation MedCom für die Entwicklung und Verbreitung elektronischer Kommunikation im Gesundheitswesen zuständig, allen voran für die intersektorale Kommunikation zwischen den Gesundheitsdiensten und für die Entwicklung von Standards für den Gesundheitsdatenaustausch.

Austauschplattform der Zentralregierung, Regionen und Kommunen und verantwortlich für die Entwicklung eines nationalen IKT-Standards ist das 2011 als Agentur des Gesundheitsministeriums gegründete nationale eHealth Board. Es setzt Implementierungsziele von Projekten fest, von deren Erfolg die finanzielle Unterstützung abhängt (Statens Serum Institut 2013).

Für die IT-Systeme und das nationale Gesundheitsregister ist die staatliche Gesundheitsdatenagentur Sundhetsdatastyrelsen verantwortlich, die direkt dem Gesundheitsministerium untersteht.

Finanzierung der Digitalisierung

Die Finanzierung der an der Digital-Health-Strategie beteiligten Initiativen übernimmt die jeweils verantwortliche öffentliche Stelle. Typischerweise werden die Initiativen in Verhandlungen zwischen Staat, Regionen und Kommunen priorisiert und finanziert. Für die Patienten entstehen durch die Digitalisierung keine zusätzlichen Kosten, da diese vom Staat und den Versicherungsinstitutionen gemeinsam getragen werden. MedCom wird zu jeweils einem Drittel vom Gesundheitsministerium, den Regionen und dem Gemeindeverband finanziert (Thiel et al. 2018).

Umgang mit Daten

Alle Versorgungssektoren des dänischen Gesundheitssystems sind digitalisiert und an MedCom angeschlossen. Somit werden die Daten staatlich verwaltet (Statens Serum Institut 2013). Die Dänen gelten als liberal im Umgang mit ihren Daten, was eine positive Einstellung in Bezug auf Digitalisierung begünstigt und Datenschutzbedenken spielen somit keine große Rolle (Thiel et al. 2018).

2.3.5 Digitalisierung in Estland

Grundskizzierung

Estland gilt als ein Musterland der Digitalisierung, auch weil Estland als Transformationsland seit dem Zusammenbruch der Sowjetunion gezwungen war, seine gesamte Infrastruktur neu aufzubauen und somit auch das Gesundheitssystem auf eine parallele Digitalisierungsstrategie setzen konnte. Grundlage dieser Digitalisierungsstrategie ist der 2002 eingeführte elektronische Personalausweis zur Kommunikation mit den diversen staatlichen Verwaltungsstellen. Die Finanzierung der Gesundheitsausgaben ist an einkommensabhängige Beiträge gekoppelt, die aber im Gegensatz zur deutschen Situation durch eine Art Sozialsteuer von den Arbeitgebern getragen werden. Die Gesundheitsausgaben am BIP liegen bei ca. 6,3% (2015) und liegen somit im europäischen Vergleich deutlich unterhalb des Durchschnitts (Schölkopf u. Pressel 2017, S. 98). Jeder Bewohner Estlands hat Anspruch auf die gesetzliche Krankenversicherung, private Krankenversicherungen existieren kaum. Rund die Hälfte aller Versicherten ist nicht beitragspflichtig, wie z.B. Kinder, Rentner, Studierende und Arbeitslose, deren Versicherung teilweise vom Staat übernommen wird. Die Leistungserbringung erfolgt dezentral über ambulante und stationäre Spezialisten, Pflege, Primärversorgung und Notfallversorgung. Die meisten fachärztlichen Leistungen werden von Krankenhausambulanzen erbracht, die mehrheitlich unter privater Trägerschaft stehen (Thiel et al. 2018).

Digital-Health-Strategien

Estland zählt in Sachen Digitalisierung dank einer national ausgerichteten und standardisierten Infrastruktur, die einen sicheren Datenaustausch zwischen allen Akteuren im Gesundheitswesen und eine Integration aller digitalen Gesundheitsdienste ermöglicht, zu den europaweit fortschrittlichsten.

2005 erhielt Estland aus den EU-Strukturfonds Mittel zur Entwicklung von vier eHealth-Projekten: ePA, digitale Bildverarbeitung, digitale Registrierung und E-Rezept. Diese Projekte sind Teil des Gesundheitsinformationsaustauschnetzwerkes (ENHIS), das mit anderen öffentlichen Informationssystemen und Registern verbunden ist, sodass fast die gesamte Krankengeschichte der Bevölkerung von Geburt bis zum Tod registriert werden kann.

In der 2015 verabschiedeten eHealth-Strategie 2020 ist festgelegt, dass bis 2020 mithilfe der vorhandenen Ressourcen personalisierte Gesundheitsdaten für Risikogruppenanalysen in vollem Umfang bereitstehen sollen, um die Entscheidungs- und Diagnosefindung für Ärzte zu erleichtern (Sotsiaalministeerium 2015).

Die Einführung von ePAs, Gesundheitsinformationsportalen und telemedizinischen Dienstleistungen ist bereits seit 2012 vollständig abgeschlossen (Thiel et al. 2018).

Zuständigkeiten

In Estland dringt die Digitalisierung in alle Bereiche der öffentlichen Verwaltung ein, die Einführung wurde staatlich von den jeweils verantwortlichen Stellen geplant und beschlossen. Das Wirtschaftsministerium finanziert seit 2004 einzelne Digital-Health-Projekte und legt grobe Kennzahlen für kommende Investitionen als Richtlinien fest. Sämtliche Dienste werden zentral vom Staat eingeführt und angeboten, medizinische Einrichtungen müssen sich nicht an der Finanzierung beteiligen.

Verantwortlich für die Entwicklung der Digital-Health-Dienste und die Bereitstellung von IKT-Diensten ist das staatlich organisierte Zentrum für Gesundheits- und Sozialinformationssysteme (TEHIK), das im Auftrag des Ministeriums für Soziale Angelegenheiten agiert (Thiel et al. 2018).

Finanzierung der Digitalisierung

Einzelne Digital-Health-Projekte werden seit 2004 staatlich vom Wirtschaftsministerium finanziert. Sämtliche Dienste werden vom Staat angeboten, sodass medizinische Einrichtungen sich nicht an der Finanzierung beteiligen müssen.

Zudem setzt der Krankenversicherungsfonds Teile seines Budgets für die Entwicklung und nationale Implementierung digitaler Anwendungen ein. Für die Versicherten entstehen keine zusätzlichen Kosten, da die analogen Alternativen nicht mehr verwendet und während der Umstellung die Kosten vom Versicherer übernommen wurden (Thiel et al. 2018).

Umgang mit Daten

Zur Regulierung des Datenaustausches wurden eigene Gesetze wie das Gesundheitsorganisationsgesetz, zur Regulierung von ENHIS verabschiedet. Für die ePAs gibt es kein spezielles Regulierungssystem, sondern eigene Datenverarbeitungsanforderungen, da diese von den Leistungserbringern in lokalen Datenbanken erfasst werden. Die Einwilligung zur Erstellung von ePAs und Verwendung der Patientendaten zum Zweck der Gesundheitsversorgung ist nicht erforderlich, sondern durch Opt-out-Regelungen einschränkbar. Die Dokumentation der Gesundheitsdienstleistungen wird durch das Gesetz über die Organisation des Gesundheitswesens, die Verordnung über die Dokumentation der Erbringung von Gesundheitsleistungen und die Bedingungen und Vorkehrungen für die Aufbewahrung dieser Dokumente geregelt (vgl. etwa Noelle 2018).

Das Eigentum der ENHIS-Daten liegt bei den Patienten, Ärzte können nur darauf zugreifen, wenn der jeweilige Gesundheitsdienstleister eine gültige Lizenz besitzt und die Patienten die Daten nicht gesperrt haben. Die Daten werden auf unbestimmte Zeit gespeichert und stehen auch zur Sekundärnutzung für wissenschaftliche Zwecke zur Verfügung. Die Haftung im Umgang mit den ePAs wird über das allgemeine Arzthaftungsrecht geregelt (Thiel et al. 2018).

2.4 Implikationen für die (deutsche) Gesundheitspolitik

Die Darlegung der betrachteten Gesundheitssysteme zeigen gewisse Plausibilitäten im Hinblick auf beförderliche und hindernde Elemente für eine Digitalisierung im Gesundheitswesen auf.

Zunächst gilt es jedoch festzuhalten, dass Digitalisierung im Gesundheitswesen gemäß der in Kapitel 2.1 formulierten Abgrenzung nicht ein Wert an sich ist, sondern sich gerade auch im Gesundheitswesen an den Verbesserungen der Gesundheitsversorgung, an einem effektiveren und effizienteren Umgang mit knappen Ressourcen zu messen hat.

Mit Blick auf Dänemark und auf Estland könnte nun der vordergründige Schluss vorliegen, dass staatlich finanzierte und national ausgerichtete Gesundheitssysteme die Steuerbarkeit einer Digitalisierungsimplementierung erleichtern würden. So richtig es ist, dass durch eine eindeutige Zuordnung der Governance-Verantwortung etwa in Dänemark und in Estland national wirksame Standards zügig durchgesetzt werden können und mit einem eindeutigen politischen Auftrag ausgerichtete Institutionen, untermauert durch eine klare Gesetzgebungsstruktur, die Einführung einer nationalen Digitalisierungsstrategie erleichtern können, so wenig eindeutig lassen sich beispielsweise Erfahrungen aus Dänemark und Estland unmittelbar auf Deutschland übertragen. Darüber hinaus kommen in diesen Ländern noch weitere informelle Aspekte dazu, etwa die Frage, welche gesellschaftliche Grundphilosophie zur „Öffentlichkeit“ oder „Privatheit“ von Daten zugrunde gelegt werden kann.

Somit müssen beitragsfinanzierte Systeme, die in der Regel auch noch föderal organisiert sind, nicht per se hinderlich für die flächendeckende digitale Transformation sein, sondern stehen lediglich aufgrund eines höheren Abstimmungsbedarfs vor größeren Herausforderungen, die verschiedenen Akteure (Selbstverwaltung, unterschiedliche staatliche Ebenen) zu verbinden als auch im öffentlichen Diskurs die gesellschaftspolitischen Grundfragen, etwa zu Möglichkeiten und Grenzen der Datennutzung, zu führen.

Für die Einführung konkreter eHealth-Projekte kann eine Regionalität bzw. auch selektive Strukturen nutzender Kassenwettbewerb sogar von Vorteil sein, sofern verschiedene eHealth-Angebote wie in der Schweiz zunächst in kleineren Settings ausgetestet und nach erfolgreicher Implementierung hochskaliert werden können. Da auch Deutschland wie die Schweiz teilweise föderalistisch organisiert ist, bieten landesweite eHealth-Projekte durch Scaling-up-Effekte die Chance, als Pilotprojekte für eine bundesweite Umsetzung zu dienen. Dies setzt allerdings eine Evaluierung der Programme und Prüfung auf bundesweite Übertragbarkeit sowie eine anschließende bundesweite Steuerung der Umsetzung voraus.

Sowohl die Schweiz als auch Dänemark und Estland verfügen über eine nationale Koordinierungsstelle, die befugt ist, bindende Vorschriften und Standards festzulegen. Somit wirkt die Weiterentwicklung der Standards der Telematikinfrastruktur als eine bindende Grundlage für weitere Fachanwendungen.

Das *deutsche Gesundheitssystem*, mit einer starken Verzahnung von reguliertem Wettbewerb, gemeinsamer Selbstverwaltung und staatlicher Regulierung, benötigt daher ein *eindeutiges Rollenmodell*. Die jüngere Gesetzgebung, etwa durch das TSVG stößt grundsätzlich in diese Richtung: Wohingegen die gematik, somit die Grundlage für eine infrastrukturelle Lösung anbieten muss, folgen daraus für die Akteure Möglichkeiten von dezentralen oder wettbewerblichen Experimenten für unterschiedliche digitale Anwendungen auf Basis der von der gematik zu gewährleistenden Telematikinfrastruktur. So wäre das Plädoyer für Deutschland, auch angesichts der immer noch dürftigen Datenlage zu tatsächlichen Wirkungseffekten von Digitalisierung (vgl. Kapitel 2.2.2), stärker das Instrument *kontrollierter Experimentierräume* für *(digitale) Versorgungsexperimente* in Betracht zu ziehen (vgl. Zerth 2018, S. 72) und dabei auch die Bedeutung der deutschen Datenschutzkultur in gestaltender Weise einzusetzen.

Literatur

Albrecht UV, Kuhn B, Land J, Amelung V, von Jan U (2018): Nutzenbewertung von digitalen Gesundheitsprodukten (Digital Health) im gesellschaftlichen Erstattungskontext. Bundesgesundheitsblatt 61, 340–348

Baas J, Schellinger A (2019) Digitaler Sturm im Gesundheitswesen: Europas Antwort, Europas Zukunft. In: Baas J (Hrsg.) Zukunft der Gesundheit: vernetzt, digital, menschlich. 3–25. Medizinisch Wissenschaftliche Verlagsgesellschaft Berlin.

Bundesamt für Statistik (2019) Legislaturindikator: Kosten des Gesundheitswesens in Prozenten des BIP. URL: https://www.bfs.admin.ch/bfs/de/home/statistiken/querschnittsthemen/monitoring-legislaturplanung/alle-indikatoren/leitline-3-sicherheit/kosten-gesundheitswesen.html (abgerufen am 09.06.2020)

Danish Ministry of Health (2012) eHealth in Denmark – eHealth as part of a coherent Danish health care system. Kopenhagen

Danish Ministry of Health (2017) Digitalisation and Health Data. Healthcare in Denmark – An Overview. Indenrigsog Sundhesministeriet Kopenhagen

Destatis (2019) Gesundheitsausgaben in Deutschland als Anteil am BIP und in Mio. € (absolut und je Einwohner). URL: http://www.gbe-bund.de/oowa921-install/servlet/oowa/aw92/dboowasys921.xwdevkit/xwd_init?gbe.isgbetol/xs_start_neu/&p_aid=3&p_aid=24838310&nummer=322&p_sprache=D&p_indsp=-&p_aid=28192314 (abgerufen am 24.07.2020)

eHealth Suisse (2018) Strategie eHealth Schweiz 2.0 – 2018–2022. URL: https://www.e-health-suisse.ch/fileadmin/user_upload/Dokumente/2018/D/181214_Strategie-eHealth-Suisse-2.0_d.pdf (abgerufen am 09.06.2020)

Krick T, Huter K, Domhoff D, Schmidt A, Rothgang H, Wolf-Ostermann K (2019) Digital technology and nursing care: a scoping review on acceptance, effectiveness and efficiency studies of informal and formal care technologies. BMC Health Services Research 19:400

Mamlin BW, Tierney W (2016) The Promise of Information and Communication Technology in Healthcare: Extracting Value from the Chaos. American Journal of Medical Sciences 351, 59–68

McCullough J, Parente S, Town R (2016) Health information technology and patient outcomes: the role of organizational and informational complementarities. RAND Journal of Economics 47 (1), 207–236

Noelle G (2018) e-Estonia – Digitalisierung in Estland. RPG 24 (4), 74–78

Oberender P, Zerth J, Engelmann A (2017) Wachstumsmarkt Gesundheit. 4. Auflage. UVK Verlagsgesellschaft mbH, Konstanz, München

Rachinger R, Rauter R, Müller C, Vorraber C, Schirgi E (2019) Digitalization and its influence on business model innovation. Journal of Manufacturing Technology Management 30, 1143–1160

Schmidt M, Johannesdottir Schmidt S, Adelborg K, Sundbøll J, Laugesen K, Ehrenstein V, Sørensen H (2019) The Danish health care system and epidemiological research: from health care contracts to database records. Clinical Epidemiology 11, 563–591

Schölkopf M, Pressel H (2017) Das Gesundheitswesen im internationalen Vergleich. 3. Auflage. MWV Medizinisch Wissenschaftliche Verlagsgesellschaft Berlin

Sotsiaalministeerium (2015) Estonian eHealth Strategic Development Plan 2020. URL: https://www.sm.ee/sites/default/files/content-editors/sisekomm/e-tervise_strateegia_2020_15_en1.pdf (abgerufen am 09.06.2020)

Statens Serum Institut (2013). Making eHealth Work. National Strategy for Digitalisation of the Danish Healthcare Sector 2013–2017. SSI, The National eHealth Authority Kopenhagen

Statista (2018) Ständige Wohnbevölkerung der Schweiz von 2008 bis 2018. URL: https://de.statista.com/statistik/daten/studie/19317/umfrage/gesamtbevoelkerung-in-der-schweiz/ (abgerufen am 09.06.2020)

Statista (2019) Anzahl der Mitglieder und Versicherten der gesetzlichen und privaten Krankenversicherung in den Jahren 2013 bis 2019. URL: https://de.statista.com/statistik/daten/studie/155823/umfrage/gkv-pkv-mitglieder-und-versichertenzahl-im-vergleich/ (abgerufen am 09.06.2020)

Thiel R, Deimel L, Schmidtmann D, Piesche K, Hüsing T, Rennoch J, Stroetmann V, Stroetmann K (2018) #SmartHealthSystems. Digitalisierungsstrategien im internationalen Vergleich. URL: https://www.bertelsmann-stiftung.de/de/publikationen/publikation/did/smarthealthsystems-1/?tx_rsmbstpublications_pi2%5Bpage%5D=0&tx_rsmbstpublications_pi2%5BfilterPreis%5D=1&tx_rsmbstpublications_pi2%5Bsword%5D=smart%20health%20systems&tx_rsmbstpublications_pi2%5BfilterSubmit%5D=1&cHash=0fffcbff788f80bc662d18cdcbacb45d (abgerufen am 09.06.2020)

Weiner JP, Yeh S, Blumenthal D (2013) The impact of health information technology and e-health on the future deman for physician service. Health Affairs 32 (11), 1998–2004

WHO (2016) From Innovation to Implementation. eHealth in the WHO European Region, http://www.euro.who.int/en/ehealth (abgerufen am 09.06.2020)

ZAS – Zentrale Ausgleichsstelle (2016). URL: https://www.zas.admin.ch/zas/de/home/la-cdc/missions-de-la-centrale-de-compensation.html (abgerufen am 09.06.2020)

Zerth J (2018) E-health-Gesetz 2.0 – oder warum eine ordnungspolitische Neuorientierung notwendig ist. RPG 24 (4), 68–73

3 Kommunikation im Kontext der Digitalisierung

André Posenau

Der Arzt und der Patient im stillen Kämmerlein, das war einmal. Auch wenn man sich nach den guten alten Zeiten zurücksehnt, sind die Kommunikationsradien und -anlässe durch ein verändertes Bewusstsein für die Arzt-Patienten-Beziehung durch die Digitalisierung der Lebenswelten der Akteure deutlich komplexer, transparenter und komplizierter geworden. Aber nicht nur was „online" passiert, auf Bewertungsportalen, Google oder in den sozialen Medien, befindet sich in stetiger Veränderung, auch die face-to-face Interaktionen im Behandlungsraum und der Kontakt zum medizinischen Fachpersonal unterliegen neuen Bedingungen, an denen man sich orientieren muss (vgl. Koch 2010, S. 29ff.). Diese neue Ausgangssituation und die damit einhergehenden Auswirkungen auf die Arzt-Patienten-Kommunikation stehen im Mittelpunkt dieses Beitrags.

Nach einer kurzen Skizzierung der „neuen" Arzt-Patienten-Beziehung fokussieren wir den Aspekt der Entscheidungsfindung im direkten Austausch. Im Anschluss fokussieren wir den praktischen Umgang mit gesundheitsrelevanten Informationen aus dem Netz, der Selbstdiagnose durch digitale Anwendung und den durch Wearables generierten Informationen, die Auswirkungen auf das Gespräch mit den Patienten*innen haben.

3.1 Die „neue" Arzt-Patienten-Beziehung

Von höchster Relevanz ist die Beziehung der Interaktanten, wenn es um Gesundheitsdienstleistungen geht. Wir können mittlerweile sogar so weit gehen und sagen, die Bedeutung ist höchst relevant für das Outcome, denn eine funktionierende Beziehung zwischen den Akteuren ist die Grundlage für den Therapieerfolg (vgl. Duffy et al. 2004, S. 495f.). Aber diese Beziehung und besonders das damit einhergehende Verständnis sind im Wandel. Ein Grundpfeiler der Beziehung, der auch die Asymmetrie im Austausch begründet, ist die Wissensasymmetrie der Beteiligten. Auch diese wird weiterhin bestehen bleiben, keine Frage, aber „die freie Verfügbarkeit von medizinischem Wissen über das Internet führt zu einer Demokratisierung des Wissens über Gesundheit sowie dem Ursprung und der Behandlung von Erkrankung" (Scheuer 2017, S. 312).

Dadurch verändert sich das Verhältnis. Während noch vor einigen Jahren quasi ohne Diskussion die Diagnose und Therapie von Seiten des medizinischen Personals entschieden wurde, will der „moderne Patient" mitentscheiden (Liebrich 2017, S. 34f.). Und da medizinisches Wissen kein Herrschaffts-wissen mehr ist, werden die im Netz oder generierten Gesundheitsdaten bzw. Informationen massive Auswirkungen auf die Beziehung und die interpersonelle Kommunikation zwischen den Akteuren haben (ebd. 2017, S. 38).

3.2 Shared Decision Making

Die Kommunikation zwischen Arzt und Patient ist wohl eines der unterschätztesten Heilmittel in unserer Kultur, denn auch das Gespräch hat nachgewiesener Weise einen positiven Effekt auf die Patienten und die Wahrnehmung als selbiger (vgl. Koerfer u. Albus 2018, S. 747ff.). Und dieser Stellenwert wird durch die Auswirkung digitaler Prozesse eher noch verstärkt, wie z.B. durch eine bessere Vergütung (Abrechenbarkeit wie neuer telemedizinscher Kommunikationsmodi) und Positionspapiere verschiedener Akteure (wie z.B. Die Techniker Krankenkasse).

Ein Großteil der Realität zwischen Patienten*innen und Ärzten*innen wird kommunikativ hergestellt und ein Großteil der Aufgaben, die Mediziner*innen zu bearbeiten haben sind kommunikative Aufgaben. Klassische Kommunikationstypen sind hierbei nach Anders und Breitbart die anamnestische, informierende und therapeutische Kommunikation (2014, S. 131ff.). Im Mittelpunkt steht hierbei die gemeinsame Entscheidungsfindung zwischen Patienten*innen und Ärzten*innen. Und genau an dieser Stelle wird auch die Digitalisierung die größten Auswirkungen haben.

Denn, wie zuvor skizziert, wird sich das Verhältnis der Beteiligten grundlegend verändern. Auch weiterhin werden Mediziner*innen die Deutungshoheit über medizinisches Wissen haben und somit die Experten für die externen Evidenzen, bestmöglichen Therapieformen usw. sein, aber die Patienten*innen holen auf. Um eins vorweg klarzustellen, die Wissensasymmetrie wird weiterhin bestehen und dies auch zurecht, aber auch wenn der Patient durch quantifizierte Daten über seinen Körper, Recherchen im Netz oder digitalen Informationen anderer Akteure im Gesundheitswesen meint die Deutungshoheit zu haben, wird das Aushandeln und die Entscheidungsfindung deutlich relevanter und komplexer in Zukunft. Somit wird sich die Informations- und Entscheidungsmacht, die bisher überwiegend aufseiten des medizinischen Fachpersonals liegt Richtung Patienten*innen verschieben.

Klassischerweise haben wir es in der Medizin mit einem paternalistischen Bild der Beziehung zu tun: die Ärzte*innen leiten das Gespräch, gibt die Themen vor und trifft die Entscheidungen. Die Patienten*innen antworten eigentlich nur. Die Behandlungspräferenzen der Patienten*innen spielten kaum reine Rolle und werden im klassischen Modell auch nicht erfragt. Weitergehend wird den Anweisungen der Ärzte*innen gefolgt. Ein zentrales Merkmal dieser Beziehung ist Dominanz (vgl. Meinzer 2018, S. 33). Anders hingegen ist es bei Interaktionen im Sinne des shared decision makings (SDM), nach diesem Verständnis steht das gemeinsame Aushandeln im Mittelpunkt (vgl. Scheibler u. Pfaff 2003, S. 12). Beide Parteien besitzen Spielräume und Freiheiten im Gespräch, Entscheidungen werden kooperativ getroffen. Themen und Ziele werden von beiden Akteuren definiert und Entscheidungen quasi gemeinsam akzeptiert (vgl. ebd., S. 33f.). Diese beiden Interaktionsmerkmale sollten nicht als starre sich exkludierende Merkmale betrachten werden. Gespräche sind immer dynamisch und welcher Stil in Interaktionen gewählt hängt auch maßgeblich vom antizipierten Krankheitsbild und den Erwartungen der Beteiligten ab.

Was zunächst als Kontrollverlust aus Sicht der Ärzte*innen Interpretiert werden kann ist jedoch langfristig gesehen ein Gewinn, da Interaktion im Sinne des SDM das Outcome, die Zufriedenheit, Lebensqualität und das Verständnis der eigenen Krankheit verbessern (vgl. Scheibler u. Pfaff 2003, S. 19). Die Digitalisierung wird die Erwartungen nach Interaktionen eher im Sinne des SDM verändern. Denn die reale und angenommene Asymmetrie wird sich durch die digitalen Tracking- und Informationsmöglichkeiten zwangsläufig verändern und den Patienten*innen zumindest das Gefühl geben, dass Sie Expertenwissen besitzen. Kurz gesagt: die Patienten werden mit immer mehr Wissen über ihren Körper (durch Quantifzierungsmöglichkeiten), Krankheiten und Therapiemöglichkeiten (durch Informationsmöglichkeiten und digitalen Anamnesetools) im Behandlungszimmer sitzen und sie werden dieses Wissen im Gespräch verarbeiten wollen. Genau dies wird jedoch laut Gesundheitsmonitor (Böcken et al. 2016) von mehr als der Hälfte aller niedergelassener Ärzte*innen vom medizinischen Fachpersonal kritisch gesehen, da dies die Erwartungen und Ansprüche an die Interaktion erhöht und das Vertrauen zum Arzt belasten.

Da wir davon ausgehen können, dass sich die der Trend zur Digitalisierung der Lebenswelt eher noch verschärfen wird, wird die entscheidende Frage für Akteure in der Medizin sein in Zukunft sein: wie integriere ich (vermeintlich) informierte Patienten*innen in den Entscheidungsprozess und wie gehe ich mit dem mir präsentierten Wissen um.

3.3 Umgang mit Informationen aus dem Netz

Praktisch betrachtet holen sich die meisten Informationssuchenden die Informationen via Google aus dem Netz. Vielleicht nicht immer, aber zumindest haben viele Patienten*innen das Gefühl, dass sie sich durch ihre Recherchen im Netz Fachwissen aneignen. Das Thema Gesundheit ist zumindest eines der am meisten gesuchtesten Themen im Netz und es bietet ja auch enorme Möglichkeiten der Selbstedukation. Ungefähr die Hälfte aller Bürger recherchiert bei Bedarf das Thema Gesundheit im Netz (Reifergeste u. Baumann 2018, S. 46). Dabei ist die Vielfalt an Informationsmöglichkeiten extrem komplex und intransparent. Es ist häufig nicht deutlich ob es um Fakten oder Meinungen geht (ebd. 2018, S. 49ff.). Darin liegt eine Gefahr, die Mediziner*innen im Alltag Probleme bereiten kann. Dementsprechend bietet es sich an erstmal zu eruieren, weshalb überhaupt Informationen gesucht wurde.

Somit wird die Frage nach dem Motiv im Austausch den Patienten*innen entscheidend. Baumann und Hastall differenzieren nach Atkin folgende vier Strategien (2014, S. 453f.):

1. Recherche um ein Überblickswissen zu bekommen. Zentrales Anliegen ist das Verstehen potenzieller Ereignisse aus der Umwelt.
2. Recherche um eine Orientierungswissen zu bekommen. Zentrales Anliegen ist die Einordnung von Ereignissen und dem treffen von Entscheidungen.
3. Recherche um Aktionswissen bekommen. Zentrales Anliegen ist es Wissen zur Unterstützung von Verhaltensänderungen zu generieren.
4. Recherche um Bestätigungswissen zur Rückversicherung zu bekommen. Zentrales Ziel ist die Überprüfung der eigenen gesundheitsrelevanten Bewertungen und Entscheidungen.

Je nach Motiv ermöglichen sich andere Anschlussmöglichkeiten im Gespräch. Ein weiterer Aspekt ist Qualität der Informationen. Auch wenn der Anteil akademisch Gebildeter in der Bevölkerung immer weiter zunimmt, nicht alle Bürger*innen sind in der Lage Informationen aus dem Netz anhand von objektiven Kriterien zu bewerten. Hierbei schaffen Fachgesellschaften oder Checklisten vom Bundesgesundheitsministerium Abhilfe. Letztgenannte sind frei verfügbar und können eigenständig oder als digitale Handreichung zur Einschätzung der Qualität der Informationen dienen. Hier ein Auszug aus den Kategorien der Checkliste des Bundesgesundheitsministeriums (Bundesministerium für Gesundheit 2020). Demzufolge helfen die folgenden Kriterien bei der Einschätzung:

1. Angabe zu den Autoren/Anbieter (Die Autoren/Anbieter der Information werden mit ihrer fachlichen Qualifikation angegeben.)
2. Angabe zum Ziel (Es geht aus der Information hervor, an wen sich die Information wendet und welchen Zweck sie verfolgt.)
3. Angaben zur Aktualität (Die Aktualität der Gesundheitsinformation ist beurteilbar, weil das Erstellungsdatum der Information angegeben ist.)
4. Verständlichkeit (Die Gesundheitsinformation ist verständlich und übersichtlich aufgebaut. Fachbegriffe sind erklärt und Sachverhalte werden neutral dargestellt.)
5. Angaben zur Finanzierung (Die Finanzierung der Information (durch Sponsoren, Werbekunden etc.) ist offengelegt. Falls Werbeinhalte aufgeführt sind, dann sind diese deutlich gekennzeichnet und abgegrenzt.)

Anhand dieser Merkmale lässt sich erstmal grundlegend einordnen, ob es sich um eine seriöse Quelle handelt. Sollte dies dem Patienten*innen nicht bewusst sein, orientieren sie ihn für weitere Recherchen. Denn wichtig ist das grundlegende Bearbeiten der Gesundheitsinformation nach objektiven Gütekriterien. Anstatt alle selbst recherchierten Informationen, Diagnose- und Therapiewünsche direkt zu bagatellisieren, sollten sie ausgehend vom Motiv die Patienten*innen aktiv in das Aushandeln integrieren. Denn grundsätzlich wird sich der Entwicklung zur Suche von Informationen im Netz verstärken und wir können davon ausgehen, dass die Informationsdichte immer weiter zunehmen wird, bis sie letztendlich durch digitale Anwendungen wieder transparenter wird.

Umgangsoptionen im Gespräch:

- Erfragen sie die Motive der Recherche. Es macht einen Unterschied ob Patienten*innen sich Information suchen, um einen Überblick zu verschaffen, die eigene Meinung zu bestätigen oder eine grundlegende Orientierung zu bekommen.
- Diskutieren Sie die Herkunft und Gütekriterien der Informationen der Patienten*innen.
- Haben sie weiterführende Informationen und Checklisten (digital und in Printform) parat.
- Integrieren sie die recherchierten Informationen in den Versorgungsprozess. Somit konstituieren sie das Gegenüber als aktiven Teil im interaktionalen Geschehen, wodurch die Wahrscheinlichkeit für eine zielführende gemeinsame Entscheidungsfindung und langfristige Motivation im therapeutischen Kontext steigt.

3.4 Umgang mit der digitalen Selbstdiagnose

Neben der Bereitstellung von Informationen durch das Internet über soziale Medien, Foren, YouTube oder anderen Kanälen, gibt es auch ganz neue

Möglichkeiten, um Informationen zu seinem Gesundheitsstatus zu erfahren. Sogenannte Diagnose- und Medical-Decision-Support-Systeme bzw. -Apps, mithilfe der Nutzer*innen eigene Diagnosen „stellen" können. Die klassischen Systeme basieren auf bildgestützten Diagnoseverfahren oder durch Symptomeingabe, wie z.B. mithilfe der App Ada. Ada ist eine App in der ich meine Symptome eintragen kann und dann von einem Chatbot immer weitergehend befragt werde, bis ein Bericht mit möglichen Ursachen erstellt wird. Die App gibt explizit an, dass es sich nicht um eine Diagnose handelt und man bei Sorgen und anhaltenden Beschwerden einen Arzt aufsuchen soll. Dies kann für die Patienten*innen hilfreich sein, wie man an der aktuellen Situation rund um das Coronavirus SARS-CoV-2 sehen kann. Bevor ich mich auf dem Weg zum medizinischen Fachpersonal mache, kann ich, basierend auf aktuellen Erkenntnissen, erstmal überprüfen ob dies überhaupt notwendig ist. Ich kriege eine vermeintlich fundierte Information über meine aktuellen Symptome, die ähnlich wie im Abschnitt zuvor aus bestimmten Motiven wichtig für mich ist. Die Qualität der Diagnosen ist in vielen Einsatzbereichen gut und wir können davon ausgehen, dass Sie mithilfe von künstlicher Intelligenz (KI) immer besser wird (Müschenich u. Wamprecht 2018; Kernebeck 2019). Wichtig ist zu verstehen, wie die Empfehlungen ausgesprochen werden und da liegt m.E. das Problem. Der dahinterliegende Algorithmus ist, wie z.B. bei der Internetsuchmaschine Google, nicht bekannt und somit ist der Weg zur Entscheidungsfindung nicht transparent. Ada ist das bekannteste Beispiel der Diagnose-Apps und wir können davon ausgehen, dass KI in diesem Bereich immer mehr Anwendung finden wird und somit auch Gegenstand in den klassischen face-to-face-Interaktionen mit Patienten*innen.

Die Informationen, die durch diese Tools generiert werden, haben zentrale Auswirkungen auf den zentralen Moment der Entscheidungsfindung im Kontext der Diagnose, die eine Kernaufgabe und -kompetenz der Medizin ist. Durch Diagnosetools, die mit künstlicher Intelligenz Symptome kategorisieren, verändert sich der Zugang zu diesem Wissen. Ähnlich wie im Abschnitt zuvor verändert sich das Verhältnis zwischen Patienten*innen und Ärzten*innen in einer vorher exklusiv medizinischen Domäne. Der Umgang mit dieser Entwicklung ist jedoch relativ einfach. Bauen sie die Erkenntnisse der Selbstdiagnose in das partizipative Aushandeln mit den Patienten*innen ein. Dies hat einen integrierenden Charakter und erhöht die Wahrscheinlichkeit, dass im Sinne des SDM Entscheidungen getroffen werden können. Das grundsätzliche Ablehnen ist problematisch, da ja nicht nur die potenziellen Ergebnisse oder die Genese dieser Entscheidungsgrundlage abgelehnt werden, sondern mit hoher Wahrscheinlichkeit die Person und ihre Ambitionen an sich, was zu einer gestörten Beziehung führen dürfte.

Umgangsoptionen im Gespräch:

- Gehen Sie die eingegebenen Symptome gemeinsam durch. Nutzen Sie diese Symptome auch für Ihre eigene Diagnose und ergänzen Sie sie entsprechend. Machen Sie deutlich, weshalb eventuell mehr Informationen an manchen Stellen im Diagnoseprozess (z.B. die Berücksichtigung der eigenen Gesundheitsbiografie) wichtig sind.
- Verbalisieren Sie ihre Differenzialdiagnose. Der große Vorteil des Gesprächs ist das Konzeptualisieren der Fragen und der Diagnose. Die Erläuterungen, wie etwas zusammenhängt und welche Auswirkungen es haben kann, sind äußerst hilfreich für Patienten*innen.
- Begründen Sie ihre Vorgehensweise. Wissen ist mittlerweile in schier unbegrenzten Umfängen online und via Apps verfügbar. In Zukunft wird die persönliche Position der Ärzte*innen zum Krankheitsbild und den selbst eruierten Informationen immer wichtiger werden. Konfrontieren Sie die Patienten*innen also nicht nur mit dem Endergebnis ihrer Gedanken zum Krankheitsbild, sondern binden Sie sie in den Denkprozess mit ein.
- Diskutieren Sie Alternativen. Der fundamentale Vorteil des Gesprächs ist die Möglichkeit der Individualisierten Informationsbearbeitung. Das schafft (bisher) kein Tool, da die Datenlage zu komplex ist. Sie jedoch kennen die Patienten*innen und deren Präferenzen, was beim Sondieren der Diagnose und der Behandlungsoptionen hilft.

3.5 Umgang mit quantifzierten Daten und Apps

Nach dem neuen Digitale-Versorgung-Gesetz (DVG) ist es nun möglich auch Apps auf Rezept anzuordnen und auf kurz oder lang werden Apps natürlicher Gegenstand in Anamnese- und Therapiegesprächen sein. Der Bereich Mobile Health boomt und die Aussichten sind rosig.

> *„Vor allem bezüglich möglicher Kosteneinsparungen und Qualitätsverbesserungen werden Potenziale konstatiert. Gesundheits-Apps sind potenziell geeignet, das Selbst-Management von chronisch Kranken wirksam zu unterstützen und die Adhärenz und Therapietreue zu erhöhen." (Albrecht et al. 2016, S. 20)*

Genau diese Zunahme macht es jedoch momentan für Patienten*innen quasi unüberschaubar, ob eine App qualitativ hochwertig ist und einen Mehrwert bietet, denn die Evidenzlage in diesem Bereich ist problematisch. Generell können Apps mit Gesundheitsbezug zur Prävention, Diagnose, Motivation, Therapie, dem Tracking und zur Forschung eingesetzt werden (ebd., S. 22ff.). Aber auch hier ist wieder das Problem wie bei den gesundheitsrelevanten Informationen vorhanden. Kaum eine App hat einen nachgewiesenen Nutzen, die Qualität ist schwer einzuschätzen und auch die Qualitätssiegel bieten kaum Aufschluss über die Qualität der App (ebd., S. 289).

Nutzerbewertungen und die Positionierung im App-Store ersetzten das klassische Qualitätssicherungsverfahren (peer review). Dies ist ein Problem. Denn immer mehr Menschen nutzen Apps, um gesundheitsrelevante Informationen zu generieren und es ist nicht abzusehen, dass sich dies in Zukunft ändern wird.

Damit einher geht seit 2007 der Trend zur Selbstquantifizierung. Gemeint ist damit, dass die gesundheitsrelevanten Entscheidungen auf Grundlage von durch am Körper getragenen Sensoren erhobene Daten getroffen werden. „Immer mehr Menschen messen Werte über ihren Körper und ihr Verhalten und die Idee der Selbstvermessung zur Gesundheitsverbesserung ist fester Bestandteil gängiger Zukunftskonzepte zur Verbesserung der medizinischen Versorgung“ (Schumacher 2016, S. 40).

Neben den eher aktivitätsbezogenen Geräten, wie z.B. der Apple Watch, Schrittzählern etc., gibt es auch medizinische Messgeräte, die z.B. in der Behandlung von Diabetes, Depressionen und Schmerz- oder Hypertonuspatienten*innen eingesetzt werden. Insbesondere bei chronischen Patienten*innen scheint dies besonders gesundheitsfördernd und motivierend zu sein (vgl. ebd. S. 43ff.). Man differenziert Wearables in assistive Technologien zu Verstärkung der menschlichen Sinne, Prothesen zum Ersatz von Organen und Gliedern und zur Messung von Werten (Mischak 2017, S. 280). Alle drei Foki bieten Einsatzmöglichkeiten in den oben genannten Bereichen und liefern wiederum Daten, die der Kommunikation zwischen Ärzten*innen und Patienten*innen relevant sind.

Somit sind beide Entwicklungen in zweierlei Hinsicht bedeutend für die Kommunikation zwischen Mediziner*innen und Patienten*innen: zum einen aus der Verschreibungsperspektive und zum anderen als neue Datengrundlage im Behandlungsprozess.

Umgangsoptionen im Gespräch:

- Nutzen Sie aktiv die Daten aus Apps. Wenn es um chronische Patienten*innen geht, die z.B. die Hübe der Asthmamedikation mit Häufigkeit, Zeit und Ort tracken und somit Mustererkennung ermöglicht wird, um ein genaueres Bild der Szenarien zu bekommen. Die meisten Apps haben entweder die Möglichkeit die Daten über die TIS oder analog zu teilen. Diese Grundlage kann sehr hilfreich sein, da sie objektiver als die Induktion der Patienten*innen ist.
- Motivieren Sie Ihre Patienten*innen zur aktiven Nutzung von Apps und Trackingsystemen. Viele Therapien scheitern an der Compliance der Betroffenen, die durch die Nutzung von Apps erhöht werden kann. Hier gibt es erste Evidenzen, dass die digitalen Begleiter wirklich effektiv sein können.
- Informieren Sie sich über mögliche Apps aus Ihrem Fachbereich besonders hinsichtlich derjenigen, die als Medizinprodukt zugelassen sind. Denn wenn Sie Apps verschreiben tragen Sie, wie auch bei der Verschreibung von Medikamenten, die Verantwortung.

3.6 Es wird immer komplexer!

Durch die Digitalisierung wird vieles im medizinischen Kontext einfacher, aber einige Dinge werden durch sie aber auch deutlich komplexer. Und solange wir keine Möglichkeiten haben die im Netz befindlichen oder durch Apps generierten Informationen so aufzubereiten und zu strukturieren, dass Sie allgemein verständlich und qualitativ hochwertig abgesichert rezipiert werden können (wie z.B. durch ein Web-Portal für medizinische Informationen, auf das alle Mediziner*innen verweisen könnten), solange wird es in den Gesprächen immer wieder zu Diskussionen über die Qualität der Informationen kommen. Und das ist auch gut so! Das wird die Gesprächsverläufe zwischen Mediziner*innen und Patienten*innen verändern. Aber letztendlich werden die Entscheidungen (noch) von den menschlichen Akteuren getroffen und nicht von digitalen Systemen, was zumindest solange so sein wird, bis die Systeme die komplexe Patienten*innen-Situation berücksichtigen lernen und ein wirkliches Verständnis der Situation entwickeln (Scheuer 2017, S. 218).

Bis dahin können folgende grundlegende Orientierung helfen, das Digitale als weitere Ressource im Versorgungsprozess zu integrieren. Die Kontextualisierung von Informationen und das Orientieren im Datendschungel werden in Zukunft immer wichtiger für medizinisches Fachpersonal. Halten Sie Informationen (digital und analog) für Ihre Patienten*innen bereit und diskutieren Sie Gütekriterien mit ihnen. Bremsen die Autonomiebestrebung der Patienten*innen nicht und nehmen Sie die Rechercheversuche ernst. Integrieren Sie die gewonnen Informationen und eruieren Sie die Motive der Betroffenen. Das Modell der Zukunft ist das SDM! Und letztendlich üben sie aktiv den Umgang mit neuen Trackingsystemen und Wearables ein, die für Ihren Fachbereich relevant sind. Denn in Zukunft werden Sie neben der medizinischen Kompetenz auch als Ansprechpartner für digitale Unterstützungsoptionen fungieren müssen, um den Bedarfen von Patienten*innen gerecht werden zu können.

Literatur

Albrecht U-V et al. (Hrsg.) (2016) Chancen und Risiken von Gesundheits-Apps (CHARISMHA).: Medizinische Hochschule Hannover. URL: http://www.digibib.tu-bs.de/?docid=00060000 (abgerufen am 04.08.2020)

Anders MP, Breitbart EW (2014) Die Bedeutung der Kommunikation in der medizinischen Versorgung. In: Hurrelmann K, Baumann E (Hrsg.) Handbuch Gesundheitskommunikation. S. 129–142. Hans Huber Bern

Baumann E, Hastall MR (2014) Nutzung von Gesundheitsinformationen. In: Hurrelmann E, Baumann E (Hrsg.) Handbuch Gesundheitskommunikation. Hogrefe Bern

Böcken J, Braun B, Meierjürgen R (Hrsg.) (2016) Gesundheitsmonitor 2016. Bürgerorientierung im Gesundheitswesen. Verlag Bertelsmannstiftung Gütersloh. URL: https://www.bertelsmann-stiftung.de/fileadmin/files/BSt/Publikationen/imported/leseprobe/LP_978-3-86793-751-1_1.pdf. (abgerufen am 04.08.2020)

Bundesministerium für Gesundheit (2020) Checkliste für Gesundheitsinformationen. URL: https://www.bundesgesundheitsministerium.de/fileadmin/Dateien/3_Downloads/G/Gesundheitsziele/Checkliste_fuer_Gesundheitsinformationen.pdf (abgerufen am 04.08.2020)

Duffy FD, Gordon GH, Whelan G, Cole-Kelly K, Frankel R (2004) Assessing Competence in Communication and Interpersonal Skills: The Kalamazoo II Report. In: Academic Medicine: 06/2004 – Volume 79 – Issue 6, p 495–507

Kernebeck S (2019) Chatbots und sprachbasierte Dialogssysteme als neues Paradigma der Mensch-Maschine-Interaktion – Neue Perspektiven der Nutzerinnen und Nutzerzentrierung im Gesundheitswesen. In: Posenau A, Deiters W, Sommer S (Hrsg.). Nutzerorientierte Gesundheitstechnologien. Im Kontext von Therapie und Pflege. S. 87–100. Hogrefe Bern

Koch C (2010) Der Untergang der Inseln. In: Koch C (Hrsg.) Achtung: Patient online! Wie Internet, soziale Netzwerke und kommunikative Strukturwandel den Gesundheitsfaktor transformieren. S. 21–39. Gabler Wiesbaden

Koerfer A, Albus C (2018) Die Kunst der ärztlichen Gesprächsführung. In: Koerfer A, Albus C (Hrsg.) Kommunikative Kompetenz in der Medizin Ein Lehrbuch zur Theorie, Didaktik, Praxis und Evaluation der ärztlichen Gesprächsführung. Radolfzell: Verlag für Gesprächsforschung. S. 746–814. URL: http://www.verlag-gespraechsforschung.de/2018/koerfer.html (abgerufen am 04.08.2020)

Liebrich F (2017) Digitale Medienprodukte in der Arzt-Patienten-Kommunikation. Chancen und Risiken einer personalisierten Medizin. Wiesbaden Springer.

Meinzer CF (2018) Die Arzt-Patienten-Beziehung in einer digitalisierten Welt. Zur kommunikativen Konstruktion einer mediatisierten Beziehung. Springer Verlag Wiesbaden

Mischak R (2017) Wearables als Herausforderung im Gesundheitswesen – Revolutionieren Wearables das Gesundheitswesen im 21. Jahrhundert? In: Pfannstiel MA, Da-Cruz P, Mehlich H (Hrsg.) Digitale Transformation von Dienstleistungen im Gesundheitswesen I. Impulse für die Versorgung. S. 277–289. Springer Wiesbaden

Müschenich M, Wamprecht L (2018) Gesundheit 4.0 – Wie geht's uns denn morgen?. Bundesgesundheitsblatt – Gesundheitsforschung – Gesundheitsschutz 61, 334–339. doi: https://doi.org/10.1007/s00103-018-2702-6

Reifergeste D, Baumann E (2018) Suche von Gesundheitsinformationen im Internet. In: Scherenberg V, Punkt J (Hrsg.) Digitale Gesundheitskommunikation. Zwischen Meinungsbildung und Manipulation. Apollon Verlag Bremen

Scheibler F, Pfaff H (2003) Shared decision-making. Ein neues Konzept der professionellen. Patienten-Interaktion. In: Scheibler F, Pfaff H (Hrsg.) Shared Decision-Making. Der Patient als Partner im medizinischen Entscheidungsprozess. S. 11–23. Juventa Verlag Weinheim

Scheuer E (2017) Wie Medical-Decision-Support-Systeme die Arzt-Patienten-Beziehung verändern. Digitalisierung von Informationen führt zu einer erhöhten Autonomie des Patienten. In: Pfannstiel MA, Da-Cruz P, Mehlich H (Hrsg.) Digitale Transformation von Dienstleistungen im Gesundheitswesen I. Impulse für die Versorgung. S. 311–323. Springer Wiesbaden

Schumacher F (2016) Von Quantified Self zur Gesundheit der Zukunft. In: Andelfinger VP, Hämisch T (Hrsg.) eHealth. Wie Smartphones, Apps und Wearables die Gesundheitsversorgung verändern werden. S. 39–52. Springer Wiesbaden

4 Gesundheitspolitik und Gesellschaft

Alexandra Jorzig

Für die digitale Medizin nimmt die Gesundheitspolitik eine zentrale Rolle ein. Ohne die Unterstützung der Gesundheitspolitik lässt sich die digitale Medizin in Deutschland nicht umfassend implementieren.

4.1 Rechtlicher Rahmen

Die Gesundheitspolitik in Deutschland hat zur Aufgabe, die Gesundheit der Bevölkerung zu fördern. Sie dient auch der Steuerung von Bedarf und Nutzung des Angebots an Gesundheitsdienstleistungen. Ebenso hat die Gesundheitspolitik die Aufgabe die Ausgaben und Bereitstellung von Informationen über das Gesundheitswesen zu steuern.

Bei allem ist das sogenannte Subsidiaritätsprinzip zu beachten. Hierbei handelt es sich um einen Grundsatz, der eine größtmögliche Selbstbestimmung und Eigenverantwortung des Individuums zulässt, soweit dies möglich und sinnvoll ist. Hieraus folgernd bedeutet dies, dass staatliche Institutionen nur dann regulativ eingreifen, wenn die Möglichkeiten des Einzelnen zur Lösung dieser Aufgaben nicht ausreichend sind.

Gerade in Staatssystemen mit einem Föderalismus, wie es in Deutschland gilt, ist das Subsidiaritätsprinzip das einschlägige Konzept, um möglichst viel Eigenkompetenz zu erhalten. Davon ausgehend gibt der Gesetzgeber die Rahmendaten vor. Innerhalb dieses Rahmens agieren sodann Krankenkassen, Kassenärztliche Vereinigungen, Kammern, Verbände, Träger von Krankenhäusern, etc. Ein Problem hierbei stellt die Kontrolle der Kostenentwicklung wie z.B. durch den demografischen Wandel, den Ärztemangel/-dichte, den medizinisch-technischen Fortschritt etc. dar.

Die Rahmenbedingungen werden somit einerseits durch Gesetze vorgegeben, aber auch durch die Bevölkerung (Geburtenraten, Sterberaten, Bevölkerungsstand insgesamt) und die soziale Lage. All dies hat sodann Einfluss auf die Aus- und Weiterbildung des Gesundheitspersonals, die Wirtschaft, die private Krankenversicherung, die gesetzliche Krankenversicherung, die Pflegeversicherung, die Rentenversicherung, die Unfallversicherung und die Berufsgenossenschaften.

Gesundheitspolitik wird aber auch durch Gesundheitsberichterstattung geprägt. Die Gesundheitsberichterstattung des Bundes informiert über die gesundheitliche Lage und die gesundheitliche Versorgung der Bevölkerung in Deutschland. Die Berichterstattung bietet daten- und indikatorengestützte Beschreibungen und Analysen. Es werden alle Bereiche des Gesundheitswesens durch die Berichterstattung abgedeckt. Hierzu gehören: Rahmenbedingungen des Gesundheitswesens, gesundheitliche Lage, Gesundheitsverhalten und Gesundheitsgefährdungen, Gesundheitsprobleme und Krankheiten, Gesundheitsversorgung, Gesundheitsausgaben, Kosten und Finanzierung des Gesundheitswesens.

Adressaten der Gesundheitsberichterstattung sind Gesundheitspolitiker, Experten in wissenschaftlichen Forschungseinrichtungen, die Fachöffentlichkeit, Bürger, Patienten, Verbraucher und Verbände. Die Gesundheitsberichterstattung des Bundes gibt eine Referenzwirkung für die Gesundheitsberichterstattung der Länder.

Die Systematik des Gesundheitssystems ist durch eine historische Entwicklung geprägt. Darüber hinaus fußt sie auf den Grundprinzipien der sozialen Sicherung. Die Grundstrukturen und Basisdaten des Gesundheitssystems geben die Systematik desselben vor. Hierzu gehören auch die Krankenversicherungen und die ambulante ärztliche Versorgung. Darüber hinaus zählen hierzu die Arzneimittelversorgung, die Krankenhausversorgung, die Pflegeversorgung, die ambulante Pflege, die stationäre Pflege, die Gesundheitssoziologie und die Gesundheitspsychologie.

Und die Gesundheitspolitik basiert auf dem Staatssystem. Im Besonderen ist hier das Grundgesetz der Bundesrepublik Deutschland zu nennen und konkret dort Artikel 20 Absatz 1 GG und Artikel 28 Absatz 1 GG und die Grundprinzipien der sozialen Sicherung. Folgende Prinzipien haben Auswirkungen auf das Gesundheitssystem:

- Sozialstaatsprinzip
- Solidarprinzip
- Subsidiaritätsprinzip
- Bedarfsdeckungsprinzip
- Sachleistungsprinzip
- Versicherungspflicht
- Selbstverwaltung

Zu den Einzelheiten ist auf das Kapitel 2. Gesundheitssysteme zu verweisen.

4.2 Gesellschaft

Digitalisierung ist seit geraumer Zeit omnipräsent. Unsere Gesellschaft wird sich durch Digitalisierung transformieren. Dieser Transformationsprozess hat bereits begonnen, auch im medizinischen Bereich.

Für ein gesellschaftliches Miteinander ist es erforderlich, dass angesichts der Schnelligkeit und Dynamik der Digitalisierung gewisse Rahmenbedingungen geschaffen werden, innerhalb derer sich sodann ein Handlungskorridor manifestieren kann. Aufgrund der Tatsache, dass die Digitalisierung, gerade auch im Bereich der digitalen Medizin, völlig neue Betätigungsfelder eröffnen wird, ist es von Bedeutung das bisherige System neu zu strukturieren und auch ethische Grundsätze zu schaffen, damit die Technik dem Menschen dient und nicht der Mensch der Technik.

Aufgrund des Einzuges digitaler Tools wie Künstliche Intelligenz (KI), Robotik, Medical Apps, etc. ist es notwendig über ethische Grundsätze nachzudenken und diese in unserem System, welches sich in der Transformation befindet, zu etablieren. Gerade jetzt ist der Zeitpunkt gegeben diese Weichen zu stellen, da es schwierig werden wird, zu einem späteren Zeitpunkt die Weichen ohne Weiteres zu justieren.

Hierbei sind nicht nur Mediziner gefordert, sondern auch IT-Spezialisten, da bereits bei der Entwicklung digitaler Tools ethische Grundsätze Beachtung finden sollten.

Diese neue digitalisierte Art, die Tätigkeiten in Gänze transformiert, wird auch Auswirkungen auf die Gesetzgebung und Rechtsprechung haben.

Gerade die Vielzahl an neuen Gesetzen, wie z.B. das Digitale-Versorgung-Gesetz (DVG), E-Health-Gesetz, Medical Device Regulation (MDR), etc. führen zu neuen Rechtsgrundlagen, die sich erst im Weiteren durch die Rechtsprechung ausfüllen lassen werden. Auch bei der Gesetzgebung und Rechtsprechung spielen ethische Grundsätze und gesellschaftliche Erscheinungen, d.h. der Zeitgeist insgesamt hinein. Sowohl Gesetzgebung als auch Rechtsprechung werden von einem solchen Zeitgeist geprägt. Die Entwicklung der Digitalisierung ist so rasant und disrupt, dass Gesetzgebung und insbesondere Rechtsprechung, welche manchmal sehr behäbig reagieren, kaum hinterher kommen. Umso wichtiger ist es, dass hier entsprechende Grundsätze entwickelt werden, die die Möglichkeit eröffnen eine korrekte Gesetzgebung, die an unserer Verfassung, dem Grundgesetz, orientiert ist, zu gestalten und es hier nicht zu rechtlichen Lücken kommen zu lassen. Insofern ist auf dem Wege der Digitalisierung prospektiv zu denken und ggf. auch das Recht neu zu denken und zu gestalten.

4.3 Prävention

Die digitale Medizin wird gerade im Bereich der Prävention völlig neue Wege eröffnen, die bislang noch nie da gewesen sind. Dies stellt auch ein Novum in der Gesundheitspolitik dar. Bislang stand die Diagnostik, Behandlung und Therapie im Vordergrund. Die Prävention, d.h. also die Vermeidung von Krankheiten, war zwar auch ein Ziel der Gesundheitspolitik, jedoch lag tatsächlich der Schwerpunkt im Bereich der Krankheitsbekämpfung und nicht der Krankheitsvermeidung.

Gerade die Prävention kann durch die digitale Medizin enorm fortentwickelt werden und dazu führen, dass im Bereich der Prävention ein Schwerpunkt gebildet werden kann, da es möglich ist mit der digitalen Medizin so früh anzusetzen, dass Krankheiten komplett vermieden werden, bevor sie überhaupt auftreten. Und das wird eine enorme Errungenschaft für die Medizin darstellen. Es wird das Gesundheitssystem ggf. sogar revolutionieren und dann quasi von hinten aufzäumen. Bislang wurde gerade der Präventionsmedizin nicht sonderlich viel Bedeutung beigemessen. Das hat vielfältige Gründe, die von unterschiedlichen Interessen geleitet werden.

Insofern ist auch hier ein Umdenken erforderlich, was sodann die Steuerung der Gesundheitspolitik verändern und zu einem Umdenken in der Gesellschaft führen wird. Die Gesellschaft ist heute anders geprägt als noch vor einigen Jahren. Heute steht der Gesundheitsschutz und die Krankheitsvermeidung sehr im Zentrum des Anliegens und gerade hier kann die digitale Medizin z.B. im Bereich der Präzisionsmedizin ansetzen. Es können Unterscheidungen nach Genetik, nach Geschlecht etc. bis hin in die molekulare Ebene vorgenommen werden, um komplett präzise in das Gesundheitsgeschehen eingreifen zu können.

Und gerade dies wird auch Auswirkungen auf die rechtliche Sichtweise haben, da selbstverständlich die rechtlichen Rahmenbedingungen auch hierfür geschaffen werden müssen. Die rechtlichen Herausforderungen werden spannend sein, gerade unter der Prämisse, dass sich die digitale Medizin in einer Schnelligkeit entwickelt, auf die es auch rechtlich zu reagieren gilt. Somit ist auch im Bereich der rechtlichen Seite eine gewisse Prävention zu treffen.

Gerade hier ist exemplarisch der Datenschutz zu nennen. Wenn digitale Tools für die Medizin entwickelt werden, ist auch der Datenschutz ein ständiger Begleiter. Der Datenschutz sollte nicht nur als Hemmnis begriffen werden, sondern auch als Qualitätsmerkmal zum Schutz der Daten von Patienten. Missbrauchsmöglichkeiten soll und muss an dieser Stelle begegnet werden.

4.4 Datenschutz und Datensicherheit

Der zentrale Aufhänger für datenschutzrechtliche Diskussionen liegt sehr weit zurück, es war das Volkszählungsurteil des Bundesverfassungsgerichts aus dem Jahre 1983. Hier manifestierte das Bundesverfassungsgericht, dass jedem Einzelnen ein Recht auf informationelle Selbstbestimmung zustehe, d.h. ein Recht darauf, „grundsätzlich selbst über die Preisgabe und Verwendung seiner Daten zu bestimmen“ (BVerfG, Urt. v. 15.12.1983 – 1 BvR 209/83).

Nach Inkrafttreten der Datenschutzgrundverordnung (DSGVO) am 26.05.2018, die seitdem in ganz Europa gilt, ergaben sich im Bereich des Datenschutzes weitere vielfältige Probleme. Zum einen ist der Austausch von Daten mit Ländern wie den USA oder China nicht mehr ohne weiteres möglich, zum anderen gibt es auch innerhalb von Europa Schwierigkeiten, die Voraussetzungen der DSGVO zu erfüllen und dennoch beim rasanten technologischen und wissenschaftlichen Fortschritt mitzuhalten. Diese Problematiken lassen sich beispielhaft an Big-Data-Systemen erkennen, die auch in der digitalen Medizin immer mehr an Bedeutung erlangen. Big-Data bedeutet, dass eine erhebliche Menge an Daten zur Verfügung steht, ausgewertet und strukturiert werden kann. In der Medizin ist Big-Data deswegen so interessant, weil hierdurch enorm große Datenmengen miteinander verglichen und dadurch Zusammenhänge deutlich gemacht werden können. Datenschutzrechtliche Probleme können hier in der Erfassung, Verarbeitung aber auch Sicherung von Daten liegen.

Die EU-Studie „Benchmarking Deployment of E-Health services 2012–2013“ beispielsweise kritisiert eine unzureichende Datensicherheit. Laut dieser Studie sei die Verschlüsselung gespeicherter Patientendaten nur in 40% der deutschen Kliniken üblich. 75% würden ihre IT nur mit einem Passwort sichern. 20% hätten ein redundantes Datensicherungssystem. In 33% der deutschen Kliniken erfolge eine Datenherstellung nach Systemausfall erst nach 24 Stunden (Heckmann 2017). Auch wenn diese Studie aus den Jahren vor dem in Krafttreten der DSGVO stammt, zeigt sich, wie hoch das Verbesserungspotenzial im Bereich des Datenschutzes sein dürfte bzw. war. Gerade deshalb kam es auch zum Erlass der DSGVO, die zu einer deutlichen Verschärfung im Umgang mit Daten geführt hat. Seitdem hat sich vieles verändert, was einiges an Hürden für die digitale Medizin bedeutet, da viele digitale Tools wie z.B. Medical Apps oder KI mit Daten arbeiten und diese für ihre Funktionsweise zwingend benötigen.

Gerade bei der Anwendung von digitalen Tools wie z.B. von KI können sich datenschutzrechtliche Probleme ergeben. Denn eine funktionelle und wirksame Arbeitsweise von KI kann nur durch große Datenmengen gewährleistet werden.

Grundsätzlich hat sich der Schutz von Gesundheitsdaten an den Maßstäben der DSGVO auszurichten. Hiernach ist es erforderlich, dass die Verarbeitung von Daten in rechtmäßiger Weise erfolgt (Artikel 6 DSGVO), ein legitimer Zweck verfolgt wird und die Daten sachlich richtig sind. Bei gesundheitsbezogenen Daten bestehen außerdem gemäß Artikel 9 DSGVO gesteigerte Anforderungen an die Verarbeitung.

Üblicherweise lassen sich Datenverarbeitungsvorgänge unter die Befugnisnorm des Artikel 6 DSGVO subsumieren. Nach dieser ist die Verarbeitung rechtmäßig, wenn eine Einwilligung des Patienten vorliegt, die Verarbeitung im öffentlichen Interesse liegt oder wenn ein berechtigtes Interesse gegeben ist.

Ein berechtigtes Interesse des Verantwortlichen dürfte bereits deswegen nicht vorliegen, da die Erlangung von Patientendaten zur Verarbeitung in einem KI-basierten System oder in anderen Systemen, in denen Patientendaten verarbeitet werden, in erster Linie privatrechtliche (wirtschaftliche) Interessen abdecken dürfte. Diese Interessen stellen aber gerade kein berechtigtes Interesse im Sinne der DSGVO dar. Gleiches gilt für die Möglichkeit der Verarbeitung im öffentlichen Interesse. Immer dann, wenn privatrechtliche bzw. wirtschaftliche Interessen im Vordergrund stehen, ist nicht mehr von einem öffentlichen Interesse auszugehen, sodass auch dieser Rechtmäßigkeitsgrund nicht herangezogen werden kann. Auch eine rechtmäßige Erlangung und Verarbeitung von Daten mittels Einwilligung dürfte ausscheiden. Um den Anforderungen an eine wirksame Einwilligung gerecht zu werden, müsste die Aufklärung umfassend und dennoch verständlich sein. Was sich zunächst logisch anhört, wird vor dem Hintergrund problematisch, als dass eine umfassende Aufklärung schwierig werden könnte, z.B. die Erklärung der Funktionsweise von KI. Nur hierdurch würde jedoch die Reichweite einer Einwilligung für den Patienten erkennbar. Das Erfordernis der Verständlichkeit wäre dann wohl jedoch nicht mehr gewährt, da die KI ein selbstlernendes System darstellt, was nicht in allen Konsequenzen vorab erklärt werden kann.

In der Gesamtschau lässt sich somit erkennen, dass Artikel 6 DSGVO keine taugliche Rechtsgrundlage für die Erlangung von Patientendaten wäre.

Patientendaten bzw. Gesundheitsdaten stellen eine besonders schützenswerte Kategorie dar. Bei der Erhebung solcher Daten bestehen grundsätzlich gesteigerte Informationspflichten. Ebenfalls liegt ein besonderer Fokus auf dem Recht auf Löschung personenbezogener Daten.

Grundsätzlich ist die Verarbeitung von Gesundheitsdaten untersagt. Von diesem Grundsatz gibt es verschiedene Ausnahmen, so z.B. Artikel 9 Absatz 2h DSGVO, wonach die Verarbeitung erlaubt ist, wenn sie für Zwecke der Gesundheitsversorgung, die medizinische Diagnostik oder die Versorgung oder Behandlung im Gesundheitsbereich erforderlich ist. Ebenfalls ist die Verarbeitung der Daten auf Fachpersonal wie Ärzte (oder unter der Verantwortung eines Arztes stehendes Fachpersonal) beschränkt (Kühling et al. 2016), da die verarbeitenden Personen dem Berufsgeheimnis oder einer gesetzlichen Geheimhaltungspflicht unterliegen müssen. Zugleich muss die Verarbeitung basierend auf EU-Recht bzw. dem Recht eines Mitgliedstaates der EU erforderlich sein. Die letztgenannte Voraussetzung bietet den Mitgliedstaaten allerdings zugleich eine enorme Möglichkeit, nämlich eigene Rechtsnormen aufzustellen, um einen legitimen Zweck zu definieren. Von dieser Möglichkeit im Zusammenhang mit Big-Data-System hat der deutsche Gesetzgeber bislang allerdings noch keinen Gebrauch gemacht.

Bei der Verarbeitung von Gesundheitsdaten bestehen zudem gesteigerte Anforderungen an die Informationspflicht. Grundsätzlich sind dem Betroffenen (auszugsweise) mitzuteilen:

- die Zwecke, für die die personenbezogenen Daten verarbeitet werden,
- die Empfänger oder Kategorien von Empfängern der Daten,
- ggf. die Absicht des Verantwortlichen, die personenbezogenen Daten an ein Drittland oder eine internationale Organisation zu übermitteln,
- die Dauer, für die die personenbezogenen Daten gespeichert werden,
- das Bestehen eines Rechts, die Einwilligung jederzeit zu widerrufen.

Da der Kreis der Empfänger der Daten z.B. KI-Systemen mit Einbeziehung mit Big-Data-Systemen unbestimmt ist, dürfte die Umschreibung des Empfängerkreises für denjenigen, der die Daten erhebt und primär verarbeitet, nicht vorhersehbar sein, sodass die Informationen hierüber nur vage möglich wären. Ob diese vagen Informationen ausreichend wären, um die gesteigerten Voraussetzungen an die Informationspflicht zu wahren, ist derzeit nicht abschließend zu beurteilen. Vor dem Hintergrund der Intention des Gesetzes ist eher nicht davon auszugehen. Wenn der Kreis der Empfänger bestimmt wäre, sehe dies anders aus.

Besonders hervor zu heben ist das „Recht auf Vergessenwerden", welches in Artikel 17 DSGVO manifestiert ist. Danach hat jede Person das Recht, dass sie betreffende personenbezogene Daten gelöscht werden. Voraussetzung ist, dass die Daten nicht mehr notwendig sind, Widerspruch gegen die Verarbeitung eingelegt wurde, keine anderweitigen Rechtsgrundlagen für die Speicherung bestehen, die Verarbeitung unrechtmäßig war oder die Einwilligung widerrufen wurde. An dieser Stelle zeigen sich erneut Schwierigkeiten der zuvor schon thematisierten Einwilligung: im Falle des Widerrufs der Einwilligung hätte dies zur Folge, dass die entsprechenden Patientendaten z.B. aus einem KI-System gelöscht werden müssten. Aufgrund der komplexen Verarbeitungsweise mit nahezu unabsehbarer Verarbeitung der Daten im Big-Data-System ist die Sicherstellung der Löschung von Daten aber nahezu unmöglich.

Eine Lösung der datenschutzrechtlichen Probleme könnte in Artikel 89 DSGVO liegen. In dieser Norm ist das sogenannte Forschungsprivileg beinhaltet.

Dies setzt voraus, dass die Verarbeitung von Daten rechtmäßig wäre. Dies könnte dann der Fall sein, wenn eine nationale Rechtsgrundlage zum Schutz der Daten aufgestellt wäre. In Deutschland dürfte eine solche nationale Rechtsgrundlage in § 27 BDSG (Bundesdatenschutzgesetz) zu sehen sein. Hiernach bedarf es keiner Einwilligung der betroffenen Personen, wenn die Verarbeitung zu wissenschaftlichen Forschungszwecken erforderlich ist und die Interessen des Verantwortlichen an der Verarbeitung, die Interessen der betroffenen Person an einem Ausschluss der Verarbeitung erheblich überwiegen.

Von einem erheblichen Überwiegen dürfte sicherlich nicht aus reinen wirtschaftlichen Gesichtspunkten auszugehen sein. Die Möglichkeit mithilfe von z.B. Big-Data-Systemen Diagnosestellungen für die Allgemeinheit zu verbessern, Medikamente gezielter verabreichen zu können und Krankheiten früher und besser erkennen zu können, dürfte allerdings ein überwiegendes Forschungsinteresse darstellen.

Während es bei der nicht forschungsbasierten Datenverarbeitung erforderlich ist, dass Daten nur zum dafür erhobenen Zweck verarbeitet werden, ist eine solche Zweckbindung bei wissenschaftlichen Zwecken nicht erforderlich. Das bedeutet, dass medizinische Daten, die ursprünglich für die Diagnosestellung eines Patienten erhoben wurden, anschließend (ggf. anonymisiert) genutzt werden könnten.

Die grundsätzlich gesteigerten Informationspflichten bei der Verarbeitung von Gesundheitsdaten unterliegen ebenfalls einer Einschränkung. Sofern eine Unterrichtung nur mit einem unverhältnismäßig hohen Aufwand verbunden ist, erübrigt es sich, die oben genannten Informationen zur Verfügung zu stellen, wenn die Verarbeitung wissenschaftlichen Forschungszwecken dient.

Auch das Recht auf Löschung, welches oben aufgezeigt wurde und welches besonders im Rahmen der Einwilligung und dem Umfang der Aufklärung eine Rolle spielt, wird durch Artikel 89 DSGVO im Rahmen von wissenschaftlichen Forschungszwecken tangiert, sodass Personen, deren Daten zu wissenschaftlichen Forschungszwecken verarbeitet werden, nicht mehr das Recht haben, verlangen zu können, dass ihre Daten unverzüglich gelöscht werden.

Bei einem Verstoß gegen datenschutzrechtliche Normen sind sowohl Sanktionen gegen die verantwortliche Person als auch das Unternehmen denkbar (§§ 41ff. Bundesdatenschutzgesetz). Des Weiteren kämen Ansprüche aus Landesdatenschutzgesetzen und der Anspruch aus § 823 Absatz 2 BGB i.V.m. Schutzgesetzen in Betracht (Ortner u. Daubenbüchel 2016).

Bei der Darstellung dieser rechtlichen Erwägungen zeigt sich, dass wir uns hier noch im Bereich des Neulandes, sowohl im medizinischen wie im juristischen, befinden. Zu dieser Thematik wird es über kurz oder lang eine Lösung geben, die diese Diskussion dann erübrigt. Hieran zeigt sich jedoch, wie schwierig und langsam es ist diese neuen Möglichkeiten rechtlich einzusortieren.

4.5 Recht, Haftung

Neben den datenschutzrechtlichen Erwägungen können sich durch digitale Medizin auch haftungsrechtliche und berufsrechtliche Probleme ergeben. So können sich beispielsweise im Bereich der Telemedizin aufgrund des Fernbehandlungsverbots und dem Grundsatz der persönlichen Leistungserbringung berufsrechtliche Problematiken zeigen, die auch nicht gänzlich durch die Änderung des § 7 Absatz 4 Musterberufsordnung der Ärzte ausgeräumt wurden. Systeme, die unter Anwendung von Künstlicher Intelligenz arbeiten, bringen vorwiegend haftungsrechtliche Schwierigkeiten mit sich, beispielsweise bei der Frage, wer überhaupt Haftungssubjekt sein könnte.

Im Mittelpunkt steht hier die Frage, wer bei der Nutzung von Telemedizin, Künstlicher Intelligenz oder Robotik haftet.

4.5.1 Telemedizin

Im Bereich der Telemedizin erfolgt die Behandlung des Arztes unter Zuhilfenahme von Telekommunikationsmedien, um eine räumliche Distanz zu überbrücken. Dennoch wird hierdurch die Möglichkeit geschaffen, eine persönliche Behandlung zu gewährleisten. Genau an diese persönliche Behandlung durch einen Arzt knüpft die haftungsrechtliche Handlung an. Konsequenz ist, dass der Arzt Haftungssubjekt ist.

Anspruchsgrundlagen für einen Behandlungsfehler können sich daher aus den §§ 630a ff. BGB (sofern der Behandler kein Amtsarzt, festangestellter Betriebsarzt oder Regionalarzt ist), dem § 839 BGB iVm Art. 34 GG (sofern Arzt in Ausübung eines öffentlichen Amtes tätig ist) oder Deliktsrecht gem. der §§ 823ff. BGB ergeben.

4.5.2 Künstliche Intelligenz

Während die Bestimmung des Haftungssubjekts bei der Telemedizin unproblematisch ist, gestaltet sich dies im Rahmen der Anwendung von KI deutlich problematischer. Sog. starke KI besitzt die Möglichkeit, autonome Entscheidungen zu treffen, sowohl hinsichtlich des „OB“ des Einsatzes sowie auch des „WIE“ des Einsatzes. Die Arbeitsweise starker KI ist nicht von einem Eingreifen oder Führen durch Menschen geprägt. Nach deutschem Recht können Objekte oder Software keine Haftungsschuldner, also Haftungssubjekte darstellen. Der Anknüpfungspunkt der Haftung muss daher dennoch der Hersteller, das Krankenhaus oder der Arzt sein. Rechtlich gesehen, ist die haftungsrechtliche Verknüpfung zwischen handelndem Objekt und „nur“ verantwortlicher Person allerdings nur schwierig zu lösen:

1.) Haftung des Herstellers

Als Verbund von Apparaten, Software und weiteren Verrichtungen, die einer medizinischen Zweckbestimmung unterliegen, unterfallen KI-Systeme dem Medizinproduktgesetz (MPG). Da dieses keine eigenen Haftungsvorschriften enthält, bestimmt sich die Haftung nach allgemeinen Haftungsregeln (Behandlungsvertrag, Produkthaftungsgesetz oder Deliktrecht) (Weimer 2007).

Macht ein Patient aufgrund eines erlittenen Gesundheitsschadens Ansprüche gegen den Hersteller geltend, scheiden vertragliche Ansprüche aus. Denn zwischen Patienten und dem Hersteller besteht keine vertragliche Beziehung.

In Betracht kommen Ansprüche nach dem Produkthaftungsgesetz (ProdHaftG). Hiernach haftet der Hersteller für Konstruktionsfehler (Martis u. Winkhart 2018), wenn davon auszugehen ist, dass diese bei Inverkehrbringen bereits vorlagen (Sprau 2018). Problematisch dürfte an dieser Stelle die Lernfähigkeit von KI sein. Sie ermöglicht es, dass programmierte Verfahrensweisen abgewandelt und überschrieben werden, sodass diese nicht mehr der ursprünglichen Programmierung entsprechen. Da der Fehler somit nicht zu dem Zeitpunkt vorlag, zu dem das Produkt in den Verkehr gebracht wurde, scheidet eine Haftung des Herstellers aus.

2.) Haftung des Arztes bzw. Krankenhauses

a) Vertragliche Haftung

Eine vertragliche Haftung könnte sich aus den §§ 630a ff. BGB ergeben. Da der Einsatz von KI gegenwärtig noch keine allgemeine Therapieform darstellt, erfordert dieser nach derzeitigen Haftungsnormen eine besonders sorgfältige und gewissenhafte medizinische Abwägung von Vor- und Nachteilen (Urteil des BGH vom 30.5.2017 – VI ZR 203/16). Des Weiteren ergeben sich aus einer solchen Therapieform auch höhere Anforderungen an die Aufklärungspflicht. So muss der Patient darüber aufgeklärt werden, dass es sich um eine neuartige Methode handelt, bei der unbekannte Risiken bislang nicht auszuschließen sind (Urteil des BGH vom 13.6.2006 – VI ZR 323/04).

Hauptsächlich dürften sich Probleme daraus ergeben, wer Schäden beim Patienten zu vertreten hat. Grundsätzlich ergibt sich aus § 280 BGB eine widerlegbare Verschuldensvermutung für den Arzt. Dieser hätte im Rahmen eines zivilrechtlichen Prozesses zu beweisen, dass er einen Behandlungsfehler nicht zu vertreten hätte. Das Vertretenmüssen wiederum richtet sich nach den Vorschriften der §§ 276, 278 BGB. Gemäß § 276 Absatz 2 BGB hat der Arzt Vorsatz und Fahrlässigkeit zu vertreten. Die Anforderungen an ein fahrlässiges Handeln setzten dabei ein außer Achtlassen der im Verkehr erforderlichen Sorgfalt sowie die Vorhersehbarkeit des schädigenden Erfolgs voraus (BGH NJW-RR, 2006, 965). Gerade die Vorhersehbarkeit dürfte beim Einsatz künstlicher Intelligenz zweifelhaft sein. Die Möglichkeit hinzuzulernen mit der weiteren Möglichkeit eigener Entscheidungsfindung, lässt eine Vorhersehbarkeit für den Arzt aber gerade ausscheiden, sodass § 276 Absatz 2 BGB als Zurechnungsnorm beim Einsatz künstlicher starker Intelligenz, nicht herangezogen werden kann.

Auch eine Zurechnung über § 278 BGB ist nicht möglich. Denkbar wäre es künstliche Intelligenz als Erfüllungsgehilfen zu sehen, sodass sich der Arzt ein Verschulden als eigenes Verschulden anrechnen lassen müsste. Die Anwendung des § 278 BGB kommt allerdings aus zwei Gesichtspunkten nicht in Betracht: Zunächst ist die Vorschrift nur auf natürliche Personen anwendbar. Selbst wenn man über diese Problematik hinwegkommen würde, stellt sich das Folgeproblem, dass § 278 BGB ein Verschulden des Erfüllungsgehilfen voraussetzt. Ein Verschulden liegt aber nur dann vor, wenn die Fähigkeit besteht, die Gefährlichkeit der Handlung zu erkennen und sich der Verantwortung bewusst zu sein (BGH-Urteil vom 30. November 2004 – VI ZR 335/03). Unstreitig dürfte sein, dass künstliche Intelligenz eine solche Einsichtsfähigkeit nicht besitzt.

Zusammenfassend scheidet eine vertragliche Haftung der Schädigung eines Patienten unter Einsatz von KI auf Grundlage gesetzlicher Regelungen aus. Eine andere Bewertung könnte sich ergeben, wenn individualvertragliche Regelungen zwischen Arzt und Patient getroffen werden.

b) Deliktische Haftung

Taugliche Verletzungshandlung iSd § 823 BGB könnte der Einsatz bzw. das Unterlassen der rechtzeitigen Abschaltung eines KI-Systems sein. Probleme stellen sich hier im Rahmen der Kausalität, also ob das Fehlverhalten von KI dem Arzt zugerechnet werden kann. Die Zurechnung der Kausalität erfolgt gem. § 823 BGB dreistufig. Auf der ersten Stufe werden alle Handlungen zugerechnet, die nicht hinweggedachten werden können, ohne dass der tatbestandliche Erfolg entfiele. Auf der zweiten Stufe werden nur solche Bedingungen zugerechnet, die im allgemeinen und nicht nur unter besonders eigenartigen, unwahrscheinlichen und nach dem gewöhnlichen Lauf der Dinge außer Betracht zu bleibenden Umständen geeignet sind, einen Erfolg dieser Art herbeizuführen. Auf der dritten und letzten Stufe stellt sich die Frage, ob die Haftungsnorm tatsächlich vor genau dem Schaden schützen soll, der verursacht wurde.

Basierend auf diesen Grundsätzen, würde auf der ersten Stufe ein Zurechnungszusammenhang zwischen der Handlung des KI-basierten Systems und dem Einsatz bzw. unterlassenen rechtzeitigen Abschaltung durch den Arzt bestehen. Auf der zweiten Stufe würde der Zurechnungszusammenhang allerdings entfallen, da die Lernfähigkeit von KI-Systemen eine Unberechenbarkeit darstellen dürfte. Ergebnis wäre, dass der Arzt nicht haftet. Unter Heranziehung teleologischer Gesichtspunkte dürfte dieses Ergebnis paradox wirken, da die Lernfähigkeit ein wesentliches Merkmal von KI-Systemen darstellt. Unter der Prämisse, dass der Zurechnungszusammenhang auf der zweiten Stufe durchbrochen wäre, bestünde allerdings Raum für eine analoge Anwendung von § 831 BGB (Denga 2018).

Nach § 831 BGB haftet der Geschäftsherr für Schäden, die der Verrichtungsgehilfe bei Ausübung der Verrichtung verursacht hat. Da der menschliche Verrichtungsgehilfe durch die Übertragung einer Tätigkeit sowie durch Weisungsgebundenheit gekennzeichnet ist (Sprau 2018), bestehen durchaus Anknüpfungspunkte für eine analoge Anwendung auf KI-Systeme. Im Gegensatz zu § 278 kommt es auf ein Verschulden des Gehilfen nicht an. Hier wird sowohl das Verschulden des Geschäftsherren bei der Auswahl und Überwachung des Gehilfen vermutet als auch die Ursächlichkeit für den Schaden (Sprau 2018). Dem Arzt obliegt der Entlastungsbeweis. Eine solche Beweislastverteilung dürfte sachgerecht sein, da der Geschäftsherr auch bei menschlichen Verrichtungsgehilfen das Haftungsrisiko trägt. Allenfalls ein absoluter Totalausfall eines KI-Systems mit der Folge der Überschreitung aller programmierten technischen Grenzen, dürfte einen Zurechnungszusammenhang zum Arzt entfallen lassen (Denga 2018).

Insofern kann KI zur Anwendung gebracht werden. Es ist hierbei nur zu bedenken, dass der Fehler der KI dann dem Arzt bzw. dem Krankenhaus oder anders ausgedrückt, dem Anwender zugerechnet würde. Das Haftungsrisiko ist also nicht zu unterschätzen.

4.5.3 Robotik

In Deutschland gibt es derzeit kein kodifiziertes Roboterrecht. Auch Roboter, die in der Medizin eingesetzt werden, fallen in Deutschland unter das Medizinprodukterecht, sodass erneut auf die allgemeinen Haftungsnormen zurückgegriffen werden muss.

1.) Haftung des Herstellers

Dem Patienten, der unter Einsatz eines (Behandlungs-)Roboters eine Schädigung erleidet, steht zunächst die Möglichkeit offen, den Hersteller des Roboters in Anspruch zu nehmen. Anspruchsvoraussetzungen für eine Haftung stellen die Fehlerhaftigkeit des Produktes, ein Schaden in Form einer Körper- oder Gesundheitsverletzung bzw. Sachbeschädigung sowie die Kausalität zwischen dem Produktfehler und der Rechtsgutverletzung, dar. Von einer Fehlerhaftigkeit des Produktes wird nach dem ProdHaftG dann ausgegangen, wenn das Produkt nicht die Sicherheit bietet – unter Berücksichtigung aller Umstände, insbesondere Darbietung, typischer Gebrauch oder Zeitpunkt des Inverkehrbringens – die berechtigterweise erwartet werden kann.

Anders als im Rahmen von KI-Systemen setzt die Bedienung von Robotern eine menschliche Steuerung voraus. Eine Lernfähigkeit, die eine Veränderung des Zustandes herbeiführt und eine Haftung entfallen lässt, liegt hier gerade nicht vor.

2.) Haftung des Arztes bzw. Krankenhauses

Das haftungsrechtliche Verhältnis zwischen Arzt und Patient basiert seit 2013 insbesondere auf den Regelungen zum Behandlungsvertrag der §§ 630a ff. BGB. Weitere Anspruchsgrundlagen können sich aus dem Deliktsrecht ergeben.

a) Vertragliche Haftung

Wie oben bereits angesprochen, fallen Roboter im medizinischen Bereich unter das MPG. Für den Fall, dass es nunmehr unter Einsatz eines Roboters zu einer Schädigung des Patienten kommt, haftet der Arzt (bzw. das Krankenhaus) nur dann, wenn diese Schädigung auf eine Verletzung der Sorgfaltspflicht zurückzuführen ist. Die Sorgfaltspflichten sind dabei sehr vielfältig und ergeben sich insbesondere, aber nicht abschließend, aus dem MPG sowie der Verordnung über das Errichten, Betreiben und Anwenden von Medizinprodukten (MPBetreibV). Zu den Sorgfaltspflichten des Arztes gehören beispielsweise die Beachtung von Warn- und Sicherheitshinweisen des Herstellers, die ordentliche Überprüfung von Funktionen sowie die Beachtung von Haltbarkeitsdaten.

b) Deliktische Haftung

Nach dem Medizinproduktegesetz (MPG), und dann der Medical Device Regulation (MDR), haftet der Arzt nach deliktsrechtlichen Grundlagen grundsätzlich nur für die Mangelfreiheit und Funktionstüchtigkeit der eingesetzten Geräte bzw. dafür, dass die Geräte korrekt bedient wurden.

Insofern besteht auch hier ein durchaus gesteigertes Risiko der Haftung, wenngleich es nicht anders ist als bei anderen technischen Geräten, also Medizinprodukten wie z.B. dem EKG-Gerät, dem Beatmungsgerät etc.

Eine Einschränkung dieses Haftungsumfanges ergibt sich allerdings aus der Voraussetzung der vollen Beherrschbarkeit des Risikos. Grundsätzlich gilt der Einsatz medizinischer Geräte, die von der Behandlerseite voll gesteuert werden können, als vollbeherrschbar, sodass der Behandlerseite die Beweislast dafür obliegt, dass die Schädigung des Patienten nicht auf ein Fehlverhalten des Arztes bzw. Personals beruht.

4.5.4 Fazit

Zusammenfassend ist festzuhalten, dass beim Einsatz medizinisch genutzter Roboter auf allgemeine Haftungsnormen abgestellt werden kann. Anders ist dies allerdings zu beurteilen, wenn Robotik und KI verbunden werden. In diesem Fall dürfte aufgrund der Lernfähigkeit bzw. Möglichkeit autonomer Entscheidungsfindung von KI, die Arbeitsweise von Robotik übersteuert werden, mit der Konsequenz, dass die haftungsrechtlichen Erwägungen zu KI Anwendung finden.

Die derzeitige Rechtslage bereitet bei Einsatz starker KI gegenwärtig haftungsrechtliche Probleme. Sowohl eine Haftung des Herstellers, als auch eine vertragliche Haftung des Arztes scheiden aus. Ebenso ist eine deliktische Haftung des Arztes nur über eine Analogie des § 831 BGB möglich. Rechtsicherheit bietet eine solche Analogie nicht.

Zukünftig dürfte es daher erforderlich sein, ein kodifiziertes KI-Recht zu schaffen, auch weil der Einsatz von KI beständig an Bedeutung gewinnen wird.

Literatur

Denga M (2018) Deliktische Haftung für künstliche Intelligenz, Computer und Recht, ottoschmidt Köln, 69–78

Greve H (2018) Kommentierung des Art. 89 DSGVO, Auernhammer Kommentar zur DSGVO und zum BDSG, 6. Aufl., Carl Heymanns Verlag

Heckmann D (2017) vbw Studie: Rechtliche Aspekte der Digitalisierung im Gesundheitswesen

Kühling J, Martini M et al. (2016) Die Datenschutzgrundverordnung und das nationale Recht, Verlagshaus Monsenstein und Vannerdat OHG Münster

Martis R und Winkhart M (2018) Fallgruppenkommentar zu Arzthaftungsrecht, 5. Aufl., ottoschmidt Köln

Ortner R, Daubenbüchel F (2016), Neue Juristische Wochenschrift 2016, 2918–2922

Sprau H (2018) Kommentierung des § 831 BGB, Palandt Bürgerliches Gesetzbuch, 77. Auflage, C.H. Beck München

Sprau H (2018), Kommentierung des Produkthaftungsgesetz, Palandt Bürgerliches Gesetzbuch, 77. Aufl., C.H. Beck München

Wagner G (2017) Kommentierung des § 831 BGB, Münchener Kommentar zum Bürgerlichen Gesetzbuch, Band 5, 7. Aufl., C.H. Beck München

Weimer T (2007) Medizinproduktehaftung – Straf- und zivilrechtliche Haftung der Anwender und Betreiber von Medizinprodukten, Medizin Produkte Recht, Nomos Verlag Baden-Baden, Heft 5, 119–123

5 Digitale Bildung

Jana Aulenkamp, Lina Mosch, Jeremy Schmidt, Matthias Kaufmann und Lara Wirbelauer

5.1 Einstieg

Bildung ist die Förderung der Eigenständigkeit und Selbstbestimmung eines Menschen, die durch die intensive sinnliche Aneignung und gedankliche Auseinandersetzung mit der ökonomischen, kulturellen und sozialen Lebenswelt entsteht (vgl. Adorno 1971). Hochschulbildung soll Lernenden notwendiges Wissen, Kompetenzen und Haltungen an die Hand geben, die die Grundlagen für eine Berufsausübung im weiteren Berufsleben darstellen. Als *digitale Bildung* wird von der Kultusministerkonferenz das Lehren und Lernen in der digitalen Welt verstanden (Kultusministerkonferenz 2017). Im Rahmen der enormen Geschwindigkeit der Weiterentwicklung der Umwelt und damit der Berufsbilder ist eine bestmögliche und flexible Adaptabilität von Bildung an die aktuellen Veränderungen, sowie auch einer Vorhersicht auf den Wandel in Gegenwart und Zukunft als Grundlage von Lehrinhalten erforderlich (Pulakos et al. 2000). *Adaptabilität* wird als „vermutlich wichtigste Eigenschaft, um mit Wandel und Unsicherheit umzugehen" (Martin 2017) beschrieben und ist für Lehrende und Lernende gleichermaßen von hoher Bedeutung. Maßgebliche Treiberin des aktuellen gesellschaftlichen Wandels ist die Digitalisierung, die die Lehrmethodik (digitale Bildung) und das Lernziel (digitales Kompetenzen) zugleich verändert. Bildung ist eine Notwendigkeit für die Implementation von Innovationen. So hat beispielsweise die EU-Kommission 2017 die Arbeitsgemeinschaft „eHAction" initiiert und folgendermaßen begründet:

> *„You can have the most technologically advanced device in the world, but if you don't know how to operate it, it will be as useful as a jumbo-jet without a pilot."* (European Health Parliament 2017)

Dies gilt analog für die Zukunft des Gesundheitswesens und so forderte auch der 122. Deutsche Ärztetag 2019 die verantwortlichen Institutionen dazu auf, „durch eine curriculare Verankerung die Medizinstudierenden auf die künftigen digitalen Herausforderungen der Medizin vorzubereiten" (Ärzteblatt 2019).

Insbesondere in der Krankenpflege spielen digitale Tools schon heute eine große Rolle, etwa im Rahmen der Dokumentation oder der Assistenzsysteme (Haux 2016). Sie haben das Potenzial, das Berufsbild in der Pflege nachhaltig zu verändern und weiterzuentwickeln – sie werden in ihrem Umfang aber auch kontrovers diskutiert (Rösler et al. 2018; Lutze et al. 2019). Doch bevor der Zeitpunkt erreicht ist, an dem standardmäßig Pflegeroboter Demenzkranke mitbetreuen, sind in puncto Bildungsgrundlagen noch einige Schritte notwendig. Die Akzeptanz der Digitalisierung unter den Lernenden ist gegeben, allerdings fehlt es in hohem Maße an der Vermittlung digitaler Kompetenzen und entsprechenden Schulungsangeboten in der Ausbildung, sowohl inhaltlich als auch lehrdidaktisch (Buhtz et al. 2018; Ammenwerth u. Kreyer 2018). Die stärkere Vernetzung durch digitale Technologien wird auch die Notwendigkeit für interprofessionelle und intersektorale Bildung weiter verstärken und verändern.

5.2 Digitale Gesundheitskompetenz

Digitale Kompetenzen stellen eine zentrale Grundlage für zukünftige Ärztinnen und Ärzte dar. Es ist wichtig, den Unterschied zwischen „allgemeiner" digitaler Kompetenz und *digitaler Gesundheitskompetenz (engl. eHealth literacy)* zu verstehen. Digitale Kompetenz oder *Digital Literacy* wird in der Literatur als umfassendes Konzept aus Fertigkeiten und Wissen beschrieben, das die Nutzung digitaler Anwendungen zur Erfüllung eines bestimmten Zwecks ermöglicht (Gilster 1997; Koltay 2011). Digitale Gesundheitskompetenz umfasst jedoch mehr als die Fähigkeit digitale Technologien zu nutzen, um einen gesundheitsbezogenen Zweck zu erfüllen.

Der Begriff *eHealth Literacy* wurde in ersten Publikationen hierzu vor allem auf die zunehmende Beschaffung und Auswertung medizinischer Informationen aus dem Internet durch medizinische Laien bezogen. In den letzten Jahren wandelte sich die Interpretation des Begriffs jedoch durch die heterogenen Anwendungsgebiete digitaler Gesundheitsanwendungen fernab des Internets. Was verstehen wir heute unter dem Begriff digitale Gesundheitskompetenz und was bedeutet sie sowohl für Bürgerinnen und Bürger als auch für Fachkräfte im Gesundheitswesen?

5.2.1 Dimensionen und Entwicklung des Begriffs

2006 beschrieben Norman und Skinner *eHealth Literacy* als ein Zusammenspiel aus sechs Kernkompetenzen: *Traditional Literacy* (allgemeine Kompetenzen wie Lesefähigkeit und Textverstehen), Gesundheitskompetenz, Informationskompetenz, Wissenschaftskompetenz, Medienkompetenz sowie Computerkenntnisse. Die Kombination der sechs Kompetenzen führt zu einer Verbesserung der Benutzererfahrung mit digitalen Gesundheitsanwendungen und ermöglicht eine informierte Entscheidungsbildung in Bezug auf Krankheitsbewältigung, Krankheitsprävention und Gesundheitsförderung (Norman u. Skinner 2006).

Im Rahmen der Weiterentwicklung und Ausbreitung digitaler Gesundheitsanwendungen entwickelten Paige et al. 2018 auf der Grundlage bisheriger *eHealth-Literacy*-Definitionen ein neues Modell (Paige et al. 2018). Es beschreibt digitale Gesundheitskompetenz als ein *Set* aus Fähigkeiten – bestehend aus den drei Grundelementen (s. Abb. 1):

- Allgemeine Kompetenzen wie Lesefähigkeit und Textverstehen, Gesundheitskompetenz und Technikkompetenz – welche durch die Interaktion dynamischer **Kontextfaktoren** und **Störfaktoren** beeinflusst werden.
- Zu den Kontextfaktoren gehören **aufgabenbezogene** Faktoren, zum Beispiel der genutzte Übertragungskanal (soziale Medien, Smartphone-App, etc.) oder die Modalität der Informationen (Bild, Video, Text), sowie **nutzerbezogene** Faktoren, zum Beispiel Vorwissen über das medizinische Thema oder Erfahrung im Umgang mit technischen Geräten.
- Störfaktoren sind hingegen Faktoren **physischer** (z.B. schlechte Benutzerfreundlichkeit der digitalen Gesundheitsanwendung), **psychologischer**, **physiologischer** (Limitationen des Nutzers beim Bedienen des Geräts) und **semantischer** (z.B. die übermäßige Nutzung medizinischen Fachjargons) Natur, welche die Ausbildung digitaler Gesundheitskompetenz behindern.

Eine ausgeprägte *eHealth Literacy* stärkt das individuelle Engagement sowie eine informierte Entscheidungsfindung in Bezug auf Gesundheit. Dies wirkt sich wiederum positiv auf beeinflussende Faktoren aus.

Auswirkungen einer hohen digitalen Gesundheitskompetenz (Paige et al. 2018):

- *besseres Verständnis von Gesundheitsinformationen*
- *verbesserte Fähigkeit zur kritischen Einschätzung von Informationen*
- *höheres Vertrauen in online Gesundheitsinformationen aus verschiedenen Quellen.*

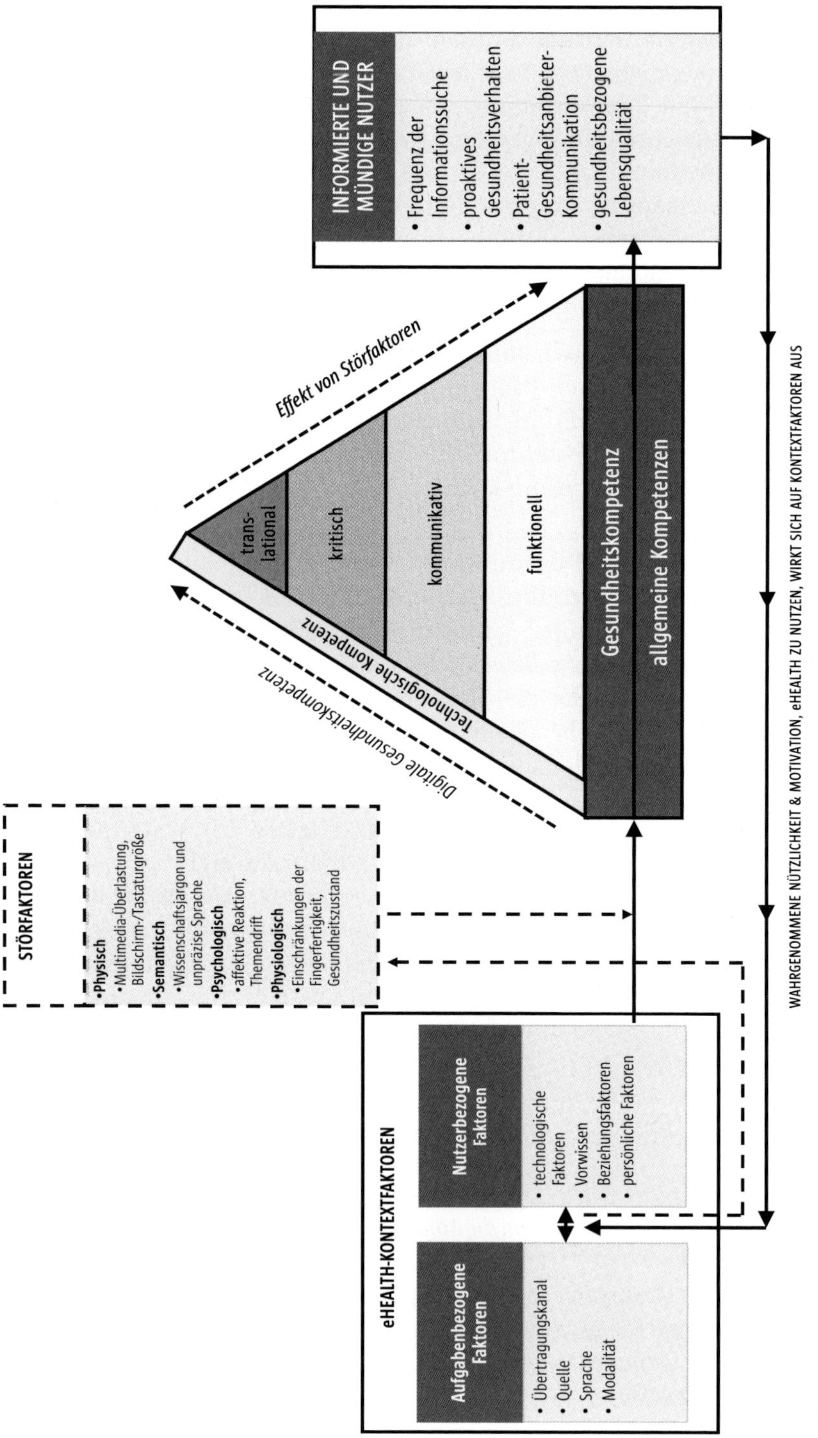

Abb. 1 Das Transaktionsmodell der eHealth-Kompetenz (Paige et al. 2018, übersetzt)

- *gesteigerte Motivation, eHealth-Tools zu nutzen*
- *Stärkung des Patientenengagements im Gesundheitssystem*
  - *Beibehaltung bzw. Verbesserung der gesundheitsbezogenen Lebensqualität*
  - *Verbesserung der Gesundheit*

Somit ist dieses *eHealth-Literacy*-Modell ein dynamisches Konzept, das auch strukturelle bzw. soziale Elemente wie z.B. demografische Faktoren oder Bildung einbezieht, welche Einfluss auf den Erwerb digitaler Gesundheitskompetenz haben. So können Ansatzpunkte für gesundheitspolitische Interventionen und Stellschrauben identifiziert werden, die strukturellen Ungleichheiten entgegenwirken und digitale Gesundheitsdienstleistungen für alle Menschen gleichermaßen zugänglich machen können. Beispielsweise könnte eine flächendeckend hohe digitale Gesundheitskompetenz dazu beitragen, potenzielle Risiken digitaler Gesundheitsangebote für soziale und gesundheitliche Gerechtigkeit zu minimieren (Bächle u. Wernick 2019).

5.2.2 Bedeutung der Digitalen Gesundheitskompetenz

Die Weltgesundheitsorganisation (WHO) empfiehlt, die digitale Gesundheitskompetenz aller Bevölkerungsgruppen zu stärken, um Vorteile digitaler Gesundheitstechnologien für alle Menschen gleichermaßen zugänglich zu machen sowie deren reibungslose Implementierung in Gesundheitssysteme zu erleichtern (World Health Organization 2016; 2019). Fehlendes Wissen des medizinischen Personals über digitale Gesundheitsanwendungen sowie mangelndes Vertrauen in deren Funktionalität sind zentrale Hindernisse für die Implementierung digitaler Technologien in den klinischen Arbeitsalltag (Ross et al. 2016). Zudem tragen Ärztinnen und Ärzte maßgeblich zur Aufklärung der Bevölkerung über digitale Gesundheitsanwendungen sowie zur Ausbildung und Steigerung der digitalen Gesundheitskompetenz ihrer Patientinnen und Patienten bei. Topol et al. erläutern in ihrem Review für das englische Gesundheitssystem, dass im Jahr 2040 90% der Jobs im NHS digitale Kompetenzen erfordern werden (Topol 2019). Um eine effiziente und nachhaltige Implementierung von Digital Health Technologien in Gesundheitssystem zu erreichen, ist ein holistischer bzw. ganzheitlicher, transdisziplinärer Ansatz essenziell. *eHealth Literacy* als essenzielle Kompetenz für selbstbestimmte und informierte Nutzerinnen digitaler Gesundheitsanwendungen kann gemeinsam mit anderen digitalen Schlüsselkompetenzen (Medienkompetenz, Anwendungs-Know-how) vermittelt werden.

5.3 Digitales Lehren und Lernen

Qualität und Ausmaß digitaler Infrastruktur sowie organisatorische Rahmenbedingungen variieren von Hochschule zu Hochschule stark (Wannemacher 2016). Nur 14% der Hochschulen im Bundesgebiet können eine Digitalisierungsstrategie vorweisen (EFI – Expertenkommission Forschung und Innovation 2019). Diese Digitalisierungsstrategie umfasst einen ganzheitlichen und hochschulumfassenden bis -übergreifenden Ansatz. Hierzu zählen die organisatorische Verankerung in eigenen Serviceeinrichtungen für digitale Lehre und Forschung, die Unterstützung der Lehrenden bei der Umsetzung sowie hochschulübergreifender Austausch und Kooperation bei der Implementierung (Wannemacher 2016). Ein Beispiel für eine gelungene Digitalisierungsstrategie bietet die Universität Witten/Herdecke, welche eine praxisnahe und interdisziplinäre Ausrichtung verfolgt. Die Lehre orientiert sich an dieser privaten Universität an den schnellen und weitreichenden gesellschaftlichen und technologischen Veränderungen, die den Versorgungssektor beeinflussen. Medizintechnische Innovationen werden ebenso thematisiert wie die Zunahme an Spezialisierung und den damit einhergehenden Herausforderungen an Interprofessionalität und Kommunikation (Witten/Herdecke 2020).

Akademische Institutionen werden immer digitaler organisiert: Forschung, Lehre und Verwaltung werden durch *E-Science*, *E-Learning* und *E-Administration* ergänzt (von der Heyde et al. 2017). Der Zusatz „E" bezieht sich immer auf den Einsatz elektronischer Medien, sodass E-Learning die Wissensvermittlung mithilfe entsprechender Technologien darstellt (Boeker und Klar 2006). In Anlehnung an Persike und Friedrich entsteht folgende **Übersicht digitaler Tools im Studium** (Persike und Friedrich 2016):

- **Klassisch**: Klassische digitale Medien und Kommunikationstools
  - Digitale Präsentationstools
  - E-Mail
  - Fachspezifische Datenbanken
  - Digitale Texte (eBooks)
- **Sozial**: Soziale Kommunikationstools
  - Blogs und Foren
  - Chats und Soziale Netzwerke
- **E-Examen**: Elektronische Prüfungssysteme
  - E-Assessment
  - Electronic Objective Structured Clinical Examination (E-OSCE)
- **Medien für das Selbststudium**: Audio-/videobasierte Medien
  - Audio, Video
  - Tutorials (Podcasts, Screencasts)
  - Lern-Apps oder Plattformen
  - Massive Open Online-Courses (MOOCs)
  - Softwareentwicklungsportale

- **Interaktiv:** Interaktive Tools und Formate
  - Lernspiele (z.B. Serious Games)
  - Simulationen
  - Webkonferenzen
  - Wikis
  - Interaktive fachspezifische Werkzeuge (z.B. virtuelle Operationen)
  - Online-Office-Tools (z.B. Google Drive)

E-Learning kann unter Verwendung eines Computers, bei dem das Lernprogramm auf diesem installiert wird, oder web-basiert mit Online-Login auf einer Lernplattform, erfolgen. Eine *Multi-Channel-Aufbereitung* der Lehrinhalte kombiniert Lehrmethoden, neben dem E-Learning, wie klassische Textmaterialien mit Quiz-Aufgaben, Bildern, Grafiken und interaktiven Videos. So können bisherige Präsenzformate durch digitale Technologien erweitert werden. Die Vorlesung kann als Podcast-Folge aufgenommen werden, sodass sich die Studierenden diese so oft anhören können, wie sie möchten. *Audience-Response-Systeme*; elektronisch-technische Systeme für die Interaktion von Lehrenden und Studierenden können beispielsweise über Smartphones als Lehrmethoden genutzt werden. Das Medizinstudium weist, im Gegensatz zu anderen Studiengängen, eine hohe Nutzung von E-Prüfungs-Werkzeugen und eine starke Nutzung von sozialen Medien auf (Persike und Friedrich 2016).

Als *E-Interaction* werden alle Selbstlernmedien verstanden, die zum Einsatz digitaler Techniken in einer digitalen Lernumgebungen zählen und eine Mensch-Maschine-Interaktion, wie z.B. ChatBots, beinhalten. Zum E-Learning zählt auch das *Blended Learning*, welches ein Mix aus Online- und Präsenzphasen ist. Es verbessert aufgrund der teilweise individuellen Ausgestaltung den Lernerfolg der Studierenden (Grabowski und Pape 2016). *Inverted Classroom* bezeichnet das Konzept, wenn die Wissensvermittlung, meist E-Learning basiert, zeitlich gesehen vor der Präsenzphase stattfindet und von den Studierenden selbstständig erbracht wird. Der Vorteil ist, dass durch das zeitlich, räumlich und methodisch flexible Selbststudium mit ggf. E-Prüfungen, in den Präsenzphasen mehr Zeit für interaktiven Austausch oder zur gezielten Vertiefung der Themen besteht. Eine weitere Möglichkeit ist das *Team-based Learning* (TBL), eine Form des Lernens in Gruppen, welches ebenfalls den Lernerfolg der Studierenden zu erhöhen scheint (Swanson et al. 2019). TBL ist eine Intervention aus mehreren Komponenten zu der, teamorientierte Lernräume, für kollaboratives Lernen; ein E-Learning-System, das nahtlos integriert ist, um alle Phasen des TBL-Prozesses zu unterstützen, und ein Team-Teaching-Ansatz, Lehrteams, in denen Experten für pädagogische Prozesse gemeinsam mit Fachexperten unterrichten, gehört.

Beispiel: TBL an der Lee Kong Chian School of Medicine in Singapur

An dieser 2013 gegründeten Fakultät wurde in den ersten beiden Studienjahren 60% der gesamten Lehre in TBL umgewandelt. In den folgenden Studienjahren richtet sich der Fokus vermehrt auf praktische Erfahrung jedoch weiterhin mit dem TBL-Ansatz mit E-Learning und den Team-Teaching-Ansatz. Die Studierenden nehmen diese Form des Lernens sehr gut an (Rajalingam et al. 2018).

Inzwischen werden Techniken der *Simulation*, die Nachbildung eines Wirklichkeitsausschnitt in einem Modell, viel in der Lehre eingesetzt. Mithilfe von *Virtual Reality (VR)*, einer digitalen Welt und *Augmented Reality*, bei der die reale Welt mit Zusatzinformationen erweitert wird, kann spielerisch geübt werden, ohne dass für Ärztinnen und Ärzte oder Patientinnen und Patienten reale Risiken bestehen. In virtuellen Umgebungen werden Lehrinhalte unter Aspekten der Gamifizierung, der spielerischen Aufbereitung, erarbeitet und angewandt. *Serious Games*, Spiele die neben der Unterhaltung einen weiteres Ziel wie Lernen verfolgen, können die medizinische Ausbildung sinnvoll ergänzen, Lernerfolge erhöhen und gleichzeitig die Motivation steigern (Drummond et al. 2017).

Beispiel: eUnfallchirurgie an der Johannes Gutenberg-Universität Mainz

Ein Beispiel für eLearning mit Inverted Classroom-Konzept ist die sogenannte „eUnfallchirurgie". Unter dem Leitsatz „Vom E-Learning über die Simulation zur Patientenbehandlung" werden einzelne Module, zunächst in einem Online-Format von den Studierenden selbstständig erarbeitet und inhaltlich vorbereitet. Der rein theoretische Frontalunterricht entfällt: Der Fokus wird auf die Festigung und Anwendung des Wissens anhand von Fallbeispielen und praktischen Übungen in der Lernklinik und später anhand von echten Patientinnen und Patienten in der Klinik gesetzt. Zur Wissensfestigung dienen ergänzend eQuizze und Fallbeispiele.

Online-basierte Lehr- und Lernformate bieten eine „Öffnung" der Lehre über einen Standort hinweg. Online-Classrooms machen schon heute die Live-Teilnahme an Seminaren und Vorlesungen auch aus der Ferne möglich. Außerdem gibt es Drittanbieter wie AMBOSS von der Firma Miamed oder die „via medici"-Plattform des Thieme-Verlages, die das fakultäre Medizinstudium um eine eigene interaktive E-Learning-Plattform ergänzen. Deren Inhalte können zur Integration in die universitäre Lehre von der Universität lizenziert werden. Die Medizinische Fakultät der EDU in Malta bietet ein größtenteils digitales Online-Studium, inklusive E-Assessments per Eyetracking am Computer der Studierenden zu Hause an, im Wechsel mit Präsenzterminen in deutschen Kliniken.

Seit mehreren Jahren gibt es, verstärkt durch digitale Tools, die Entwicklung der *Open-Access-Bewegung*. Lehr- und Lernmaterialien sollen öffentlich zugänglich sein, damit Bildung schnell an die aktuellen Themen angepasst werden kann (vgl. die Lehrangebote und Verfügbarmachung von intensivmedizinischen E-Books durch Verlage im Rahmen der Covid-19-Pandemie 2020), finanzielle und humane Ressourcen eingespart werden und nicht jeder Lehrende die Themen selbst aufbereiten muss (Latchem 2018). Dabei werden Open Educational Resources zur Verfügung gestellt, die die Benutzenden verwenden, kopieren sowie weiterleiten können und ohne die Erlaubnis der Urheberrechtsinhaber einzuholen. *Massive-Open-Online-Courses* stammen ebenfalls aus der Open-Access-Bewegung, diese Kurse sind online frei zugänglich (*open*) und richten sich an eine große Gruppe (*massive*). Jedoch ist dabei meist nur die Partizipation frei zugänglich, die Inhalte sind nicht immer frei verfügbar. In einem MOOC durchläuft die teilnehmende Person einen Lernweg, welcher strukturiert und durch verschiedene Formate wie Videovorträge, Peer-Übungen, Diskussionsforen und vieles mehr geprägt ist. Das Besondere dabei ist, dass die die Teilnehmenden, durch Diskussionen und Bewertungen der Inhalte den gesamten Ablauf mit beeinflussen können. Bei connectivism MOOC steht die Vernetzung der Teilnehmenden zu einer virtuellen Lerngemeinschaft untereinander noch mehr im Fokus.

Beispiel: Sectio Chirurgica an der Eberhard Karls Universität Tübingen

Der wohl am längsten etablierte MOOC im deutschen Medizinstudium ist die „Sectio Chirurgica" der Universität Tübingen. Bei dem interprofessionellen Lehrformat im Rahmen des makroskopischen Präparierkurses können Studierende, Ärztinnen und Ärzte sowie Pflegepersonal seit 2013 bundesweit Live-Operationen verfolgen und im Live-Chat mitdiskutieren. (Shiozawa et al. 2017)

Das Interesse an E-Learning Angeboten, sowohl bei den Studierenden als auch bei Lehrenden und in den Hochschulverwaltungen groß (EFI – Expertenkommission Forschung und Innovation 2019). Vermehrt werden von den Hochschulen Learning-Management-Systeme zur Organisation und Integration der Lehr- und E-Learning-Aktivitäten eingesetzt (Wannemacher 2016). Die Digitalisierung, mit der steigenden Vielfalt von angebotenen Lehrveranstaltungen und -methoden, eröffnet neue Wege der Flexibilisierung der Lehre und der Mitbestimmung. Gerade in Anbetracht der Covid-19-Pandemie 2020, bieten digitale Lehrformate die Chance, die Vor-Ort-Lehre sinnvoll zu ergänzen und die räumliche Trennung von Dozierenden und Studierenden zu überbrücken.

Steigende Transparenz sowie der Austausch in Chats, Foren und digitalen Projektgruppen macht das Zusammenarbeiten an den Hochschulen aber auch hochschulübergreifend agiler. An der Universität Göttingen wurden im Hochschulreferat des sogenannten Poolressorts *Digitalisierung* als agile Einheit zwei Studierende mit aufgenommen, um das Thema voranzutreiben (Hochschulforum Digitalisierung 2018). Der digitale Wandel wird auch durch die Wünsche der Studierenden nach digitaler Aufbereitung und Verfügbarkeit vorangetrieben: Das Hochschulforum Digitalisierung bezeichnet Studierende als „[...] zu den wichtigsten Stakeholdern einer innovativen, zukunftsfähigen Hochschullehre [...]" gehörend (Hochschulforum Digitalisierung 2018).

5.4 Digital Health Curricula

5.4.1 Curriculumentwicklung im Medizinstudium

Die Weiterentwicklung des Nationalen Kompetenzbasierten Lernzielkatalogs Medizin (NKLM) bestimmt aktuell den Wandel von einem rein theoretischen auf ein kompetenzorientiertes, am Berufsanfänger orientiertes Studium für Medizinstudierende.

Zu Beginn einer Curriculumentwicklung ist es wesentlich, zunächst das übergeordnete Berufsbild von Ärztinnen und Ärzten zu definieren, das die Anforderungen an die Berufsausübenden der Zukunft nachhaltig umfasst. Hierfür wird sich in der Medizin auf die international breit anerkannten CanMEDS-Rollen (s. Abb. 2) gestützt, die eine Definition der sieben wesentlichen ärztlichen Rollen bzw. Kompetenzbereiche bieten (Frank et al. 2015). Sechs Rollen, die u.a. kommunikative, wissenschaftliche oder managende Facetten des Arztberufs darstellen, vereinen sich hier in dem im Zentrum stehenden medizinischen Experten.

Zu den einzelnen Rollen existieren ausformulierte Beschreibungen, die auch im deutschen NKLM als Basis für das Absolventenprofil dienen. Die Analyse der Rollenbeschreibungen deutet darauf hin, dass der substanziellen Veränderung des ärztlichen sowie auch aller weiteren Gesundheitsberufe nicht ausreichend Rechnung getragen wird.

Der *Medical Expert* wird durch dieses exponentiell wachsende Wissen in der Medizin, die sich stets ändernden Leitlinien und die Verfügbarkeit fachlich hochwertiger Nachschlagequellen – ggf. von Algorithmen nutzerorientiert aufbereitet – einen anderen Fokus erlangen: Ein Shift von der reinen Ressource Wissen zu einer Kompetenz der schnellen und qualitativen Wissensrecherche, sowie der korrekten Übertragung auf das Individuum. Diese Veränderung der Rolle des Wissens vom „wissen" zum „wissen, wo" wird auch von der Neuropsychologie mit Veränderungen unserer Kognition zusammengebracht, in der das Internet als eine Art externer Speicher unseres Gedächtnisses fungiert (Firth et al. 2019). Der *Communicator* wird durch Telemedizin über andere Medien kommunizieren sowie Patientinnen und Patienten, in dem unübersichtlichen Dickicht, an mobile Gesundheitsassistenten füh-

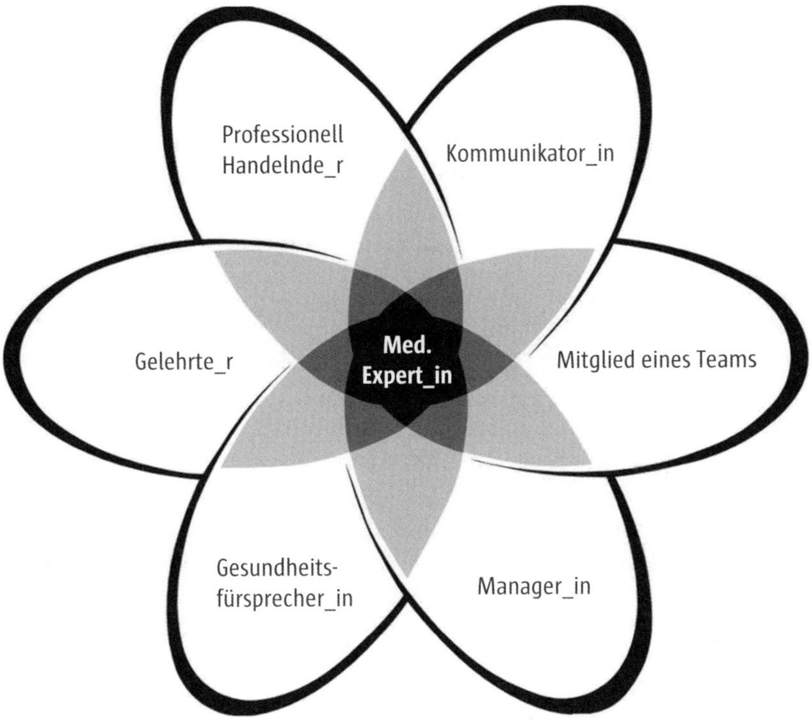

Abb. 2 CanMEDS Rollen (The Royal College of Physicians and Surgeons of Canada ©2015), übersetzt und reproduziert mit Genehmigung

ren müssen. Der *Health Advocate* wird in einem Gesundheitswesen, welches, beschleunigt durch den digitalen Wandel, einen größeren Fokus auf Prävention legen kann, eine andere Bedeutung erlangen, und bspw. den Umgang mit medizinischen Apps integrieren müssen. Die fachdisziplin- und berufsgruppenübergreifende Zusammenarbeit und somit die Rolle des *Collaborators* wird sich durch die gemeinsame Nutzung digitaler Assistenztools und die zunehmende Spezialisierung wandeln. Für die Rolle des *Scholars*, das lebenslange Lernen und Weiterbilden, wird Digital Literacy wegweisend. Diese Aspekte bedingen nicht nur Veränderungen der bisherigen Rollen, sondern erfordern auch jeweils neue:

Data Manager: Höhere Datenquantität bedeutet keineswegs höhere Datenqualität. Ärztinnen und Ärzte werden lernen, sich in der Menge der Daten sowie der darauf basierenden Empfehlungen auf das aktuell Wesentliche fokussieren, dies evidenzbasiert einordnen und die daraus gewonnene Erkenntnis auf die Bedürfnisse des Individuums übertragen.

Visionary: Alle bisherigen Rollenbilder, selbst im Falle einer Aktualisierung, begreifen sich als Querschnittserfassung der Anforderungen des Berufs an einem bestimmten Zeitpunkt. Die Bundesvertretung der Medizinstudierende ergänzt daher die longitudinale Achse des Visionärs, welcher die notwendige offene und kreative Haltung, die ermöglicht, dass Ärztinnen und Ärzte selbst vorausschauend u.a. die Chancen des digitalen Wandels erkennen und proaktiv mitgestalten, beschreibt. Mit dieser sowohl reflektierenden als auch gestaltenden Rolle sollen sowohl im Kleinen auf Station oder in der Praxis etablierte, aber ineffiziente Strukturen erkannt, Lösungen entwickelt und Reformen angestoßen werden, und im Großen Rollenbilder sowie politische und wirtschaftliche Prozesse im Sinne des Patientenwohls mitgestaltet werden.

5.4.2 Lehre der Digital Health Curricula am Beispiel des Medizinstudiums

Medizinstudierende in Deutschland und auf europäischer Ebene geben an, dass sie auf die Entwicklungen der Digitalisierung des Gesundheitswesens nicht ausreichend vorbereitet werden (Jacobs 2019; Mosch et al. 2019). Auch in der Pflegeausbildung oder im Studium der Pflegewissenschaften finden diese Themen unzureichend Anklang (Hübner et al. 2017). Die Vermittlung von *Digitalen Kompetenzen* oder *digitaler Gesundheitskompetenz* für Gesundheitsfachberufe wird vermehrt in Lehrprojekten aufgegriffen. Die flächendeckende Integration der *Digitalen Kompetenzen* in alle klinischen Disziplinen erscheint jedoch noch defizitär. Es ist festzuhalten, dass es noch keine einheitliche Definition *Digitaler Kompetenzen* in der Medizin, die sich in den Curricula wiederfindet, gibt. Eine Forschungsgruppe aus Australien hat einen Überblick über die verschiedenen Felder aus dem Bereich eHealth-Curricula verschiedener Berufsgruppen aus den Gesundheitswesen zusammengetragen. Der daraus erarbeitete Rahmen umfasst vier Teilbereiche, welche zukünftig als Basis für eHealth-Curricula dienen (Brunner et al. 2018):

1. Digitale Technologien, Systeme und Regularien
2. Klinische Anwendung und Übung
3. Datenanalyse und Wissensgenerierung sowie
4. Implementierung von Systemen und Technologien

Die aktuellen Konzepte der Vermittlung von *Digitalen Kompetenzen* basieren in Deutschland vor allem auf dem Lernzielkatalog der Deutschen Gesellschaft für Medizinische Informatik, Biometrie und Epidemiologie e.V. (GMDS). Diese hat relevante Lernziele vor allem für die Bereiche Medizininformatik und Pflegeinformatik definiert. Für das Medizinstudium werden in der aktuellsten Version von 2013 die folgenden sieben Kernbereiche aufgeführt (Röhrig et al. 2013):

- Medizinische Dokumentation und Informationsverarbeitung,
- Medizinische Klassifikationssysteme und Terminologien
- Informationssysteme im Gesundheitswesen
- Gesundheitstelematik und Telemedizin

- Datenschutz und Datensicherheit
- Zugriff auf Medizinisches Wissen
- Medizinische Signal- und Bildverarbeitung
- weitere Themen

Kuhn, der als einer der Ersten ein Wahlfach zum Thema „Medizin im digitalen Zeitalter" an der Universität in Mainz angeboten hat, betont, dass neben Fachwissen und Anwendung ebenso bedeutsam ist, eine Haltung im Umgang und der Auswirkungen von digitaler Medizin zu entwickeln (Kuhn et al. 2018). Ein möglicher Ansatz hierfür ist, die oben erwähnte Rolle des Data Manager weiter zu differenzieren und auf dieser Basis den Lernziel-Horizont zu gestalten.

Beispiel: Schwerpunktcurriculum Digital Health am Universitätsklinikum Hamburg-Eppendorf

Hier wird in der Wahlpflichtlehre im Rahmen des Modellstudiengangs eine Vertiefung zu digitaler Medizin angeboten. Dieser sogenannte Second-Track „Digital Health" streckt sich über mehrere Semester und endet mit einer eigenen Projektarbeit für die Studierende. Neben Kooperationen aus der Wirtschaft sind auch gesellschaftliche und ethische Fragestellungen integriert und Spannungsfelder wie zum Datenschutz werden kritisch diskutiert.

Bei den aktuellen Lehrveranstaltungen im Medizinstudium muss zwischen Pflichtcurriculum und Wahlpflicht unterschieden werden. Im Rahmen des Querschnittsfachs „Epidemiologie, Medizinische Informatik und Biometrie" sollten die Grundlagen der *Digitalen Kompetenzen* wie Medizinische Informationssysteme, Datenmanagement, Datenanalyse, Künstliche Intelligenz etc. an jeder medizinischen Universität bereits gelehrt werden. Jedoch werden nur an wenigen Standorten wie zum Beispiel Münster, Hannover oder Heidelberg diese Themen wirklich adressiert. Daher hat sich vor einiger Zeit das *Konsortium HighMed* gegründet, welches acht Universitätsklinika und weitere Partner aus Wissenschaft und Industrie vereint. Das Ziel ist „innovative Informationsinfrastrukturen zu entwickeln und so einen schnelleren Transfer von Ergebnissen aus der Forschung in die klinische Praxis zu ermöglichen" (Eils 2018). Wahlpflichtfächer zum Thema *Digitale Kompetenzen* existieren erfreulicherweise an immer mehr Universitäten, aufgrund der begrenzten Teilnehmerzahl sind diese aber oft nur wenigen Studierenden zugänglich und divergieren im Umfang stark. Andere innovative Wahlfächer wie in Berlin sind nur auf wenige Wochen ausgelegt.

Beispiel: Digitale interprofessionelle Kommunikation an der Martin-Luther-Universität Halle-Wittenberg

Im Rahmen der interprofessionellen Lehre existiert ein kleines Modul zur digitalen Kommunikation. Die Studierenden lernen gemeinsam eine Online-Visite über ein Telepräsenzmodul durchzuführen und reflektieren im Anschluss die erlebte digitale Kommunikation.

Im Rahmen der Weiterbildung ist die Landschaft der Fortbildungen noch ähnlich heterogen. Es gibt zwar ein Curriculum der Bundesärztekammer zu Digitalen Kompetenzen, jedoch scheint nicht jede Landesärztekammer diese Thematik anzubieten. Vorreiter ist hier die Ärztekammer Berlin, welche bereits seit fünf Jahren eine Fortbildung zu dem Thema anbietet. Die Themen dieser Fortbildung sind: Digitale Arzt-Patienten-Kommunikation, Mobile Health und Smart Devices, Telemedizin und Telematik, Gesundheitsdaten, Künstliche Intelligenz und klinische Entscheidungsunterstützung. In Sachsen haben Medizinstudierende ein Wahlpflichtfach zum Thema *Digitale Kompetenzen* ins Leben gerufen und die Landesärztekammer hat sich diesem angeschlossen, sodass nun Studierende und Ärztinnen und Ärzte gemeinsam die digitale Medizin kennenlernen.

5.4.3 Herausforderungen der digitalen Bildung in der Medizin

Damit das Thema *Digitale Kompetenzen* Einzug in Aus-, Fort- und Weiterbildung hält, müssen mehrere Herausforderungen überwunden werden:

- institutionelle Trägheit der Hochschulen
- Lehrstühle und Lehrendenqualifikation
- Integration in den klinischen Alltag und Nachhaltigkeit der Themen
- finanzielle Hürden

Neben der Problematik der bereits beschriebenen Heterogenität der Definition von *Digitalen Kompetenzen*, wird oft die Frage, der Agilität der Hochschulen aufgeworfen. Durch den Verwaltungsapparat wird die Dynamik eingeschränkt und den Hochschulen eine institutionelle Trägheit zugeschrieben (Hochschulforum Digitalisierung 2018).

Die Qualifikation der Lehrenden stellt professionsübergreifend eine weitere Herausforderung dar. Nur an wenigen Hochschulen gibt es eine Professur oder gar einen Lehrstuhl für Digitale Lehrmethodik oder Digitale Medizin. Vorreiter sind die neu gegründete Medizinische Fakultät in Bielefeld sowie die Universität Duisburg-Essen, welche Professuren ausgeschrieben haben. Ebenfalls sind die Angebote sich als Lehrkraft für den Bereich zu qualifizieren gering, sodass die Robert Bosch Stiftung gemeinsam mit der Careum Stiftung aus der Schweiz ein Multiplikatorenprogramm ins Leben gerufen hat.

An der Universität in Witten wurde ein anderer Weg gewählt die Lehrenden zu qualifizieren. Hier wurden Tutoren auf studentischer Seite ausgebildet, sodass Lehrende und Studierende das Thema digitale Medizin im Tandem unterrichten.

Neben der Frage der Lehrqualifikation, stellt sich auch die Integration in den klinischen Alltag sowie die Nachhaltigkeit als Herausforderung dar. Vor allem spielt die Finanzierung der Lehre von digitalen Kompetenzen eine große Rolle. Je nachdem welche neuen Tools, Apps oder Anwendungen mit in die Lehre einfließen, muss bedacht werden, dass auf die Ausbildungsorte Anschaffungs- sowie Folgekosten zukommen. Das ist vor dem Hintergrund zu bedenken, dass das deutsche Hochschulsystem unterfinanziert ist (EFI – Expertenkommission Forschung und Innovation 2019).

5.4.4 Bundesweite Entwicklungen

Für einen stärkeren Einbezug der Digitalisierung in die Lehre der angehenden Ärztinnen und Ärzte ruhen Hoffnungen auf der sich aktuell im Gesetzgebungsprozess befindlichen Novelle der Ärztlichen Approbationsordnung, die den Rahmen für die Ausbildung aller Medizinstudierenden in Deutschland verbindlich vorgibt. Hier ist **Digitalisierung als Lehrinhalt** explizit genannt und hat als eines der großen Ziele der ärztlichen Ausbildung Niederschlag gefunden (Bundesministerium für Gesundheit 2019). So steht dort, dass „Funktionsweise und Umgang mit digitalen Technologien" für Diagnostik, Therapie, Gesundheitsförderung, Prävention und Rehabilitation von entscheidender Bedeutung sind und deshalb von Ärztinnen und Ärzten in Zukunft beherrscht werden müssen. Auch die Themen „Datenschutz" und „Datennutzung" werden angesprochen. Was gelehrt wird, muss folgerichtig auch geprüft werden, weshalb die Reform des Medizinstudiums die Digitalisierung auch als *Prüfungsinhalt* umfasst. Dies könnte langfristig flächendeckende E-Assessments oder digitale Staatsexamina zur Folge haben. Auch die aktuell laufende Überarbeitung des Nationalen Kompetenzbasierten Lernzielkatalogs Medizin (NKLM) wird schließlich digitale Kompetenzen interdisziplinär einbinden und nach seiner Fertigstellung bereits als Basis für Curriculumsreformen dienen.

Die jüngst in der Öffentlichkeit ausführlich diskutierten Gesetze wie das Digitale-Versorgung-Gesetz (DVG), welches digitale Gesundheitsanwendungen bzw. „Apps auf Rezept" ermöglicht, zeigen, dass auf der Seite der Versorgung bereits akut Veränderungen umgesetzt werden. Eine Implementierung der Digitalisierung als Lehrinhalt wird deshalb von der Versorgungsrealität noch zügiger vorangetrieben.

5.4.5 Internationaler Ausblick

Auch im europäischen und internationalen Raum scheint die Integration digitaler Lehrkonzepte erschwert beziehungsweise der Informationsfluss ist begrenzt. Die medizinischen Fakultäten aus Australien geben an, dass sie digitale Medizin gern verstärkt implementieren wollen, jedoch andere wichtige Themen anstehen (Edirippulige et al. 2018). Nur einzelne, dafür spannende Lehrkonzepte werden bekannt. Beispielsweise wurde in Georgien ein Prototyp-Trainingsmodul, VR-basiert entwickelt, das den Ausbruch der Ebola-Virus-Krankheit in einem Land simuliert (Shakarishvili 2019).

Die aktuelle Studienlage ermöglicht leider kaum Vergleiche zum Stand der Digitalisierung der Hochschulen, was sich einerseits durch eine diverse Datenbasis und andererseits durch die Heterogenität der thematischen oder methodischen Befragungsinstrumente ergab (Gilch et al. 2019). Es lässt sich lediglich festhalten, dass deutsche Hochschulen im europäischen Vergleich wesentlich seltener eine Digitalisierungsstrategie aufweisen (Sursock und European University Association (EUA) (Belgium) 2015). Damit das Thema Digitale Bildung in der Medizin präsenter wird sowie Kompetenzen über die Ländergrenzen gebündelt werden, entstehen vermehrt Netzwerke. Die Careum Stiftung hat zu dem Thema „Digitale Transformation der Bildung der Gesundheitsberufe“ 2019 ein Forum ins Leben gerufen, welches Lehrende und Ideengeber der Thematik vernetzt und politische Vorschläge erarbeitet. So empfehlen Sie

> *„Im Kontext der Bildung soll ein offenes Netzwerk, im Sinne einer ‚Community of Practice‘, für den DACH-Raum eingesetzt werden, um dezentrale Initiativen und einen Austausch zu fördern“ (Kuhn 2019).*

Initiiert durch die Europäische Kommission und die European University Hospital Alliance vernetzten sich seit 2019 Vertreterinnen und Vertreter der Hochschulen, aus Politik und Forschung sowie der Studierenden verschiedener medizinischer Fakultäten aus 25 europäischen Ländern beim *„Deans' Meeting: Training Future-proof Doctors for the Digital Society“* in Rotterdam. Es wurden gemeinsame Prinzipien für die Implementierung digitaler Kompetenzen in die medizinische Ausbildung verabschiedet (European Commission 2019). Im Fokus stehen die Förderung digitaler Gesundheitskompetenz in der ärztlichen Aus- und Weiterbildung, Digitalisierungsstrategien von Universitäten und Kliniken sowie die Erhöhung des europaweiten Austauschs. Als Folgeprojekt wurde auf europäischer Ebene das thematische Netzwerk *Digital skills for future-proof doctors (Digital Doc)* der European Health Policy Platform implementiert, in welchem eine Vielzahl der Universitäten sowie die Vertretungen der europäischen Ärztinnen und Ärzte sowie Medizinstudierenden an einem Konzeptpapier mit Handlungsempfehlungen für die Implementierung digitaler Kompetenzen in die medizinische Ausbildung arbeiten (European Commission 2020).

Literatur

Adorno TW (1971) Theorie der Halbbildung. In: Rolf Tiedemann (Hrsg.) Gesammelte Schriften. Band 8: Soziologische Schriften 1

Ammenwerth E, Kreyer C (2018) Digitale Lernwelten in der Pflege. In: Karl-Heinz Sahmel (Hrsg.) Hochschuldidaktik der Pflege und Gesundheitsfachberufe. 155–69. Berlin, Heidelberg: Springer. URL: https://doi.org/10.1007/978-3-662-54875-2_14

Ärzteblatt (2019) Medizinstudium: Digitalisierung als Teil der Lehre. Deutsches Ärzteblatt. 31. Mai 2019. URL: https://www.aerzteblatt.de/nachrichten/103542/Medizinstudium-Digitalisierung-als-Teil-der-Lehre (abgerufen am 18.05.2020)

Bächle T, Wernick A (2019) The Future of eHealth – Social, Ethical and Legal Challenges. Berlin: Alexander von Humboldt Institute for Internet and Society. URL: https://www.hiig.de/wp-content/uploads/2019/07/Ehealth2040_web-1.pdf (abgerufen am 18.05.2020)

Boeker M, Klar R (2006) E-Learning in der ärztlichen Aus- und Weiterbildung. Mai 2006. URL: https://link.springer.com/article/10.1007%2Fs00103-006-1259-y (abgerufen am 18.05.2020)

Brunner M, McGregor D, Keep M, Janssen A, Spallek H, Quinn D, Jones A et al. (2018) An EHealth Capabilities Framework for Graduates and Health Professionals: Mixed-Methods Study. Journal of Medical Internet Research 20 (5): e10229. URL: https://doi.org/10.2196/10229

Buhtz C, Paulicke D, Schwarz K, Wedler K, Stoevesandt D, Jahn P (2018) Technische Assistenzsysteme in der Pflegeausbildung – Eine Online-Erhebung, 1. URL: https://www.researchgate.net/profile/Christian_Buhtz/publication/328886577_Technische_Assistenzsysteme_in_der_Pflegeausbildung_-_Eine_Online-Erhebung/links/5be98668299bf1124fcd1e7d/Technische-Assistenzsysteme-in-der-Pflegeausbildung-Eine-Online-Erhebung.pdf (abgerufen am 26.05.2020)

Bundesvertretung der Medizinstudierenden in Deutschland (2018) Positionspapier: Erweiterung des NKLM um die Achse des Visionärs/der Visionärin. URL: https://www.bvmd.de/fileadmin/redaktion/Grundsatzentscheidung_2018-11_Erweiterung_NKLM_-_Vision%C3%A4r.pdf (abgerufen am 17.06.2020)

Bundesministerium für Gesundheit (2019) Arbeitsentwurf der Approbationsordnung für Ärztinnen und Ärzte, interne Unterlage. URL: https://www.bundesaerztekammer.de/fileadmin/user_upload/downloads/pdf-Ordner/Stellungnahmen/AEApprO_Arbeitsentwurf_SN-BAEK_Synopse_final_24012020.pdf (abgerufen am 18.05.2020)

Drummond D, Hadchouel A, Tesnière A (2017) Serious games for health: three steps forwards. Advances in Simulation 2 (1): 3. URL: https://doi.org/10/ggkk57

Edirippulige S, Brooks P, Carati C, Wad VA, Smith AC, Wickramasinghe S, Armfield NR (2018) It's Important, but Not Important Enough: EHealth as a Curriculum Priority in Medical Education in Australia. Journal of Telemedicine and Telecare 24 (10): 697–702. https://doi.org/10.1177/1357633X18793282

EFI – Expertenkommission Forschung und, und Innovation (2019) Gutachten zu Forschung, Innovation und technologischer Leistungsfähigkeit Deutschlands 2019,. Berlin EFI. URL: https://www.e-fi.de/fileadmin/Gutachten_2019/EFI_Gutachten_2019.pdf (abgerufen am 18.05.2020)

Eils R (2018) HiGHmed – a brochure for health professionals. HiGHmed Coordination Office. URL: https://www.highmed.org/user/pages/05.further-readings/HiGHmed_Brochure_Up_the_Stairs.pdf (abgerufen am 18.05.2020)

European Commission (2019) Digital is transforming medical doctors' daily work: deans and student doctors agree on common principles to adapt medical doctors' training. URL: https://ec.europa.eu/digital-single-market/en/news/digital-transforming-medical-doctors-daily-work-deans-and-student-doctors-agree-common (abgerufen am 18.05.2020)

European Commission, DG Health and Food Safety (SANTE) (2020) „(5) E U _ H E A L T H auf Twitter". Twitter (blog). 14. Februar 2020. URL: https://twitter.com/eu_health/status/1228280375065141248 (abgerufen am 18.05.2020)

European Health Parliament (2017) Digital Skills For Health Professionals. URL: https://www.healthparliament.eu/wp-content/uploads/2017/09/Digital-skills-for-health-professionals.pdf (abgerufen 18.05.2020)

Firth, Joseph, John Torous, Brendon Stubbs, Josh A. Firth, Genevieve Z. Steiner, Lee Smith, Mario Alvarez-Jimenez, et al. 2019. The „online brain“: how the Internet may be changing our cognition. World Psychiatry 18 (2): 119–29. https://doi.org/10.1002/wps.20617

Frank JR, Snell L, Sherbino J (2015) Can Meds 2015 Physician Competency Framework. Royal College of Physicians and Surgeons of Canada. Ottawa. URL: http://canmeds.royalcollege.ca/uploads/en/framework/CanMEDS%202015%20Framework_EN_Reduced.pdf (abgerufen am 18.05.2020)

Gilch H, Beise AS, Krempkow R, Müller M, Stratmann F, Wannemacher K (2019) Digitalisierung der Hochschulen: Ergebnisse einer Schwerpunktstudie für die Expertenkommission Forschung und Innovation. Research Report 14-2019. Studien zum deutschen Innovationssystem. URL: https://www.econstor.eu/handle/10419/194284 (abgerufen am 18.05.2020)

Gilster P (1997) Digital literacy. Wiley Computer Pub.

Grabowski S, Pape A (2016) Digitales Lehren und Lernen – Neue Impulse für die Praxis. Hochschulrektorenkonferenz. URL: https://www.hrk-nexus.de/fileadmin/redaktion/hrk-nexus/07-Downloads/07-02-Publikationen/Digitales-Lehren-und-Lernen.pdf (abgerufen am 18.05.2020)

Haux R (2016) Technische Systeme im Pflege- und Versorgungsmix für ältere Menschen. In: Block J, Hagen C, Berner F (Hrsg.) Expertise zum Siebten Altenbericht der Bundesregierung., 19. Berlin: Deutsches Zentrum für Altersfragen

Von der Heyde M, Auth G, Hartmann A, Erfurth C (2017) Hochschulentwicklung im Kontext der Digitalisierung – Bestandsaufnahme, Perspektiven, Thesen. URL: https://doi.org/10.18420/IN2017_175

Hochschulforum Digitalisierung (2018) Eine zentrale Rolle in der Hochschule spielen ihre Studierenden – Dossier Studierende. Hochschulforum Digitalisierung – Hochschulbildung im digitalen Zeitalter. 24. Mai 2018. URL: https://hochschulforumdigitalisierung.de/de/dossiers/studierende (abgerufen am 18.05.2020)

Hübner U, Egbert N, Hackl W, Lysser M, Schulte G, Thye J, Ammenwerth E (2017) Welche Kernkompetenzen in Pflegeinformatik benötigen Angehörige von Pflegeberufen in den D-A-CH-Ländern? Eine Empfehlung der GMDS, der ÖGPI und der IGPI. GMS Medizinische Informatik, Biometrie und Epidemiologie 13 (1): Doc 02. URL: https://doi.org/10.3205/mibe000169.

Jacobs R (2019) Berufsmonitoring Medizinstudierende 2018 – Ergebnisse Einer Bundesweiten Befragung. Kassenärztliche Bundesvereinigung. URL: https://www.kbv.de/media/sp/Berufsmonitoring_Medizinstudierende_2018.pdf (abgerufen am 17.06.2020)

Koltay T (2011) The Media and the Literacies: Media Literacy, Information Literacy, Digital Literacy. Media, Culture & Society 33 (2): 211–21. URL: https://doi.org/10.1177/0163443710393382.

Kuhn S (2019) Wie revolutioniert die digitale Transformation die Bildung der Berufe im Gesundheitswesen? – Careum Working Paper. Careum Verlag. URL: https://www.careum.ch/documents/20181//75972//Careum+Working+Paper+8+%28deutsch%29.pdf (abgerufen am 18.05.2020)

Kuhn S, Kadioglu D, Deutsch K, Michl S (2018) Data Literacy in der Medizin. Der Onkologe 24 (5): 368–77. URL: https://doi.org/10.1007/s00761-018-0344-9

Kultusministerkonferenz (2017) „Strategie Bildung in Der Digitalen Welt.“ Kultusministerkonferenz. URL: https://www.kmk.org/themen/bildung-in-der-digitalen-welt/strategie-bildung-in-der-digitalen-welt.html (abgerufen am 17.06.2020)

Latchem C (2018) Open Education Resources and Massive Open Online Courses. In: Latchem C (Hrsg.) Open and Distance Non-Formal Education in Developing Countries. 37–45. SpringerBriefs in Education. Singapore: Springer. https://doi.org/10.1007/978-981-10-6741-9_5

Lutze M, Glock G, Stubbe J, Paulicke D (2019) Digitalisierung und Pflegebedürftigkeit – Nutzen und Potenziale von Assistenztechnologien. CW Haarfeld GmbH, Hürth. URL: https://www.gkv-spitzenverband.de/media/dokumente/presse/publikationen/schriftenreihe/GKV-Schriftenreihe_Pflege_Band_15.pdf (abgerufen am 18.05.2020)

Martin AJ (2017) Adaptability—what it is and what it is not: Comment on Chandra and Leong (2016). American Psychologist 72 (7): 696–98. URL: https://doi.org/10.1037/amp0000163

Mosch L, Machleid F, von Maltzahn F, Kaczmarczyk R (2019) Digital Health in the Medical Curriculum: Addressing the Needs of the Future Health Workforce. URL: https://emsa-europe.eu/wp-content/uploads/2019/09/Digital-Health-in-the-Medical-Curriculum_-Addressing-the-Needs-of-the-Future-Health-Workforce.pdf?fbclid=IwAR26hELezf06cSuH63YCTypMsFMhTuKjzKTuXsszysKvF_GRTnr5bjT3-Xs (abgerufen am 17.06.2020)

Norman CD, Skinner HA (2006) EHealth Literacy: Essential Skills for Consumer Health in a Networked World. Journal of Medical Internet Research 8 (2): e9. URL: https://doi.org/10.2196/jmir.8.2.e9

Paige SR, Stellefson M, Krieger JL, Anderson-Lewis C, Cheong JW, Stopka C (2018) Proposing a Transactional Model of EHealth Literacy: Concept Analysis. Journal of Medical Internet Research 20 (10): e10175. URL: https://doi.org/10.2196/10175

Persike M, Friedrich JD (2016) Lernen mit digitalen Medien aus Studierendenperspektive.pdf. Geschäftsstelle Hochschulforum Digitalisierung, März. URL: http://www.che-ranking.de/downloads/HFD_AP_Nr_17_Lernen_mit_digitalen_Medien_aus_Studierendenperspektive.pdf (abgerufen am 18.05.2020)

Pulakos ED, Arad S, Donovan MA, Plamondon KE (2000) Adaptability in the workplace: Development of a taxonomy of adaptive performance. Journal of Applied Psychology 85 (4): 612–24. URL: https://doi.org/10.1037/0021-9010.85.4.612

Rajalingam P, Rotgans JI, Zary N, Ferenczi MA, Gagnon P, Low-Beer N (2018) Implementation of team-based learning on a large scale: Three factors to keep in mind. Medical Teacher 40 (6): 582–88. URL: https://doi.org/10.1080/0142159X.2018.1451630

Röhrig R, Stausberg J, Dugas M (2013) Development of National Com-Petency-Based Learning Objectives „Medical Informatics“ for Undergraduate Medical Education. Methods of Information in Medicine 52 (03): 184–88. URL: https://doi.org/10.3414/ME13-04-0001

Rösler U, Schmidt K, Merda M (2018) Digitalisierung in der Pflege – Wie intelligente Technologien die Arbeit professionell Pflegender verändern. Geschäftsstelle der Initiative Neue Qualität der Arbeit. Bundesanstalt für Arbeitsschutz und Arbeitsmedizin

Ross J, Stevenson F, Lau R, Murray E (2016) Factors That Influence the Implementation of E-Health: A Systematic Review of Systematic Reviews (an Update). Implementation Science 11 (1). URL: https://doi.org/10.1186/s13012-016-0510-7

Shakarishvili G (2019) Virtual Reality Technology for Experiential Learning in Global Health Training Curricula: A Prototype for Testing. The Lancet Global Health 7 (März): S27. URL: https://doi.org/10.1016/S2214-109X(19)30112-3

Shiozawa, Thomas, Benjamin Butz, Stephan Herlan, Andreas Kramer, und Bernhard Hirt. 2017. „Interactive Anatomical and Surgical Live Stream Lectures Improve Students' Academic Performance in Applied Clinical Anatomy“. Anatomical Sciences Education 10 (1): 46–52. https://doi.org/10.1002/ase.1623

Sursock A, European University Association (EUA) (Belgium) (2015) Trends 2015: Learning and Teaching in European Universities. European University Association. URL: https://eua.eu/downloads/publications/trends%202015%20learning%20and%20teaching%20in%20european%20universities.pdf (abgerufen am 17.06.2020)

Swanson E, McCulley LV, Osman DJ, Scammacca Lewis N, Solis M (2019) The Effect of Team-Based Learning on Content Knowledge: A Meta-Analysis. Active Learning in Higher Education 20 (1): 39–50. URL: https://doi.org/10.1177/1469787417731201

The Royal College of Physicians and Surgeons of Canada (2015) CanMEDS: Better standards, better physicians, better care. URL: http://www.royalcollege.ca/rcsite/canmeds/canmeds-framework-e (abgerufen am 20.05.2020)

Topol E (2019) Preparing the healthcare workforce to deliver the digital future. URL: https://topol.hee.nhs.uk/wp-content/uploads/HEE-Topol-Review-2019.pdf (abgerufen am 18.05.2020)

Wannemacher, K (2016) Organisation Digitaler Lehre in den Deutschen Hochschulen. Arbeitspapier Nr. 21. Hochschulforum Digitalisierung. URL: https://hochschulforumdigitalisierung.de/sites/default/files/dateien/HFD_AP_Nr21_Organisation_digitaler_Lehre_web.pdf (abgerufen 18.05.2020)

World Health Organization (2016) Global Diffusion of EHealth: Making Universal Health Coverage Achievable. Geneva, Switzerland: World Health Organization. URL: https://www.who.int/goe/publications/global_diffusion/en/ (abgerufen am 18.05.2020)

World Health Organization (2019) WHO guideline: recommendations on digital interventions for health system strengthening. URL: https://www.who.int/reproductivehealth/publications/digital-interventions-health-system-strengthening/en/ (abgerufen am 18.05.2020)

6 Präzisionsmedizin

Hartmut Juhl und Eike von Leitner

Die Digitalisierung in der Medizin und insbesondere im Bereich der sogenannten Präzisionsmedizin verspricht die Behandlungsmöglichkeit von Patienten erheblich zu verbessern. Dabei versteht man unter Präzisionsmedizin eine auf den individuellen Patienten optimal zugeschnittene Therapie im Hinblick auf die zu erwartende Wirksamkeit und der mit dem Nutzen im Einklang stehenden Toxizität und Lebensqualität. Dies ist zunächst nichts Besonderes, da Mediziner schon immer versuchen, eine Therapie den individuellen Besonderheiten eines Patienten anzupassen. Dass die Präzisionsmedizin heute so einen hohen Stellenwert bekommt, liegt an der exponentiell wachsenden Möglichkeit individuelle, krankheitsrelevante Faktoren zu erkennen und in die Diagnostik einzubeziehen. Es ist also weniger eine prinzipielle Veränderung in der Herangehensweise der Medizin, als die Folge der rasanten Zunahme unseres medizinischen Wissens und der sich daraus ergebenden diagnostischen und therapeutischen Möglichkeiten. Dies schließt insbesondere auch die Entwicklung in der Computertechnologie und der damit verbundenen Möglichkeit der Analytik komplexer Datensätze ein.

In der Onkologie nimmt die Präzisionsmedizin den höchsten Stellenwert ein, da sie zu einer grundlegenden Veränderung in der gegenwärtig besonders unbefriedigenden medizinischen Versorgung führen kann. Die heutigen Möglichkeiten, die onkologische Therapie an individuelle Faktoren erfolgreich anzupassen, sind miserabel: Bei mehr als dreiviertel der Patienten ist eine medikamentöse, onkologische Behandlung erfolglos und zugleich mit starken Nebenwirkungen verbunden (Ashdown et al. 2015). Da es sich um die in der westlichen Welt am häufigsten zum Tode führende Erkrankung handelt, ist der Handlungsbedarf hier am größten und bezieht sich sowohl auf die Wirkstoffentwicklung, als auch deren gezielte Anwendung durch eine Verbesserung der Diagnostik.

Aufgrund der Dringlichkeit und der damit auch am schnellsten sich entwickelnden Anwendung und Nutzung der Chancen, fokussiert sich dieser Beitrag auf die Onkologie. Die Herangehensweise und Methodiken können aber prinzipiell in der gesamten Medizin Anwendung finden.

6.1 Krebs – eine hochkomplexe, individuelle Erkrankung

Bezüglich der Genese und Varianz im Krankheitsverlauf stellt „Krebs" die wohl komplexeste Erkrankung dar. Zugleich bieten die jüngsten Entwicklungen in der Computertechnologie und Datenanalytik eine besondere Chance, dieser Erkrankung Herr zu werden.

In den vergangenen 40 Jahren konnten die zellbiologischen Grundlagen einer Krebserkrankung weitgehend entschlüsselt werden (TCGA Research Network 2020). Wir wissen, dass somatische Mutationen den Ausgangspunkt bilden, um Zellen in Krebszellen zu verwandeln, und wir kennen inzwischen zahlreiche Proteine, Signalwege etc., die für das Krebszelltypische destruktive Wachstum und die letztlich tödliche Metastasierung verantwortlich sind (Vogelstein et al. 2013). Auch zahlreiche Mechanismen wurden identifiziert, wie der Körper sich entarteter Zellen entledigt und so eine Krebserkrankung frühzeitig verhindert. Und es ist auch gelungen, gegen krebszellspezifische Veränderungen Medikamente zu entwickeln, die sich dann auch in der Anwendung bei Patienten als wirksam gezeigt haben. Herceptin gegen den HER-2-Rezeptor bei Brustkrebs war der konzeptionelle Proof-of-Concept, dass wissenschaftliche Erkenntnisse zu einer erfolgreichen Präzisionsmedizin führen können. In den letzten 15 Jahren folgte bei der Entwicklung der Präzisionsmedizin die Identifikation verschiedener somatischer Mutationen (K-RAS, ALK etc.), die zu einem veränderten, therapeutisch nutzbaren Krebszellverhalten führen. Ausgehend vom Mutationsstatus konnten Signalwege gefunden werden, deren Blockade zu einem therapeutischen Nutzen für einen Teil der Patienten geführt hat (Chin et al. 2011).

Ein weiterer entscheidender Schritt ist mit der Entwicklung von Immun-Checkpoint-Inhibitoren erreicht worden. In dieser Form der Therapie wird gezielt die Kommunikation zwischen Tumorzellen und Zellen des körpereigenen Immunsystems verändert, sodass das Immunsystem in die Lage versetzt wird, die Tumorzellen zu erkennen und zu bekämpfen. Zunächst wurden die entsprechenden Zulassungen insbesondere für PD-1/PDL1 Inhibitoren für bestimmte Tumorarten erteilt. Da aber im Verlauf gezeigt werden konnte, dass der Wirkmechanismus nicht auf diese einzelnen Entitäten beschränkt ist, sondern als generelles Prinzip der körpereigenen Tumorkontrolle verstanden werden kann, werden mittlerweile erstmals Wirkstoffe wie Pembrolizumab von verschiedenen internationalen Zulassungsbehörden (EMA, FDA) unabhängig von der Lokalisation des Tumors für die Behandlung zugelassen.

Während diese Entwicklung sehr hoffnungsvoll stimmt, ist sie doch immer noch Ausdruck einer analogen Medizin, die auf der Bestimmung eines oder zumindest nur weniger diagnostischer Marker erfolgt und nicht den Versuch unternimmt, die individuelle biologische Komplexität durch die kombinierte Auswertung zahlreicher Datenpunkte abzulichten. Doch genau dies wird notwendig sein, um die Präzisionsmedizin in der Onkologie zu wirklichem Patientennutzen weiterzuentwickeln.

Über viele Jahre bestand die Hoffnung, über den Mutationsstatus das Krebsgeschehen ausreichend zu verstehen, ging man doch davon aus, dass allein somatische Mutationen die Krankheitsursache darstellen. Der Aufbau großer Gendatenbanken hat aber stattdessen gezeigt, dass es nicht möglich ist, die Biologie von Krebs für eine medizinische Anwendung allein über die Genanalytik ausreichend zu verstehen. Außerdem spielt eine Vielzahl anderer Faktoren bei der Krebsentstehung eine Rolle, die auch für den Krankheitsverlauf von Bedeutung sind, wie z.B. zelleigene Reparaturmechanismen oder das Immunsystem.

Wie stark der Phänotyp vom Genotyp variieren kann, zeigt das Beispiel der Raupe und des Schmetterlings, die über die identischen Gene verfügen.

In Analogie zu diesem Beispiel variiert auch der Phänotyp bei gleichem DNA-Mutationsbild in Tumoren erheblich. Es wird deutlich, dass bei Krebserkrankungen (und damit für deren Behandlung) neben der Genanalytik auch zahlreiche andere biologische Datenpunkte berücksichtigt werden müssen, wie z.B. epigenetische Faktoren, Proteinexpressionen und Zell-Zell-interaktionen, um die individuelle Erkrankung umfassend zu verstehen und damit Wirkstoffe (die aufgrund dieser Daten zunächst entwickelt werden) gezielt einzusetzen.

Diese unglaubliche Komplexität, die sich durch die heterogene und sich in ständiger Veränderung befindende Zell-Komposition von Tumoren weiter stark erhöht, stellt die Herausforderung für die Präzisionsmedizin dar. Mit den heutigen hochsensitiven und relativ kostengünstigen Messverfahren in Kombination mit den Möglichkeiten, die unser Zeitalter der Digitalisierung und Datenauswertung mit sich bringt, stehen die Erfolgsaussichten gut, diese Herausforderungen zu meistern.

6.2 Digitalisierung von Krebs – die Datenqualität ist maßgeblich

Zum Verständnis der Komplexität von Krebserkrankungen bedarf es zwei Arten von Datensätzen:

1. Die zellbiologischen Daten der individuellen Krebserkrankung, mit deren Hilfe die Biologie der Tumorerkrankung entschlüsselt wird, um einerseits neue spezifisch angreifende Wirkstoffe zu entwickeln und

andererseits diese gezielt nur Patienten zu applizieren, bei denen die zellbiologischen Voraussetzungen für eine Wirksamkeit gegeben sind.

2. Die klinischen Daten des Patienten (Alter, Geschlecht, frühere Erkrankungen, Begleiterkrankungen, Familienerkrankungen, Wirksamkeit/Toxizität von Therapien etc.), die helfen, die zellbiologischen Daten im individuellen Kontext zu verstehen, was insbesondere für die Wirkstoffentwicklung von großer Bedeutung ist, aber auch bei deren späteren Anwendung wichtige Hinweise auf die Wirksamkeit oder Toxizität liefern kann.

Die Qualität dieser Daten ist entscheidend für eine erfolgreiche Präzisionsmedizin, sowohl für die Wirkstoffentwicklung, als auch bei der späteren Anwendung. Im ersten Fall können fehlerhafte Daten zu kostspieligen Fehlentwicklungen von Medikamenten führen und für die richtige Anwendung ist die Reproduzierbarkeit der Datenanalytik entscheidend (Compton 2007).

Die zellbiologischen Daten umfassend und klinisch korrekt erheben zu können, stellt die wohl größte Herausforderung in der Weiterentwicklung der Präzisionsmedizin dar, da sie eine Veränderung etablierter Routineabläufe im Klinikalltag nötig macht. Seit 150 Jahren basiert die onkologische Behandlung auf Formalin-fixiertem Gewebe, das in Paraffin eingebettet wird (FFPE Gewebe) und dann histologisch durch bildgebende Analytik vom Pathologen beurteilt wird. Dieser Gewebetyp war auch noch für die ersten Schritte der Präzisionsmedizin scheinbar ausreichend, da er sowohl den (immunhistochemischen) Nachweis bestimmter therapeutischer Angriffspunkte (z.B. HER-2 Rezeptor Färbung für Herceptingabe) als auch eine Bestimmung von somatischen, krebsrelevanten Mutationen erlaubt. Komplexe Analysen lassen sich aber an diesem Gewebe nicht mehr technisch durchführen (z.B. Proteomics und Phosphoproteomics Analysen), sondern erfordern zwingend tiefgefrorenes Gewebe, worauf unser Gesundheitssystem, mit Ausnahme von universitären Einrichtungen, nicht eingestellt ist (s. Kap. 6.3).

Für die Überführung der Präzisionsmedizin in das digitale Zeitalter ist – neben dem Format eines gefrorenen Gewebes – die Prozessierung unmittelbar nach Entnahme aus dem Körper von großer Bedeutung. Bis heute basiert die biologische Beurteilung eines Gewebes überwiegend auf der histomorphologischen Diagnostik durch den Pathologen. Morphologische Veränderungen treten im Anschluss an die Gewebeentnahme nur sehr langsam ein, sodass die Prozessierung bisher von untergeordneter Bedeutung war, solange das Gewebe ggf. nach Stunden in Formalin fixiert wurde. Für die Erfassung zellbiologischer Veränderungen, wie der Vermessung von Proteinen und Signalwegen und der molekularen Interaktion im Zellverbund, ist dieses 150 Jahre alte Vorgehen nicht mehr ausreichend. Sobald der Tumor vom Chirurgen aus dem Körper entfernt wird, unterliegt die zellbiologische Zusammensetzung durch den Entzug des Blut-(Sauerstoff-)flusses und der Temperaturverände-

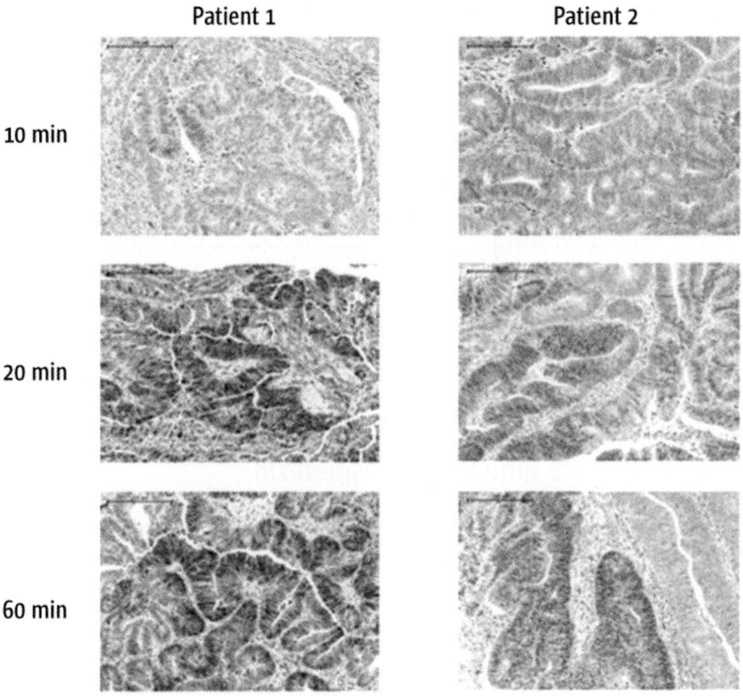

Abb. 1 Phosphorylierung von Erk 1/2: Unterschiedliche Phosphorylierung von Schlüsselproteinen der intrazellulären Signaltransduktion nach unterschiedlichen Zeiten kalter Post-operativer Ischämiezeit

rungen erheblichen Veränderungen. Innerhalb von 30 Minuten Ischämiezeit liegen ca. 20% der RNA, zahlreiche Proteine und der größte Teil der Signalmoleküle in einer stark veränderten Quantität vor (s. Abb. 1).

Stressregulatorische Signalwege werden an- bzw. abgeschaltet, aber auch bereits heute diagnostisch verwendete Proteine (z.B. EGFR und HER-2) unterliegen quantitativen Veränderungen. Krebsrelevante Signalwege lassen sich so nicht mehr ausreichend vermessen (David et al. 2014).

Bedenkt man, dass ein Mensch ohne Sauerstoff nach 8–10 Minuten irreversibel hirntot ist, somit also erhebliche zellbiologische Veränderungen stattgefunden haben müssen, sollten diese Effekte nicht überraschen. Und wenn man berücksichtigt, wie langsam Formalin in Gewebe diffundiert (1–2 mm/h), wird die Dramatik der Ischämie insbesondere bei der herkömmlichen Gewebeaufbereitung mittels Formalinfixierung deutlich. Um die Präzisionsmedizin auf solide Daten zu stellen, ist es also zwingend notwendig, dass Tumorgewebe nach der chirurgischen Entnahme umgehend innerhalb weniger Minuten schockgefroren wird. Die standardisierte Aufarbeitung von Gewebe unter Berücksichtigung dieser Kriterien ist die Grundvoraussetzung für eine erfolgreiche Präzisionsmedizin, die das heutige technische Potenzial zur vollen Entwicklung bringen kann. Zusammenfassend kann festgehalten werden, dass eine Präzisionsmedizin, die die Vielfalt an molekularen Daten verwendet, um die zellbiologische Komplexität vermessen und diagnostisch zu nutzen, zwingend eine standardisierte Gewebeentnahme und -prozessierung zur Grundlage haben muss. Andernfalls werden durch die Gewebeprozessierung veränderten Datenpunkte (z.B. Signalwegaktivitäten und Proteininteraktionen) keine zuverlässigen Rückschlüsse für Patienten erlauben. In den bisherigen diagnostischen Prozessen (und Vergütungen) sind diese elementaren Kriterien bisher nicht abgebildet, da sie unvermindert auf eine histo-morphologische Diagnostik durch den Pathologen ausgerichtet sind. Für den Erfolg der digitalen Präzisionsmedizin kommt der Anpassung der Vergütungsregelungen deswegen entscheidende Bedeutung zu.

6.3 Datengewinnung für eine Präzisionsmedizin

6.3.1 Zellbiologische Daten

Unter der Maßgabe, dass Gewebe nach wissenschaftlichen Kriterien gewonnen wird, lassen sich eine Vielzahl an Analysen mit relativ wenig Tumorgewebe (idealerweise im Vergleich zu gleichzeitig gewonnenem Normalgewebe) durchführen. Tatsächlich können sich zwei Krebsgewebe mit demselben histologischen Ursprung in Wachstum, Ausbreitung und auch im Ansprechen auf eine Behandlung stark unterscheiden. Diese Unterschiede ergeben sich aus dem einzigartigen molekularen Profil der Tumore. In der Analytik sollten daher möglichst umfassend alle individuellen Faktoren betrachtet werden, welche Entstehung und Progress verursachen oder zumindest begünstigen können. Dies umfasst vor allem Veränderungen an der DNA, der Genexpressionsmuster und Enzymaktivitäten.

Im Folgenden sind die heute verfügbaren Analysemethoden, eingeteilt anhand der untersuchten Zielstrukturen, kurz dargestellt.

DNA

Durch die Fähigkeit, DNA-Sequenzen entschlüsseln zu können, werden Tumore heute nicht mehr nur aufgrund von Lokalisation und Histologie charakterisiert, sondern auch auf Basis der detektierten Änderungen der DNA. Seit der Einführung der NGS-Technologie (Oberbegriff für DNA-Hochdurchsatz-Sequenziertechnologien) wurden im letzten Jahrzehnt enorme Fortschritte erzielt. Sie ermöglicht eine systematische Analyse der Tumorgenetik. Dabei stehen je nach Ziel und Umfang der geplanten Analyse mehrere Optionen zur Verfügung.

Die „Whole Genome" Sequenzierung ist die Analyse der Gesamt-DNA, bei der alle Klassen möglicher Veränderungen, einschließlich struktureller Rearrangements, Kopienzahlveränderungen, Punktmutationen (Substitutionen, Insertionen und Deletionen) und Fusionsgenen detektiert werden.

Wenn der Fokus nicht auf die Neuentdeckung krebsassoziierter Veränderungen gerichtet ist, sondern nur bereits beschriebene Mutationen mit bekanntem Einfluss auf das Tumorwachstum betrachtet werden sollen, wird meist eine gezielte Sequenzierung der Hotspots von Schlüsselgenen gewählt, bei der entweder ein Teil oder alle Protein-kodierenden Bereiche bekannter Onkogene abgedeckt sind (Genpanel-Sequenzierung).

RNA

Durch die eben beschriebene DNA-Sequenzierung wird Kenntnis darüber erlangt, ob ein bestimmtes Gen mutiert ist oder nicht. Um allerdings feststellen zu können, welche Auswirkung eine gefundene Veränderung auf das komplexe Zusammenspiel in einer Krebszelle hat, wird zusätzlich die Information benötigt, ob und zu welchem Ausmaß das Gen abgelesen und in RNA transkribiert wird. Die Analyse der RNA-Expression innerhalb eines Gewebes ist immer eine Momentaufnahme und spiegelt das aktuelle Geschehen im Krankheitsverlauf optimal wider.

Für die Analyse der RNA kann neben anderen Optionen (qPCR, Mikroarray) ebenfalls die oben beschriebene NGS Technologie zum Einsatz kommen.

Untersucht werden kann das gesamte Transkriptom, wobei neben der proteinkodierenden mRNAs auch nicht kodierende RNAs (miRNA, small RNAs, linc RNAs) detektiert werden. Diese Analyse aller globalen Muster der Genexpression ermöglicht insbesondere auch die Erforschung noch nicht bekannter Funktionen der untersuchten Moleküle. Die derzeitigen Anwendungen der RNA-Sequenzierung liegen allerdings meist im Bereich der spezifischen Analyse bestimmter mRNA-Signaturen oder im Nachweis von Genfusionen.

Proteomics

Der Begriff der Proteomics bezieht sich auf die Identifizierung einer Vielzahl an Proteinen und deren Wechselwirkungen in einem zellulären System. Je nach gewählter Methode können so Erkenntnisse über Proteinzusammensetzung, intrazelluläre Lokalisierung, sowie Protein-Protein-Interaktionen gewonnen werden. In der derzeitigen Diagnostik ist die am häufigsten verwendete Methode der Proteinanalytik die IHC (Immunhistochemie), bei der in situ am Gewebeschnitt einzelne Marker eingefärbt und vom Pathologen ausgewertet werden. Hierbei können Menge und Lokalisation des Zielproteins bestimmt werden, globalere Aussagen insbesondere über die Gesamtheit der exprimierten Proteine sind jedoch nicht möglich.

Hierfür wurden in den letzten Jahrzehnten Protein Microarrays und Massenspektrometrie (MS) basierte Methoden entwickelt und angewendet. Insbesondere die Weiterentwicklungen in der MS der letzten Jahre ermöglichen eine genaue Erfassung und Quantifizierung der exprimierten Proteine.

Phosphoproteomics

Bei dieser Analyse handelt es sich um einen Teilbereich der Proteomik. Während es bei dem Gesamtbereich der Proteomik um die Identifizierung und Quantifizierung der Proteine geht, kann über die spezifische Phosphoproteomics die Aktivität/Inaktivität einzelner Enzyme und auch ganzer Signalkaskaden untersucht werden.

Phosphorylierungen sind dynamische Proteinmodifikationen und dienen in den Zellen der Signalübertragung. Sie sind nicht sehr stabil und verändern sich in der Gewebeprobe, sobald sie entnommen wurde, innerhalb von kürzester Zeit, wenn das Gewebe nicht umgehend schockgefroren wird.

Zwar steht die Nutzung der Phosphoproteinanalytik in der Onkologie noch am Anfang und das Verständnis der Interaktion von komplexen Signalwegen in Tumorgeweben von Patienten befindet sich noch in der Erforschung, es zeichnet sich aber bei klinischen Studien, in denen Signalweginhibitoren klinisch geprüft werden, ein prädiktiver, klinischer Nutzen ab.

Andere

Zahlreiche weitere zellbiologische Parameter versprechen ebenfalls einen Nutzen für die Präzisionsmedizin.

Erwähnt sei nur noch die Identifizierung und Analyse von Metaboliten (Zwischenprodukte bei Stoffwechselreaktionen; Metabolomics). Sie bietet u.a. Einblicke in die Reaktion eines Individuums auf ein Medikament. Durch die erhobenen Daten können dann Biomarker für Krankheitszustände identifiziert werden, die das Potenzial haben, bei der Diagnose und frühen Therapie zu unterstützen. Ein wichtiger Vorteil der Metabolomik besteht darin, dass Metaboliten im Gegensatz zu den meisten Proteinen in leicht zugänglichen Körperflüssigkeiten wie Blut und Urin enthalten sind. Erste Untersuchungen wurden mithilfe der Kernmagnetresonanzspektroskopie (NMR) durchgeführt, aber im letzten Jahrzehnt hat sich überwiegend die MS durchgesetzt, die eine höhere Auflösung und Empfindlichkeit für kleine Konzentrationen bietet (Krzyszczyk et al. 2018).

6.3.2 Phenotypische Tumordaten

Neben der Vermessung der Tumorzellbiologie kommt der Erfassung von Daten Bedeutung zu, bei denen die Präzisionsmedizin versucht eine Therapieauswahl auf dem Erscheinungsbild des Tumors (Phenomics) aufzubauen. Zwei Ansätze, digitale Pathologie und Radiologie, stehen im Mittelpunkt der klinischen Forschung:

Digitale Pathologie

Die heutigen Therapiemöglichkeiten erfordern neben den bereits genannten Verfahren zur molekularen Analytik eines Tumors auch ein detailliertes Verständnis der Tumorbeschaffenheit und seiner direkten Umgebung im Gewebe, der Identifizierung und Quantifizierung der verschiedenen Klassen von Immunzellen und ihres räumlichen Kontexts (Ung et al. 2017). Die computergestützte Bildanalyse hat das Potenzial, komplexe morphologische Informationen in der Diagnostik besser zugänglich zu machen und damit die Prognose und prädiktive Stratifizierung zu verbessern.

Bildanalysewerkzeuge können komplexe Biomarker Analysen mit hoher Präzision und ausgezeichneter Reproduzierbarkeit durchführen und daher durch die Integration morphologischer Informationen einen wertvollen Beitrag zur Vervollständigung des Gesamtbildes einer Erkrankung leisten (Koelzer et al. 2019).

Radiologische Bildgebung

So wie die histologische Beschaffenheit und das morphologische Erscheinungsbild eines Gewebes Ausdruck der komplexen Zellbiologie ist, so stellt auch die radiologische Bildgebung eine Option dar, das morphologische Bild anhand der Pixelbilder im Zusammenhang mit der Darstellung betroffener Organe für einen präzisionsmedizinischen Therapieansatz zu verstehen. Die sogenannten „Radiomics“-Analysen versuchen dabei nicht nur die radiologische Diagnostik zu objektivieren und automatisieren, sondern, u.a. auch durch Applikation bestimmter Kontrastmittel, aus dem radiologischen Datensatz die Zellbiologie im Hinblick auf therapeutische Ansätze zu verstehen.

6.3.3 Klinische Daten

Obgleich die klinischen Daten (Alter, Geschlecht, Krankheitsgeschichte, Symptome, Begleiterkrankungen, Symptome, diagnostische Testergebnisse, Ansprechen auf Therapien und Unverträglichkeiten etc.) seit Jahrtausenden Ärzten dienen, um geeigneten Therapien auszuwählen, ist deren strukturierte Verfügbarkeit für die Präzisionsmedizin eine der größten Herausforderungen. Die primäre Datenerfassung unterliegt nur geringer Standardisierung und variiert von Klinik und Arzt sehr stark. In strukturierter Form werden diese Daten weiterhin selten erfasst, sodass sie der digitalen Auswertung zunächst nicht direkt zugänglich sind.

Dennoch sind sie für die Entwicklung der Präzisionsmedizin unerlässlich, um die Komplexität an biologischen Daten individuell und auf die Patientenbedürfnisse zugeschnitten zu verstehen. Gegenwärtig finden große Anstrengungen statt, die strukturierte Datenerfassung in den klinischen Alltag zu integrieren, wobei die Einführung einer elektronischen Krankenakte nur einen kleinen ersten Schritt darstellt. Das automatisierte Herauslesen von Informationen für eine digitale Auswertung ist Gegenstand verschiedener industrieller und akademischer Anstrengungen.

6.4 Präzisionsmedizin durch Analytik komplexer Datensätze

Die heutigen technologischen Möglichkeiten zellbiologische, phänotypische und klinische Daten in einer bis vor kurzem noch für unmöglich gehaltenen Form zu erfassen, bieten eine große Chance, die Komplexität von Krebserkrankungen sowohl wissenschaftlich für die Therapieentwicklung, als auch für die individuelle, onkologische Anwendung bei Patienten zu verstehen.

Die Entwicklung von Datenbanken, in denen all diese Informationen zusammengetragen werden, ist dabei der erste Schritt, wobei es entscheidend sein wird, höchste Qualitätskriterien sowohl für die Datengewinnung (z.B. Entnahme der Gewebeprobe im OP-Saal), die Proben-Prozessierung und die Auswahl der Vermessungsmethoden zu erreichen. Nur wenn diese Standardisierung sichergestellt ist, kann der zweite Schritt, die Datenanalytik, erfolgreich angewendet werden. Die Präzisionsmedizin kann nur so gut sein wie die zugrundeliegenden Daten. Dies gilt sowohl für die Datennutzung in der Wirkstoffentwicklung, als insbesondere für die individuelle Diagnostik, bei der eine Reproduzierbarkeit der Datenanalytik von besonderer Bedeutung ist.

Für unser heutiges Vermögen, große Datenmengen zu vermessen, sind insbesondere die Entwicklung von Verfahren zur Datenspeicherung und von Auswertungsprogrammen in sich gegenseitig befruchtender Weise verantwortlich. Die Entwicklung von Cloud-Lösungen zur Datenspeicherung war ein notwendiger Schritt, um die oben beschriebenen Datensätze überhaupt abrufbar generieren zu können. Statistik- und Bioinformatische Programme erlauben Korrelationen zwischen Datenpunkten zu erstellen. Mit dem „Machine Learning“ und der Entwicklung „Künstlicher Intelligenz“-Algorithmen sind weitere Verfahren hinzugekommen, die es uns erlauben, auch in komplexen Datensätzen mit überwiegend biologisch und klinisch unbekannten Datenpunkten Zusammenhänge zu erkennen und neue Hypothesen zu generieren. Zugleich können multiple Variablen in einen geordneten Zusammenhang gestellt werden und damit zukünftig als diagnostischer Datensatz genutzt werden. Mit dem Zuwachs an großen Datensätzen geht die Entwicklung verfeinerter Analyse-Algorithmen in atemberaubender Geschwindigkeit einher. Hieraus leitet sich die berechtigte Hoffnung ab, dass es gelingen wird, zunehmend schneller Wirkstoffe zu entwickeln, deren individuell zugeschnittener Einsatz zu einer zunehmenden Verbesserung in der Behandlung von Krebs führt. Wenn es gelingt, die dabei gewonnen klinischen Erkenntnisse wiederum zur weiteren Entwicklung zu nutzen, ist der Weg vorgezeichnet, auf dem Krebs regelhaft heilbar ist (Lakiotaki et al. 2019).

6.5 Schlusswort

Die Transformation der Medizin in eine Evidenzbasierte Präzisionsmedizin ist mithilfe der Digitalisierung nicht nur Vision, sondern wird zur angewandten Realität. Dies wird in der Onkologie zzt. am deutlichsten sichtbar. Konzeptionell hat sie Eingang in die klinische Routine gefunden, indem schon heute krebsrelevante Mutationen, die zu therapierbaren zellbiologischen Veränderungen führen, über Sequenziertechniken erfasst und zur Medikamentenauswahl genutzt werden. Der prädiktive Wert der Mutationsanalyse ist jedoch von nur eingeschränktem Wert. Mit der Einführung immuntherapeutischer Verfahren wurde es auch klinisch evident, dass die Erfassung der Komplexität der Tumorzellbiologie in das Zentrum der diagnostischen Bemühungen treten muss. Zahlreiche Forschungsprojekte und klinische Studien werden gegenwärtig insbesondere in den USA aber auch in Europa und Deutschland mit diesem Ziel durchgeführt. Kritische Stimmen werfen dabei aber auch der Präzisionsmedizin vor, dass sie zur einer unbezahlbaren Kostensteigerung führen wird. Eine Anwendung teurer, zielgerichteter Wirkstoffe wie sie zzt. immer noch zu beobachten ist, wird sicherlich das Gesundheitssystem finanziell überfordern, weswegen von der digitalen Präzisionsmedizin nicht nur medizinischer Nutzen sondern auch ein Reduktion der Kostensteigerung zu erwarten ist. Am Ende steht die Politik vor der Aufgabe die Frage zu beantworten, wie viel die Gesellschaft bereit ist in die Gesundheit zu investieren.

Der Transfer grundlagenwissenschaftlicher Erkenntnisse in eine erfolgreiche Präzisionsmedizin steht noch am Anfang, aber das sehr große Potenzial ist bereits sichtbar. Die konsequente Anwendung von Qualitätskriterien ist dabei entscheidend für den Erfolg, denn ohne eine reproduzierbare Datenbasis kann die Komplexität dieser Erkrankung nicht verstanden und damit die Präzisionsmedizin erfolgreich eingesetzt werden. Sie ist aber der einzige Weg, um die Vielzahl an neuen Wirkstoffen zunächst zu entwickeln und dann, bei zugleich bezahlbaren Kosten, in die Anwendung zu bringen.

Literatur

Ashdown ML, Robinson AP et al. (2015) Chemotherapy for Late-Stage Cancer Patients: Meta-Analysis of Complete Response Rates. doi: 10.12688/f1000research.6760.1

Chin L., Andersen J, Futreal P (2011) Cancer genomics: from discovery science to personalized medicine. Nat Med 17, 297–303

Compton C (2007) Getting to personalized cancer medicine. Cancer, 110, 1641–1643

David KA, Unger FT, Uhlig P, Juhl H, Moore HM, Compton C, Nashan B, Dörner A, de Weerth A. Zornig C (2014) Surgical procedures and postsurgical tissue processing significantly affect expression of genes and EGFR-pathway proteins in colorectal cancer tissue. Oncotarget. 5, 11017–11028.

Koelzer VH, Sirinukunwattana K, Rittscher J, Mertz KD (2019) Precision immunoprofiling by image analysis and artificial intelligence. Virchows Archiv 474, 511–522

Krzyszczyk P, Acevedo A, Davidoff EJ, Timmins LM, Marrero-Berrios I, Patel M, White C, Lowe C, Sherba JJ, Hartmanshenn C, O'Neill KM, Balter ML, Fritz ZR, Androulakis IP, Schloss RS, Yarmush ML (2018) The growing role of precision and personalized medicine for cancer treatment. Technology, 6(3–4), 79–100

Lakiotaki K, Georgakopoulos G, Castanas E, Røe OD, Borboudakis G, Tsamardinos I (2019) A data driven approach reveals disease similarity on a molecular level. Systems Biology and Applications 5, 39

TCGA Research Network (2020) The Cancer Genome Atlas Program URL: https://www.cancer.gov/tcga (abgerufen am 24.07.2020)

Ung C, Kockx M, Waumans Y (2017) Digital pathology in immuno-oncology – a roadmap for clinical development, Expert Review of Precision Medicine and Drug Development 2:1, 9–19

Vogelstein B, Papadopoulos N, Velculescu VE, Zhou S, Diaz JR, Kinzler KW (2013) Cancer Genome Landscapes. Science Mar 2013, 1546–1558

7 Data Science für Digitale Medizin

Jana Fehr, Stefan Konigorski und Christoph Lippert

Medizin mit allen ihren Facetten – Verständnis von biologischen Prozessen bei Krankheiten und deren Verlauf, Prävention und Monitoring von Gesundheit und Krankheit und Entwicklung sowie Evaluation von Behandlungen und Medikamenten – basiert fast ausschließlich auf empirischen Forschungsergebnissen. Wie werden diese Forschungsergebnisse gewonnen? Welche Rolle spielt dabei die Datenanalyse bzw. Datenwissenschaft, neudeutsch Data Science? Und wie ist Data Science besonders verwoben mit neuen Entwicklungen in der Digitalen Medizin, die zu einem noch größeren und direkteren Teil auf große Datensätze – Big Data – zurückgreift?

Im vorliegenden Buchkapitel gehen wir diesen Fragen nach. Hierbei wird in einem ersten Teil ein Überblick über den empirischen Forschungsprozess, verschiedene Studiendesigns sowie verschiedene Auswertungsansätze gegeben. In diesem Kontext werden Data Science und die Verbindung zu Methoden der Statistik sowie des Maschinellen Lernens und der Künstlichen Intelligenz beschrieben. In den folgenden Kapiteln werden dann Anwendungsgebiete von Data Science aus verschiedenen Blickwinkeln beleuchtet – in der Pathogenese, der Früherkennung sowie der Medizinischen Versorgung. In der Beschreibung wird auf verschiedene methodische und inhaltliche Strömungen hingewiesen und konkrete Anwendungsbeispiele werden skizziert.

7.1 Ansätze und Methoden in Data Science

7.1.1 Empirischer Forschungsprozess

Der empirische Forschungsprozess startet im Allgemeinen mit einer konkreten Forschungsfrage[1]. Ist ein höherer Body-Mass-Index (BMI) mit einem erhöhten Risiko für kardiovaskuläre Erkrankungen assoziiert? Reduziert die Einnahme eines bestimmten Medikaments die Nebenwirkungen der Chemotherapie von Darmkrebs? Im nächsten Schritt muss spezifiziert werden, wie eine Fragestellung in konkret messbare Variablen übersetzt werden kann. Beispielsweise wird der BMI über die Größe und das Gewicht bestimmt, die wiederum über eine Waage und einen Maßstab (oder über ein digitales Tool) erfasst werden. Dieser Schritt kann auch als ein Teil der Studienplanung angesehen werden, welche idealerweise vor der Durchführung der Datenerhebung abgeschlossen und in einem Studienprotokoll festgehalten werden sollte. Die Studienplanung umfasst eine detaillierte Planung darüber, wie und wann die Variablen gemessen, wie die Studienteilnehmer und Studienteilnehmerinnen ausgewählt und eingeladen und wie die Daten nach der Datenerhebung aufgearbeitet und analysiert werden.

Im Rahmen der Datenerhebung ist eine weitere wichtige Frage, wie und wo die Daten digitalisiert sicher gespeichert werden, unter Berücksichtigung der Datenschutzrichtlinien. In einem ersten Schritt der Datenanalyse müssen die Daten auf ihre Plausibilität überprüft werden, um eventuelle Messfehler oder Fehler bei der Datenübertragung/-speicherung aufzudecken (beispielsweise könnte der BMI-Wert einer Person in der Höhe von 20 fälschlicherweise als 200 eingegeben worden sein). Dieser Schritt kann gegebenenfalls auch schon in der statistischen Auswertungssoftware durchgeführt werden. Hier stehen viele verschiedene Programme zur Verfügung, zum Beispiel R, Python, SAS, SPSS, Matlab, und viele weitere. Nach der initialen Datenüberprüfung müssen die Daten aufgearbeitet und transformiert werden – zum Beispiel zur Berechnung von BMI aus Größe und Gewicht, oder Aufarbeitung von Sensordaten aus Akzelerometern zur Messung der Intensität von körperlicher Aktivität.

Nach diesen Schritten beginnt die Datenanalyse. Hier können klassischerweise deskriptive und inferenzielle Analysen unterschieden werden. In der deskriptiven Statistik steht die Beschreibung der Stichprobe im Vordergrund. In der Inferenzstatistik, welche das Schätzen von Parametern sowie das Testen von Hypothesen umfasst, ist das Ziel, Rückschlüsse von den in der Stichprobe gemessenen Daten auf die Population zu ziehen. Hier ist also die Frage, in welchem statistischen Rahmen sich die Erkenntnisse aus der Stichprobe

1 Die hypothesengetriebene Forschung lässt sich von der exploratorischen Datenanalyse unterscheiden, welche rein datengetrieben danach strebt, neue Forschungsfragen aus den Daten zu generieren.

hinsichtlich der primären sowie sekundären Forschungsfragen verallgemeinern lassen. Nachfolgend müssen die Ergebnisse interpretiert werden, hinsichtlich ihrer statistischen und klinischen Relevanz eingeordnet werden, und mögliche Limitationen der Studie diskutiert werden. Abbildung 1 gibt einen Überblick über den Forschungsprozess.

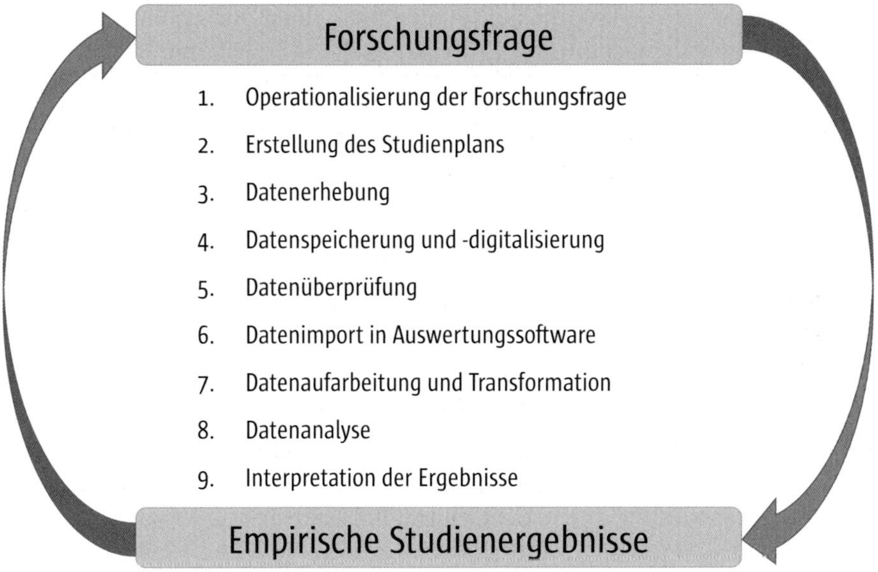

Abb. 1 Übersicht des empirischen Forschungsprozesses

7.1.2 Epidemiologische Studiendesigns

Ziel des empirischen Forschungsprozesses ist es, ausgehend von der beobachteten Stichprobe, Rückschlüsse auf allgemeine Krankheitsprozesse und Risikofaktoren von Krankheiten in der Bevölkerung zu ziehen. Hierfür ist eine wichtige Frage, wie die Studienteilnehmer ausgewählt, und zu welchen Zeitpunkten sie untersucht werden – was das sogenannte Studiendesign umfasst. Die Auswahl des optimalen Studiendesigns ist durch eine Vielzahl von Faktoren beeinflusst, inklusive der Forschungsfrage, des finanziellen Budgets und des zeitlichen Rahmens. Beeinflusst wird dadurch im nächsten Schritt, welche Analysemethoden angemessen sind und welche Verzerrungen in der Studie auftreten können, die in der Analyse und in der Interpretation der Ergebnisse zu berücksichtigen sind.

Vor der Auswahl der Stichprobe der Studie ist es wichtig, die zugrundeliegende Population festzulegen. Sollen Schlussfolgerungen über die Gesamtbevölkerung Berlins, Deutschlands, Europas oder der Welt gezogen werden? Über alle Altersgruppen hinweg, oder zum Beispiel nur auf Kinder oder nur auf Erwachsene jünger als 65 Jahre beschränkt? Gesunde Erwachsene, oder eingeschränkt auf bestimmte Krankheits- oder Risikogruppen? Schlussendlich muss die Population geografisch und temporal beschrieben werden.

Im nächsten Schritt steht die Frage, wie die Studienteilnehmer aus dieser festgelegten Population gezogen werden – zufällig, repräsentativ für die Bevölkerung oder ohne Kriterien – und wie sie untersucht werden. Bezüglich des Studiendesigns kann grob zwischen deskriptiven und analytischen Studien unterschieden werden. Deskriptive Studien untersuchen eine Bevölkerung mit dem Ziel, diese zu beschreiben, und beinhalten qualitative Studien, klinische Fallberichte, Surveillance-Studien, Querschnittsstudien und ökologische Studien. Durch das gewählte Ziel, nur eine Stichprobe zu beschreiben, sind Rückschlüsse auf zugrundeliegende Mechanismen im Allgemeinen schwer möglich. Für solche Rückschlüsse sind analytische Studiendesigns die Wahl, welche Zusammenhänge zwischen Einflussvariablen und Zielvariablen in einer oder mehreren Populationen untersuchen, beispielsweise den Einfluss der Variablen BMI auf die Zielvariable kardiovaskuläre Erkrankungen. Analytische Studien können weiter in experimentelle und Beobachtungsstudien unterteilt werden, je nachdem, ob die Einflussvariable (oder auch Intervention) a priori festgelegt und zugeordnet wurde (experimentell) oder nicht (Beobachtungsstudie). Der wichtigste Studientyp von experimentellen Studien sind randomisierte kontrollierte (klinische) Studien, in denen die Studienteilnehmer a priori zufällig zu Interventionen (Behandlung A vs. Behandlung B) zugeordnet werden. Im Folgenden wird der Krankheitsverlauf bzw. Gesundheitsparameter beobachtet, und es können Rückschlüsse auf die Wirkung der Interventionen gezogen werden. Ein Spezialfall von klinischen Studien sind N-of-1 Trials, die längsschnittlich in einer Person personalisierte Interventionen evaluieren. Die wichtigsten Studientypen von Beobachtungsstudien sind Kohortenstudien und Fall-Kontroll-Studien. In prospektiven Kohortenstudien wird eine Stichprobe von gesunden bzw. zufällig ausgewählten Studienteilnehmern gezogen, bei Studienbeginn (= Baseline) verschiedene Risikofaktoren von Interesse erhoben und dann über die Zeit beobachtet, wer an bestimmten Krankheiten erkrankt. Dies erlaubt es, analytisch den Effekt von Risikofaktoren auf das Auftreten (Inzidenz) von Krankheiten zu schätzen und zu testen und wird im Detail im nächsten Kapitel beschrieben. Analog können Effekte von Risikofaktoren in Fall-Kontroll-Studien untersucht werden, die prospektiv oder retrospektiv aufgebaut sein können. Sie sind dadurch charakterisiert, dass die Stichprobe basierend auf dem Outcome gezogen wird – d.h. zum Beispiel zu 50% Probanden und Probandinnen, die an Darmkrebs erkrankt sind (Fälle), und zu 50% Patienten und Patientinnen, die nicht an Darmkrebs erkrankt sind (Kontrollen). Durch Analyse der beiden Gruppen kann dann untersucht werden, wer den Risikofaktoren ausgesetzt war, und dadurch kann das Krankheitsrisiko abgeschätzt werden.

7.1.3 Statistik, Maschinelles Lernen und Künstliche Intelligenz

Für die Auswertung von Daten, die in Beobachtungs-, Kohorten- oder auch Fallkontrollstudien erhoben werden, können traditionell klassische statistische Methoden benutzt werden. Diese können je nach Modellannahmen in verschiedene Klassen eingeteilt werden (parametrisch oder nichtparametrisch) und umfassen Modelle, um Zusammenhänge zwischen einer oder mehreren Risikofaktoren mit einer oder mehreren Variablen zum Krankheitsverlauf zu untersuchen sowie Methoden, um Muster aus einer großen Anzahl von Risikofaktoren durch Cluster- oder Faktorenanalysen zu erkennen. Viele der statistischen Methoden können auch aus der Sichtweise von Maschinellem Lernen betrachtet werden, wo der Primärfokus häufig nicht auf Schätzen und Hypothesentests, sondern auf Vorhersage und Klassifikation liegt.

Maschinelles Lernen ist ein Oberbegriff für Ansätze, in denen Computer selber mithilfe von Daten lernen, ein Problem zu lösen, ohne explizit dafür programmiert worden zu sein. Grundlage hierfür sind Algorithmen, die eindeutige Schritt-für-Schritt-Arbeitsanweisungen enthalten, welche von einem Computer umgesetzt werden können. In diesen wird der Lernprozess spezifiziert, nicht jedoch die tatsächliche Problemlösung. Ansätze im Maschinellen Lernen lassen sich einteilen in

- überwachtes Lernen (Supervised Learning),
- unüberwachtes Lernen (Unsupervised Learning) und
- verstärkendes Lernen (Reinforcement Learning).

Darüber hinaus gibt es Mischformen zwischen diesen Ansätzen. In Deep Learning, dem zurzeit am stärksten vorangetriebenen Teilbereich des Maschinellen Lernens, basieren die Lernalgorithmen auf sogenannten kunstlichen neuronalen Netzen. Diese ermöglichen es, sehr komplexe Muster zu lernen und haben besonders bei der Analyse von Texten, Sprache, Bildern und Videos beeindruckende Fortschritte gemacht.

Die Bereiche von Data Science, Statistik, Maschinellem Lernen, Deep Learning und darüber hinaus Künstlicher Intelligenz und Big Data sind eng miteinander verwoben. Für die Anwendung in der digitalen Medizin beinhalten sie verschiedene Ansätze und Betrachtungsweisen, d.h. verschiedene Tools, um aufgrund von empirisch erhobenen Daten Erkenntnisse in der Pathogenese von Krankheiten für die Früherkennung von Krankheiten sowie für die Medizinische Versorgung zu gewinnen. Dies wird in den folgenden Kapiteln beschrieben.

7.2 Anwendung in der Pathogenese

Eine Wunschvorstellung in der Medizin ist beispielsweise, durch Probennahme eines Krebspatienten sofort zu wissen, welche Mutation den Krebs auslöst und mit welcher Therapie die Fortschreitung gestoppt werden kann. Um dieser Vorstellung gerecht zu werden, müssen Krankheitsentstehungen auf vielen verschiedenen Ebenen – Populationsebene, Individuumsebene bis hin zum Molekül – erforscht werden. In diesem Kapitel beschreiben wir methodische Ansätze, um aus unterschiedlichen Blickwinkeln der Leitfrage nachzugehen: *Können wir – und wie können wir – mithilfe von Data Science die Entstehung von Krankheiten besser verstehen?*

7.2.1 Prospektive longitudinale Kohortenstudien

Ein Ansatz, um die Entstehung von Krankheiten über die Zeit besser zu verstehen, ist es, Biomarker zu suchen, welche sich zwischen gesunden und kranken Menschen unterscheiden. Diese Biomarker können dabei auf genetischer, Transkriptions-, Protein- oder Metabolom- (Stoffwechsel) Ebene erfasst werden. Prospektive longitudinale Kohortenstudien fokussieren auf die Identifizierung von Risikofaktoren und Biomarkern, die die Entstehung einer Krankheit diagnostizieren und prognostizieren. Probanden werden im gesunden Zustand in die Studie aufgenommen (z.B. zum Zeitpunkt der Geburt oder im Alter von 18 Jahren), und deren Gesundheitszustand wird mittels zahlreicher Messungen und Befragungen über mehrere Jahre hinweg überwacht. Der Vorteil dieses Studiendesigns ist, dass der Entstehungszeitpunkt der Krankheit erfasst werden kann sowie auch die Trajektorie dorthin unter der Präsenz bestimmter Risikofaktoren und Biomarker. Um Aussagen über den kausalen Zusammenhang von Risikofaktoren innerhalb des komplexen Netzwerks der Krankheitsentstehung zu treffen, müssen prospektive longitudinale Kohortenstudien mit einer großen Anzahl von Teilnehmern und Teilnehmerinnen durchgeführt und zahlreiche Parameter zu Studienbeginn erhoben werden. In solch großen Kohortenstudien entstehen hohe Kosten aufgrund der umfangreichen Datenerhebung. Allerdings entstehen im Zuge des gegebenen technischen Fortschritts, im Kontext von Big Data, neue statistische Lernmethoden und höhere Rechnerkapazitäten, um aus den riesigen Datenmengen Krankheitsentstehungsmuster abzuleiten. Eine viel untersuchte Kohortenstudie ist die Framingham-Heart-Studie aus den USA, welche seit 1948 genaue und vielfältige Phänotyp- sowie Lebensstil-Daten von circa 15.000 Probanden in jährlichen Zeitabständen erhebt. Neben regelmäßigen Gesundheitschecks über Blutdruck, Cholesterin, Elektrokardiogramm, Befragungen zu Ernährung, Sport und Genussmittelkonsum werden auch kardiovaskuläre und nicht-kardiovaskuläre Endpunkte erfasst. Damit lassen sich prädiktive Modelle entwickeln, welche beispielsweise das Risiko von koronaren Herzkrankheiten über 10–30 Jahre in die Zukunft vorhersagen. Vor etwa zehn Jahren wurde die Studie durch ein tiefgehendes „omics"-Profiling erweitert, wobei die Genome der Probanden sequenziert (Genomics), Transkriptionsmuster (Transcriptomics) und Proteinbiosynthese (Proteomics) und Stoffwechselprozesse (Metabolomics) genau analysiert und mit der

Entstehung von Krankheiten in Verbindung gebracht werden. Somit erweitert die Framingham-Heart-Studie bestehende epidemiologische Methoden um neue technologische Entwicklungen, womit neue naturwissenschaftliche Erkenntnisse über Krankheitsentstehungen gewonnen werden können (Andersson et al. 2019). Die Framingham-Heart-Studie ist nur ein Beispiel, und besonders in den letzten Jahren wurden weltweit verschiedene große Kohortenstudien aufgebaut. In Deutschland gibt es ebenfalls eine nationale Langzeit-Kohorte: die NAKO Gesundheitsstudie. Durch langjährige Datenerhebung erforscht diese Studie die Entstehung von Volkskrankheiten in Deutschland, wie z.B. Diabetes, Herz-Kreislauferkrankungen und Krebs (German National Cohort 2014; Schipf et al. 2020; Fischer et al. 2020; Leitzmann et al. 2020; Kluttig et al. 2020; Karrasch et al. 2020).

Mit der Einführung von elektronischen Gesundheitsakten und tragbaren Sensoren, wie Smartwatches und Smartphones, sind die Möglichkeiten der Parametererfassung in Kohortenstudien enorm gewachsen. Auf Basis von elektronischen Gesundheitsakten können Modelle zur Krankheitsentstehung entwickelt und für präventive Maßnahmen zu Gunsten des Patienten und der Präzisionsmedizin genutzt werden. In den USA konnten, basierend auf Daten von elektronischen Gesundheitsakten, Modelle zur Entstehung und zur Abschätzung von Risiken von Diabetes, Schizophrenie und Krebsarten und anderen Krankheiten erstellt werden, welche derzeit weiterentwickelt werden (Miotto et al. 2016).

Anstatt nur zu bestimmten Studienzeitpunkten Daten zu erheben, wie beim Besuch im Studienzentrum oder beim Arzt, kann ein Patient mithilfe von Smartwatches und Smartphones selbst täglich von zu Hause Auskünfte über seinen Gesundheitsstatus abgeben. Diese Auskünfte können dabei helfen, frühe Anzeichen von Krankheiten festzustellen und Ausbreitungen von Krankheiten zu dokumentieren. So erzielte eine Studie in den USA beispielsweise Erfolge in der Modellierung der saisonalen Influenza-Ausbreitung durch die Ruhepuls-Messung mit Fitbit-Sensoren (Radin et al. 2020). Während des Ausbruchs von COVID-19 wurde in Berlin eine App für Bürger entwickelt, mit der ein Fragebogen zu Symptomen bereitgestellt wird und beantwortet werden kann, in dessen Ergebnis der Nutzer ein Feedback erhält und ggf. ein Test für das SARS-CoV-2-Virus empfohlen wird. Anschließend erhält der Nutzer Informationen zur Teststelle, an die er sich wenden kann (https://covapp.charite.de/). Auch die Erhebung von Daten aus sozialen Medien oder aus GPS-Signalen von Smartphones kann hilfreich sein, wenn die geografischen oder saisonalen Ausbreitungswege einer Infektionskrankheit untersucht werden sollen. Eine brasilianische Studie hat beispielsweise die Ausbreitung des Dengue-Fiebers anhand von Tweets geografisch auf der Ebene von Ländern und Städten kartiert (de Almeida Marques-Toledo et al. 2017). In ähnlicher Weise wurde mit Google-Suchanfragen die Ausbreitung des Zika-Virus in Lateinamerika modelliert (Morsy et al. 2018). Diese Modellierung von Infektionskrankheiten kann eine kostengünstige Alternative zu teuren epidemiologischen Datenerhebungen sein, um die Ausbreitung von Epidemien zu lokalisieren.

7.2.2 Biobanken

Das Speichern von Daten aus Kohortenstudien, angereichert durch Bioproben und weitere Daten, ermöglicht die Erstellung von nationalen „Biobanken". In vielen Ländern wie beispielsweise in Estland, in Finnland, im Vereinigten Königreich, in den USA und auch in Deutschland gibt es bereits solche Biobanken. Die UK Biobank (https://www.ukbiobank.ac.uk/) wird von staatlichen Gesundheitsinstitutionen gefördert und speichert vielfältige Daten von 500.000 Bürgern. Diese Daten umfassen biologische Proben (z.B. Speichel, Blut) und umfangreiche Messungen von z.B. Blutdruck, Blutzucker, Augenmessungen und vieles mehr. Die Datenbank wird kontinuierlich um neue Daten wie medizinische Bilddaten (MRT-Bilder, etc.), genetische Daten, Sensordaten, elektronische Gesundheitsakten etc. erweitert. Diese Daten können Forschungsprojekten unter Einreichung eines präzisen Forschungsvorhabens und Analyseplans zur Verfügung gestellt werden. In Deutschland wird im Rahmen der NAKO Gesundheitsstudie auch eine große Biobank aufgebaut, in der verschiedene Proben der 200.000 Studienteilnehmer gespeichert werden (Schipf et al. 2020). Durch die Schaffung solcher Biobanken können Krankheiten auf nationaler Ebene genauer untersucht werden, Krankheitsursachen analysiert sowie zielgerichtet personalisierte Präventions- und Therapieansätze entwickelt werden. Biobanken zählen dabei als Schlüsselansatz, um die Entwicklung von Biomarkern zur Früherkennung von Krankheiten voranzutreiben (Kinkorová 2016). Die European Association for Predictive, Preventive & Personalized Medicine (https://www.epmanet.eu/) fördert gezielt den Ausbau von nationalen Biobanken, um eine zukunftsfähige Weiterentwicklung des europäischen Gesundheitssystems zu fördern. Eine Herausforderung bleibt hierbei, mögliche Teilnehmer und Teilnehmerinnen über diese Studien zu informieren und über den Nutzen der Teilnahme aufzuklären, um anschließend langfristig eine Vielzahl an Probanden sichern zu können.

Basierend auf in Biobanken gespeicherten Bioproben können verschiedene molekulare Marker mit neuesten „omics"-Biotechnologien im Hochdurchsatz untersucht werden. Der am weitesten etablierte und vielen weiteren Analysen zugrunde liegende Ansatz sind Genomassoziationsstudien, in denen DNA-Variationen mit Gesundheits- und Krankheitsstatus assoziiert werden.

7.2.3 Genomweite Assoziationsstudien

Genomweite Assoziationsstudien (GWAS) werden auf Populationsebene mit tausenden gesunden und kranken Menschen durchgeführt und versuchen, den genetischen Ursprung einer Krankheitsentstehung zu entschlüsseln. Dabei wird untersucht, welche genetische Variation (Genotyp), zum Beispiel die Variation eines einzelnen Basenpaares der DNA, sogenannte Single-Nucleotid-Polymorphismen (SNPs), besonders häufig in Zusammenhang mit bestimmten Phänotypen innerhalb einer erkrankten Population auftreten, jedoch nicht in der Kontrollgruppe. Eine Erkenntnis von GWAS ist, dass 93% der pathogenen SNPs nicht in proteinkodierenden Genregionen vorkommen, sondern in nichtkodierenden Bereichen, die lange Zeit als unbedeutend galten (Maurano et al. 2012). Mit dieser Entdeckung wurde das Bild der Krankheitsentstehung durch einen neuen Blickwinkel ergänzt, der davon abrückt, ein einziges Krankheitsgen und -protein als Ursache zu definieren. Vielmehr geht die heutige Forschung davon aus, dass ein komplexes Zusammenspiel von SNPs in nichtkodierenden Regionen regulatorische Prozesse beeinflusst, welche eine veränderte Genexpression oder Proteinsynthese hervorrufen und beispielsweise zu unkontrolliertem Zellwachstum führen kann (Manolio et al. 2010).

Durch zahlreiche GWAS konnten genetische Prädispositionen mit verschiedenen Krankheitsbildern, wie z.B. neurodegenerative Krankheiten und Krebs, assoziiert werden (MacArthur et al. 2017). Genetische Varianten unterscheiden sich jedoch zwischen Menschen unterschiedlicher Abstammung. Daher müssen identifizierte Genotyp-Phänotyp Assoziationen in Populationen mit unterschiedlichen Abstammungen untersucht werden (Medina-Gomez et al. 2015). Derzeitige Forschung nutzt entdeckte Genotyp-Phänotyp Assoziationen, um ein Verständnis über die funktionelle und molekulare Ebene der Krankheitsentstehung zu gewinnen.

7.3 Digitale Biomarker zur Früherkennung von Krankheiten

Im vorhergehenden Abschnitt wurde diskutiert, wie große Gesundheitsstudien und deren Datenspeicherung in Biobanken zur Entdeckung von neuen Biomarkern bei Krankheitsentstehungen beitragen. In diesem Abschnitt fokussieren wir uns auf die Bedeutung von digitalen Biomarkern. Im Mittelpunkt steht die Frage: *Wie können digitale Biomarker dabei helfen, eine Pathogenese früher zu erkennen?*

Molekulare Biomarker werden in Bioproben gemessen, um Indizien für eine vorliegende Krankheit zu finden. So ist z.B. der Glukosespiegel im Blut ein Biomarker, um Einblick in den aktuellen Diabetesstatus zu erhalten. Mittels GWAS werden genetische Marker als Krankheitsdispositionen entdeckt. Digitale Biomarker hingegen können in Daten von digitalen Sensoren oder anderen Quellen gemessen werden und ebenfalls Aufschluss über eine Veränderung des Gesundheitszustandes geben. Bei Langzeit-EKGs (Elektrokardiogramm) wird die Herzfrequenz über 24 Stunden aufgezeichnet. Unregelmäßigkeiten in der Herzfrequenz können durch Algorithmen erfasst werden und gelten als digitale Biomarker zur Messung von Herz-Arrhythmie und Vorhofflimmern. Auch können Sensoren zur Entdeckung von Vorhofflimmern eingesetzt werden. Die Sensordaten werden mittels einer gekoppelten Smartphoneanwendung in Echtzeit ausgewertet und die Resultate gegenüber herkömmlichen Methoden evaluiert (Hickey et al. 2016).

Derzeit wird auch im Rahmen von Forschungsprojekten untersucht, ob sich in Zeitreihendaten aus sozialen Medien erkennen lässt, ob eine Person kurz vor einer mentalen Krise steht (https://socialdata.hpsgc.de/). Durch eine solche frühzeitige Erkennung kann Menschen gezielt Hilfe verschafft werden, um schlimmere Ausmaße der Krankheit zu verhindern. In der medizinischen Bilddatenanalyse wurden Merkmale von Retina-Bildern als digitale Biomarker zur Früherkennung von diabetischer Retinopathie vorgeschlagen (Gegundes-Arias et al. 2017). Eine andere Analyse demonstrierte, dass sich aus Stimmaufzeichnungen Anzeichen des Parkinson Syndroms erkennen lassen (Sing u. Xu 2020). Eine weitere Studie untersuchte den Nutzen von tragbaren Sensoren, die von Parkinson-Patienten zu Hause getragen werden können und hochaufgelöste Daten vom Krankheitsverlauf sammeln. Aus diesen Daten können anschließend ebenfalls digitale Biomarker abgeleitet werden, um das Fortschreiten der Krankheit gezielter vorhersagen und die Interventionsmethoden zu verbessern (Silva de Lima et al. 2016). Die kommenden Jahre werden zeigen, wie der Einsatz von digitalen Biomarkern in der medizinischen Versorgung Anwendung findet und effizienten Nutzen bringt. Auch hier sind randomisierte Langzeitstudien notwendig, um zu erforschen, ob deren Einsatz zur Früherkennung die Fortschreitung von Krankheiten verhindern kann.

7.4 Anwendung in der Medizinischen Versorgung

Die Arbeit von Ärzten und Fachkräften im Gesundheitswesen ist großen Herausforderungen unterworfen, zum Beispiel durch den Anstieg der Prävalenz von chronischen Erkrankungen oder Einsparungen beim Personal sowie der Ausstattung von Kliniken. Früherkennung ist eines der großen Ziele in der Medizin. Doch aus Mangel an Ressourcen zur Früherkennung können Patienten immer noch zu oft erst im fortgeschrittenen Stadium behandelt werden. Entwicklungen aus dem digitalen Gesundheitsbereich versuchen daher, mittels neuer Technologien die Arbeit von Gesundheitspersonal zu unterstützen und die Informationslage von Patienten zu verbessern. Man spricht dabei von Empowerment aufseiten des Gesundheitspersonals und des Patienten (Mesko u. Győrffy 2019). Es ist wichtig, zu betonen, dass es hier nicht das Ziel ist, medizinisches Personal durch Roboter zu ersetzen, sondern dieses durch maschinengelernte Modelle von Gesundheitsdaten zu unterstützen, um Arbeitsabläufe effizienter zu gestalten. Modelle können Ärzten dabei helfen, sowohl das Risiko einer Krankheitsentwicklung oder

Krankheitsfortschreitung zu bestimmen und personalisierte Behandlungs- und Operationspläne aufzusetzen, als auch im Klinikmanagement helfen, Ressourcen besser einzuteilen. Apps können Patienten dabei unterstützen, zu entscheiden, ob ihre aktuelle Befindlichkeit die Konsultation ärztlichen Personals erforderlich macht, oder wie ihnen beim täglichen Management einer chronischen Erkrankung geholfen werden kann. In diesem Kapitel gehen wir diesen Fragen nach: *Wie wird der Arzt in Zukunft arbeiten? Wie beeinflusst Data Science die Medizin, wie wir sie kennen?*

7.4.1 Empowerment von Patienten

Einige Apps (z.B. Symple, https://www.sympleapp.com/) ermöglichen es Nutzern, ihre Symptome in einem digitalen Tagebuch zu dokumentieren. Damit können bei einem Arztbesuch detaillierte Informationen über die Veränderungen eines Gesundheitszustands (z.B. seit wann treten Symptome auf? Zu welcher Uhrzeit und wie stark?) mitgeteilt werden. Durch die Generierung großer Datenbanken mit Bildern von präkanzerösen Hautveränderungen konnten Smartphone-Apps entwickelt werden, anhand derer ein Patient über ein Foto von persönlichen Hautveränderungen Feedback erhält und ggf. den Hinweis, einen Arzt aufzusuchen (https://www.skinvision.com/de/).

Einige digitale Tools, basierend auf Live-Daten, zielen darauf ab, Patienten das Management chronischer Krankheiten zu erleichtern. Als ein Beispiel werden automatisierte Insulinsysteme, auch „Künstlicher Pankreas" genannt, für ein besseres Selbstmanagement von Diabetes Typ 1 entwickelt. Diese kombinieren Sensoren, welche den Glukosespiegel im Blut kontinuierlich messen und algorithmisch Insulinpumpen regeln, um basierend auf den Live-Daten die richtige Menge an Insulin zu administrieren. Einige Beobachtungsstudien berichteten von einer verbesserten glykämischen Kontrolle und Lebensverbesserungen von Patienten aller Altersstufen (O'Donnell et al. 2019).

7.4.2 Effiziente Einteilung von Krankenhaus-Ressourcen

Um Krankenhausressourcen effizient einzuteilen, arbeiten aktuelle Forschungsprojekte an Vorhersagemodellen basierend auf Daten bei Ankunft in der Notaufnahme, um abzuschätzen, welches Level an Pflege und Behandlung die Patienten benötigen und wie lange die jeweiligen Krankenhausaufenthalte dauern könnten (Raita et al. 2019). Prävalenzstudien auf Populationsebene zielen darauf ab, die relative Häufigkeit des Auftretens einer Krankheit in der Bevölkerung zu bestimmen. Darüber hinaus ermöglichen diese auch, Studienteilnehmer effizient in Risikogruppen einzuteilen und entsprechend klinischen Behandlungen zuzuweisen.

„Vukuzazi" ist eine laufende Studie des Africa Health Research Instituts (AHRI) in Südafrika, die das Ziel hat, den Gesundheitsstatus einer Community im ländlichen, ressourcenlimitierten KwaZulu-Natal zu erfassen (https://www.ahri.org/ahri-launches-ground-breaking-new-research-programme/). Mit mobilen Camps besuchen AHRI-Mitarbeiter Dörfer und bieten kostenfreie Gesundheitschecks an. Dabei werden u.a. der BMI, Blutzuckerspiegel, Blutdruck und HI-Virus gemessen sowie Röntgenuntersuchungen des Brustkorbs durchgeführt. Bei einer Indikation auf Erkrankungen wie Diabetes, Bluthochdruck, HIV-Infektion oder Tuberkulose werden die Studienteilnehmer direkt an eine Klinik verwiesen. Durch solche außerklinischen Stationen mit Gesundheitschecks, wie die mobilen Camps in der Vukuzazi-Studie, können Patienten effizient Feedback zu ihrer Gesundheit erhalten und direkt auf eventuell notwendige medizinische Behandlungen hingewiesen werden.

7.4.3 Entscheidungshilfe bei der Operationsplanung

In der klinischen Medizin haben computerassistierte Tools das Potenzial, die Planung von Operationen wie Tumorentfernungen durch Algorithmen zu erleichtern. Hirntumore beispielsweise können tief in lebenswichtiges Hirngewebe und Blutgefäßen hineinwachsen. Ein hoch präzises Resektionsverfahren ist daher notwendig, um das gesamte tumoröse Gewebe zu entfernen und negative lebensbeeinträchtigende postoperative Auswirkungen zu verhindern. Funktionelle bildgebende Verfahren, wie funktionelle Magnetresonanztomografie (fMRT), werden heutzutage verwendet, um den Tumor genau zu lokalisieren und die Funktionalität des umliegenden Gewebes zu bestimmen. Algorithmen, welche mit tausenden medizinischen Bilddaten trainiert sind, können Chirurgen bei der Entwicklung des Operationsplans unterstützen, um die richtigen Entscheidungen zur Resektion zu treffen (Rudie et al. 2019). Somit ist der Erfolg der Operation nicht allein vom Erfahrungslevel des ausführenden Chirurgen abhängig (Wang et al. 2015). Leitlinien zur Manifestierung solcher Systeme sind jedoch derzeit noch ausstehend und benötigen eine Ausarbeitung.

7.4.4 Computer-assistierte Medikationsempfehlungen

Einer britischen Studie zufolge steigt die Anzahl an unerwünschten und unvorhersehbaren Nebenwirkungen von medizinischen Behandlungen an, was mit einer zusätzlichen finanziellen Belastung des Gesundheitssystems einhergeht (Dubrall et al. 2018). Unerwünschte Reaktionen bei der Einnahme verschiedener Wirkstoffe, die besonders in älteren Patienten oft auftreten, bergen ein Risiko. Jedoch beeinflussen auch andere Faktoren neben dem Alter wie die Nierenfunktion, weitere Komorbiditäten und genetische Varianten das Aufkommen von unerwünschten Nebenwirkungen (Malki u. Pearson

2019). Eine große Anzahl von Genen ist an der Verstoffwechslung von Wirkstoffen beteiligt, Mutationen in den Genen können Nebenwirkungen oder Nichtwirksamkeiten von Wirkstoffen bewirken. Öffentlich zugängliche, und von Experten kurierte Datenbanken wie „DGIdb" sammeln bekannte Wirkstoff-Gen-Interaktionen, um Forschern und Ärzten ein Kompendium dieser Interaktionen bereitzustellen (http://www.dgidb.org). Biobanken wie UK Biobank oder elektronische Gesundheitsdatenbanken verbunden mit Genotypisierungen können dabei helfen, die Funktionalität von Wirkstoff-Gen-Interaktionen auf Populationsebene zu erforschen und Modelle zu entwickeln, um Medikationspläne anhand von genetischen Faktoren zu personalisieren (Malki u. Pearson 2019).

7.5 Herausforderungen und Limitationen

Wie in den vorangegangen Kapiteln beschrieben, bietet die Integration von Algorithmen in die medizinische Praxis oder in das tägliche Leben von Patienten und Patientinnen ein großes Potenzial, allerdings steht die Umsetzung in der Realität noch vor verschiedenen Herausforderungen.

> *Nach wie vor gibt es eine Skepsis in der Bevölkerung gegenüber der Datensammlung. Von entscheidender Bedeutung ist daher, die Anonymität der Teilnehmer und Teilnehmerinnen von Studien zu gewährleisten und dies auch angemessen zu kommunizieren. Erst wenn Menschen die Angst genommen wird, dass persönliche Daten aus finanziellem Interesse an Unternehmen oder an Krankenversicherungen weiterverkauft werden, kann medizinische Datensammlung in großem Maßstab vorangetrieben werden.*

Weitere Skepsis besteht gegenüber der Anwendung von Algorithmen in der medizinischen Praxis. Während die Zulassung von neuen Wirkstoffen auf dem Markt strenge Qualitätskriterien an zugrundeliegende randomisierte klinische Studien setzt, fehlen zur Zulassung von medizinischen Algorithmen Regularien um deren Sicherheit und positiven Effekt zu evaluieren. Es ist daher von kritischer Bedeutung, Rahmenbedingungen und Kriterien aufzustellen, um Vertrauen von Patienten und Medizinern in diese innovativen Technologien aufzubauen und somit die Integration in das Gesundheitssystem zu ermöglichen. Dafür müssen zuerst folgende Fragen beantwortet werden: „Halten die Versprechen des Algorithmus auch in der medizinischen Praxis/Situation – aus Sicht von Ärzten und aus Sicht von Patienten?" und „Verbessert die Verwendung dieses Algorithmus nachhaltig medizinische Abläufe?". In Bezug auf die erste Frage wurde die Vorhersagekraft von Algorithmen bisher meist retrospektiv auf einer vorselektierten Datenmenge evaluiert, deren Repräsentativität für Anwendungen im Alltag fraglich ist. Notwendig ist daher die Evaluation in prospektiven Studien mit Testdaten aus der medizinischen Praxis (Kelly et al. 2019). In Bezug auf die zweite Frage sind randomisierte klinische Studien notwendig, die zwei Probandengruppen vergleichen: eine Gruppe, in welcher der Algorithmus verwendet (Fallgruppe) wird, und eine, die mit herkömmlichen medizinischen Methoden arbeitet (Kontrollgruppe). Ein Beispiel hierfür stellt eine Studie in Australien dar, in der die Nutzung einer App zur Selbst-Untersuchung von Muttermalen evaluiert wurde, im Vergleich zur normalen Beobachtung durchs Auge (Janda et al. 2020). Sensitivität und Spezifität der Entdeckung von krebsverdächtigen Hautläsionen wurden unter Zuhilfenahme der App nicht verbessert, sodass deren Einsatz hier infrage gestellt werden kann. Auch bei Anwendungen von automatisierten Insulinsystemen für ein besseres Diabetes-Management fehlen globale Studien, um Evidenz für eine sichere Nutzung und tatsächliche Lebensverbesserungen für Patienten zu schaffen. Dies wird derzeit von einem interdisziplinären globalen Konsortium (OPEN project) im Rahmen des Horizon 2020 Programms der europäischen Kommission untersucht (O'Donnell et al. 2019).

In Evaluationsstudien ist dabei wichtig, nicht nur die Datensicherheit und den Vorteil durch die Nutzung von Algorithmen in der Digitalen Medizin zu belegen, sondern auch die Gleichberechtigung (Fairness) zwischen Geschlechtern und ethnisch-diversen Patientengruppen zu gewährleisten. Um Diskriminierungen von Seiten des Algorithmus zu beurteilen, muss geprüft werden, ob diagnostische oder prognostische Algorithmen die gleiche Performanz bei Männern und Frauen sowie bei Menschen unterschiedlicher ethnischer Abstammung aufweisen. Bei einem Algorithmus zur Erkennung von krebsverdächtigen Hautstellen muss beispielsweise geprüft werden, ob die Detektierbarkeit unabhängig vom Hautton ist (Kelly et al. 2019). Durch geeignete Zusammenstellungen von Trainings- und Testdaten, welche auch Informationen über sensitive Fairness Parameter (Alter, Geschlecht, ethnische Abstammung) enthalten, können algorithmische Diskriminierungen reduziert werden, und auch sonstige Verzerrungen verhindert werden (Chen et al. 2016).

Die öffentliche Bereitstellung von großen anonymisierten medizinischen Bilddatensätzen ist ausschlaggebend für die Entwicklung von medizinischen Algorithmen, wie zum Beispiel die der NIH (National Institutes of Health) und der Stanford University für Forschungszwecke bereitgestellten hunderttausenden anonymisierten Röntgenbilder (Wang et al. 2017; Irvin et al. 2019). Doch auch diese bedürfen einer genauen Untersuchung von verzerrenden und effektmodifizierenden Faktoren und es ist oftmals nicht klar, welche Merkmale in medizinischen Daten von einem Algorithmus erkannt und ausgewählt werden, um eine Vorhersage zu treffen. Ein Beispiel ist die Analyse der großen öffentlich bereitgestellten Datensammlungen von Thorax-Röntgenbildern (CXR-14; Wang et al. 2017) als Trainingsdaten in einer Studie der algorithmischen Detektion eines Pneumothorax (krankhafte Luftansammlung zwischen dem inneren und äußeren Lungenfell). Hier zeigte sich, dass die Detektion des Pneumothorax besser war in Bildern mit einer zusätzlich eingelegten Thoraxdrainage und weniger akkurat in Röntgenbildern ohne Drainage (Oakden-Rayner 2019). In einer anderen Studie zeigte sich, dass die automatisierte Detektion von Hüftfrakturen stark durch nicht medizinisch relevante Faktoren beeinflusst war, zum Beispiel welches Aufnahmegerät verwendet wurde und ob das Bild als „Dringend" im klinischen Prozess annotiert war (Badgeley et al. 2019). Das implizite Mitlernen solcher Variablen im Algorithmus verursacht einen Bias deren Auswirkung in jedem Anwendungsfeld einzeln evaluiert werden muss. Neben medizinischen Bildern ist daher eine umfangreiche Datensammlung zu potenziell beeinflussenden Patienten- und Krankenhausvariablen notwendig, um das Vorliegen von einem algorithmischen Bias zu evaluieren. Dies ist Inhalt von vielen aktuellen Forschungsprojekten zu „Explainable AI", die sich damit beschäftigen, besser zu verstehen, welche Merkmale von einem Algorithmus gelernt werden und wie diese zur Detektion und Vorhersage beitragen. Nur wenn aufgezeigt werden kann, wie ein Algorithmus „denkt" um eine Detektion oder Prognose zu erlangen, kann Vertrauen geschaffen werden um zukünftig effizienter Hand-in-Hand zu arbeiten.

Literatur

Andersson C, Johnson AD, Benjamin EJ, Levy D, Ramachandran VS (2019). 70-Year Legacy of the Framingham Heart Study. Nature Reviews Cardiology 16, no. 11, 687–98. https://doi.org/10.1038/s41569-019-0202-5

Badgeley MA, Zech JR, Oakden-Rayner L, Glicksberg BS, Liu M, Gale W, McConnell MV, Percha B,. Snyder TM, Dudley JT (2019) Deep Learning Predicts Hip Fracture Using Confounding Patient and Healthcare Variables Npj Digital Medicine 2, no. 1. 1–10. https://doi.org/10.1038/s41746-019-0105-1

Chen I, Johansson FD, Sontag D (2018) Why Is My Classifier Discriminatory? ArXiv:1805.12002 [Cs, Stat], URL: http://arxiv.org/abs/1805.12002 (abgerufen am 27.05.2020)

de Almeida Marques-Toledo C, Degener CM, Coelho G, Meira W, Torres Codeço C, Martins Teixeira M (2017) Dengue Prediction by the Web: Tweets Are a Useful Tool for Estimating and Forecasting Dengue at Country and City Level. URL: https://www.ncbi.nlm.nih.gov/pmc/articles/PMC5533462/ (abgerufen am 27.05.2020)

Dubrall D, Schmid M, Alešik E, Paeschke N, Stingl J, Sachs B (2018) Frequent Adverse Drug Reactions, and Medication Groups under Suspicion. Deutsches Ärzteblatt International 115, no. 23, 393–400. https://doi.org/10.3238/arztebl.2018.0393

Fischer B, Sedlmeier AM, Hartwig S, Schlett CL, Ahrens W, Bamberg F, Baurecht H et al. (2020) Anthropometrische Messungen in der NAKO Gesundheitsstudie – mehr als nur Größe und Gewicht. Bundesgesundheitsblatt – Gesundheitsforschung – Gesundheitsschutz 63, no. 3, 290–300. https://doi.org/10.1007/s00103-020-03096-w

Gegundez-Arias ME, Marin D, Ponte B, Alvarez F, Garrido J, Ortega C, Vasallo MJ, Bravo JM (2017) A Tool for Automated Diabetic Retinopathy Pre-Screening Based on Retinal Image Computer Analysis. Computers in Biology and Medicine 88, 100–109. https://doi.org/10.1016/j.compbiomed.2017.07.007

German National Cohort (GNC) Consortium (2014) The German National Cohort: Aims, Study Design and Organization." European Journal of Epidemiology 29, no. 5, 371–82. https://doi.org/10.1007/s10654-014-9890-7

Hickey KT, Hauser NR, Valente LE, Riga TC, Frulla AP, Masterson Creber R, Whang W et al. (2016) A Single-Center Randomized, Controlled Trial Investigating the Efficacy of a MHealth ECG Technology Intervention to

Improve the Detection of Atrial Fibrillation: The IHEART Study Protocol. BMC Cardiovascular Disorders 16, no. 1, 152. https://doi.org/10.1186/s12872-016-0327-y

Irvin J, Rajpurkar P, Ko Michael et al. (2019) CheXpert: A Large Chest Radiograph Dataset with Uncertainty Labels and Expert Comparison. ArXiv:1901.07031 [Cs, Eess]. URL: http://arxiv.org/abs/1901.07031 (Abgerufen am 27.05.2020)

Janda M, Horsham C, Vagenas D et al. (2020) Accuracy of Mobile Digital Teledermoscopy for Skin Self-Examinations in Adults at High Risk of Skin Cancer: An Open-Label, Randomised Controlled Trial. The Lancet Digital Health 2, no. 3, e129–37. https://doi.org/10.1016/S2589-7500(20)30001-7

Karrasch S, Peters A, Meisinger C et al. (2020) Lungenfunktion in der NAKO Gesundheitsstudie: Methoden und erste Ergebnisse. Bundesgesundheitsblatt – Gesundheitsforschung – Gesundheitsschutz 63, no. 3, 322–31. https://doi.org/10.1007/s00103-020-03102-1

Kelly CJ, Karthikesalingam Alan, Suleyman Mustafa et al. (2019) Key Challenges for Delivering Clinical Impact with Artificial Intelligence. BMC Medicine 17, no. 1, 195. https://doi.org/10.1186/s12916-019-1426-2

Kinkorová J (2016) Biobanks in the Era of Personalized Medicine: Objectives, Challenges, and Innovation. The EPMA Journal 7, no. 1. https://doi.org/10.1186/s13167-016-0053-7

Kluttig A, Zschocke J, Haerting J et al. (2020) Messung der körperlichen Fitness in der NAKO Gesundheitsstudie – Methoden, Qualitätssicherung und erste deskriptive Ergebnisse. Bundesgesundheitsblatt – Gesundheitsforschung – Gesundheitsschutz 63, no. 3, 312–21. https://doi.org/10.1007/s00103-020-03100-3

Leitzmann M, Gastell S, Hillreiner A et al. (2020) Körperliche Aktivität in der NAKO Gesundheitsstudie: erste Ergebnisse des multimodalen Erhebungskonzepts. Bundesgesundheitsblatt – Gesundheitsforschung – Gesundheitsschutz 63, no. 3, 301–11. https://doi.org/10.1007/s00103-020-03099-7

MacArthur J, Bowler E, Cerezo M et al. (2017) The New NHGRI-EBI Catalog of Published Genome-Wide Association Studies (GWAS Catalog). Nucleic Acids Research 45, no. Database issue, D896–901. https://doi.org/10.1093/nar/gkw1133

Malki MA, Pearson ER (2019) Drug–Drug–Gene Interactions and Adverse Drug Reactions. The Pharmacogenomics Journal, 1–12. https://doi.org/10.1038/s41397-019-0122-0

Manolio TA (2010) Genomewide Association Studies and Assessment of the Risk of Disease. Review-article. http://dx.doi.org/10.1056/NEJMra0905980, July 2, 2010. World. https://www.nejm.org/doi/10.1056/NEJMra0905980?url_ver=Z39.88-2003&rfr_id=ori%3Arid%3Acrossref.org&rfr_dat=cr_pub%3Dwww.ncbi.nlm.nih.gov (abgerufen am 27.05.2020)

Maurano MT, Humbert R, Rynes E et al. (2012) Systematic Localization of Common Disease-Associated Variation in Regulatory DNA. Science 337, no. 6099, 1190–95. https://doi.org/10.1126/science.1222794

Medina-Gomez C, Frédérique Felix J, Estrada K et al. (2015) Challenges in Conducting Genome-Wide Association Studies in Highly Admixed Multi-Ethnic Populations: The Generation R Study. European Journal of Epidemiology 30, no. 4, 317–30. https://doi.org/10.1007/s10654-015-9998-4

Mesko B, Győrffy Z (2019) The Rise of the Empowered Physician in the Digital Health Era: Viewpoint. Journal of Medical Internet Research 21, no. 3. https://doi.org/10.2196/12490

Miotto R, Li L, Kidd BA, Dudley JT (2016) Deep Patient: An Unsupervised Representation to Predict the Future of Patients from the Electronic Health Records. Scientific Reports 6, no. 1, 1–10. https://doi.org/10.1038/srep26094

Morsy S, Dang TN, Kamel MG et al. (2018) Prediction of Zika-Confirmed Cases in Brazil and Colombia Using Google Trends. Epidemiology & Infection 146, no. 13, 1625–27. https://doi.org/10.1017/S0950268818002078

O'Donnell S, Lewis D, Marchante Fernández M et al. (2019) Evidence on User-Led Innovation in Diabetes Technology (The OPEN Project): Protocol for a Mixed Methods Study. JMIR Research Protocols 8, no. 11, e15368. https://doi.org/10.2196/15368

Oakden-Rayner L (2020) Exploring Large-Scale Public Medical Image Datasets. Academic Radiology 27, no. 1, 106–12. https://doi.org/10.1016/j.acra.2019.10.006

Radin JM, Wineinger NE, Topol EJ, Steinhubl SR (2020) Harnessing Wearable Device Data to Improve State-Level Real-Time Surveillance of Influenza-like Illness in the USA: A Population-Based Study. The Lancet Digital Health 2, no. 2, e85–93. https://doi.org/10.1016/S2589-7500(19)30222-5

Rudie JD, Rauschecker AM, Bryan RN et al. (2019) Emerging Applications of Artificial Intelligence in Neuro-Oncology. Radiology 290, no. 3, 607–18. https://doi.org/10.1148/radiol.2018181928

Schipf S, Schöne G, Schmidt B, Günther K, Stübs G, Greiser KH, Bamberg F et al. (2020) Die Basiserhebung der NAKO Gesundheitsstudie: Teilnahme an den Untersuchungsmodulen, Qualitätssicherung und Nutzung von Sekundärdaten. Bundesgesundheitsblatt – Gesundheitsforschung – Gesundheitsschutz 63, no. 3 (March 1, 2020), 254–66. https://doi.org/10.1007/s00103-020-03093-z.

Silva de Lima AL, Hahn T, de Vries NM et al. (2016) Large-Scale Wearable Sensor Deployment in Parkinson's Patients: The Parkinson@Home Study Protocol. JMIR Research Protocols 5, no. 3,: e172. https://doi.org/10.2196/resprot.5990

Singh S, Wenyao X (2020) Robust Detection of Parkinson's Disease Using Harvested Smartphone Voice Data: A Telemedicine Approach. Telemedicine Journal and E-Health: The Official Journal of the American Telemedicine Association 26, no. 3, 327–34. https://doi.org/10.1089/tmj.2018.0271

Wang D, Ma D, Lun Wong M et al. (2015) Recent Advances in Surgical Planning & Navigation for Tumor Biopsy and Resection. Quantitative Imaging in Medicine and Surgery 5, no. 5, 640–48. https://doi.org/10.3978/j.issn.2223-4292.2015.10.03

Wang X, Peng Y, Lu L, Lu Z, Bagheri M, Summers RM (2017) "ChestX-ray8: Hospital-scale Chest X-ray Database and Benchmarks on Weakly-Supervised Classification and Localization of Common Thorax Diseases." IEEE CVPR 2017. https://doi.org/10.1109/CVPR.2017.369

Yoshihiko Raita, Goto T, Kamal Faridi M et al. (2019) Emergency Department Triage Prediction of Clinical Outcomes Using Machine Learning Models. Critical Care 23. https://doi.org/10.1186/s13054-019-2351-7

8 Künstliche Intelligenz in der Medizin

René Werner und Rüdiger Schmitz

8.1 Einleitung

Künstliche Intelligenz (KI) ermöglicht eine neue Medizin. KI stellt schnellere und präzisere Diagnosen. KI erkennt optimale Therapiestrategien. Es vergeht kaum ein Tag ohne entsprechende Schlagzeile. Der Begriff der künstlichen Intelligenz ist omnipräsent und mit großen Erwartungen verknüpft. Doch was verbirgt sich hinter ihm? Welche Techniken sind gemeint und welche Anwendungsgebiete lassen sich adressieren? Und was bedeutet dies für heutige und angehende Ärztinnen und Ärzte?

Die Wurzeln der KI als Forschungsgebiet reichen in die 1950er-Jahre zurück. Die Interpretation des Begriffs unterliegt seitdem einem ständigen Wandel; eine eindeutige und allgemein anerkannte Definition existiert nicht. Eine gängige Sichtweise ist, dass KI sich der Erforschung von Mechanismen intelligenten Problemlösens widmet, i.d.R. mit dem Ziel der Entwicklung von Computerprogrammen, die Probleme lösen können, welche nach unserem heutigen Verständnis menschliche Intelligenz erfordern. Unterschieden wird dabei zwischen *schwacher* und *starker KI*. Letztere bezeichnet Systeme, die (mindestens) die intellektuellen Fähigkeiten eines Menschen erlangt haben. Schwache KI beschreibt Systeme, die für konkrete, eng umrissene Problemstellungen intelligent erscheinende Entscheidungen treffen. Die in der Medizin momentan als KI subsumierten Systeme sind der schwachen KI und methodisch zumeist den sog. (künstlichen) *tiefen neuronalen Netzen* (Deep Neuronal Networks, DNNs) bzw. dem *Deep Learning* zuzuordnen. Mitunter werden Deep Learning und KI aktuell und in unscharfer Nomenklatur auch synonym verwendet.

Wie der Begriff der KI sind viele grundlegende Theorien und Techniken des Deep Learnings bereits vor Jahrzehnten geprägt worden. Dass das Interesse an ihnen in den letzten Jahren massiv gewachsen ist, ist insbesondere auf das Zusammenspiel zweier Faktoren zurückzuführen:

- die Entwicklung und der Zugang zu leistungsstarker Computerhardware und
- die zunehmende Verfügbarkeit großer, strukturierter Datenmengen.

Als zeitlicher Ausgangspunkt der aktuellen Begeisterung wird vor allem die ImageNet-Challenge 2012 betrachtet. Die ImageNet-Challenge ist ein jährlich ausgerichteter Wettbewerb im Bereich des maschinellen Sehens bzw. der Computer Vision. Ziel ist, anhand eines großen Beispieldatensatzes (2012: 1,2 Millionen Alltagsbilder mit Objekten aus 1.000 Kategorien, beispielsweise Flugzeuge, Toaster oder Katzen) Algorithmen zu trainieren, die neue, unbekannte Bilder korrekt ebenjenen Objektkategorien zuweisen. In 2012 gewann mit dem sog. AlexNet (Krizhevsky et al. 2012) erstmals ein DNN – und zwar derart überlegen, dass ab dem Folgejahr von praktisch allen Teilnehmern nur noch Deep Learning-Ansätze verfolgt wurden.

Aufgrund des AlexNet-Erfolgs wird bis heute oftmals das maschinelle Sehen als ideales Anwendungsgebiet tiefer neuronaler Netze angesehen – und Deep Learning als vielversprechendstes KI-Verfahren. Diesem Rechnung tragend bietet das vorliegende Buchkapitel

- eine auf intuitives Verständnis ausgerichtete Einführung in die Terminologie und Funktionsweise tiefer neuronaler Netze bzw. des Deep Learnings am Beispiel der Bildklassifikation (s. Kap. 8.2),
- einen Einblick in weitere Anwendungsszenarien von KI in der Medizin (s. Kap. 8.3), und
- eine kurze Diskussion von Herausforderungen und offenen Fragen der KI-Forschung und -Anwendung im medizinischen Umfeld (s. Kap. 8.4).

Weitere, im Text nicht näher erläuterte Fachbegriffe, die in aktuellen KI-Anwendungsstudien häufig als bekannt vorausgesetzt werden, sind in nachstehendem Glossar zusammengefasst.

Glossar zu künstlicher Intelligenz

- **Convolutional neural networks, CNNs** (von engl. convolution = Faltung): Klasse von tiefen neuronalen Netzen (DNNs, siehe S. 130), die sog. Faltungsoperationen verwenden, um die Ausprägung gleicher Bildmerkmale (z.B. schräger Kanten, s. Abb. 2b) in unterschiedlichen Bildregionen zu extrahieren. Dies reduziert die Anzahl der internen Parameter und ermöglicht so komplexere und leistungsfähigere DNNs.
- **Cross-Validation:** verbreitete Validierungsstrategie. Ein gegebener Datensatz wird in n disjunkte Teile zerlegt. Das KI-System wird n-mal neu trainiert, wobei jedes der n Teile genau einmal als Validierungsdatensatz dient; das Training erfolgt jeweils auf den anderen n-1 Teilen.
- **Data Augmentation:** Erzeugen von synthetischen Trainingsbeispielen aus vorhandenen Daten. Ein DNN wird z.B. nicht nur mit dem Bild aus Abbildung 1 trainiert, sondern auch anhand von gedrehten oder gespiegelten Varianten desselben Bildes.
- **Generative adversarial networks, GANs:** Spezielle DNN-Klasse; zwei DNNs, der sog. Generator und der Diskriminator, werden gleichzeitig trainiert. Der Generator versucht, den Trainingsdaten ähnliche Daten synthetisch zu generieren. Der Diskriminator versucht, die echten Trainings- und die vom Generator erzeugten Daten zu unterscheiden.
- **Hyperparameter:** Zusammenfassung aller externen Parameter eines KI-Systems (d.h. bei künstlichen neuronalen Netzen [KNNs, siehe S. 130]: alle Parameter außer den internen Gewichten; z.B. die Anzahl der Schichten) und des Trainingsprozesses (z.B. Lernrate).
- **Lernrate:** Hyperparameter zur Steuerung des Ausmaßes, mit dem interne Parameter eines KNNs in jedem Trainingsschritt angepasst werden.
- **Overfitting:** Überanpassung der Parameter eines KI-Systems an die Trainingsdaten („Auswendiglernen" der Trainingsbeispiele). Bei DNNs z.B. erkennbar, wenn während des Trainingsprozesses der Loss (s. S. 133) für die Trainingsdaten fortwährend sinkt, das Fehlermaß für den Validierungsdatensatz jedoch konstant bleibt oder größer wird.
- **Recurrent neural networks, RNNs:** Klasse von KNNs, die Verbindungen von Neuronen einer Schicht zu derselben oder vorherigen Schichten enthalten. I.d.R. zur Analyse sequenzieller (z.B. zeitlicher) Daten genutzt. Rekurrente Verbindungen ermöglichen die Speicherung von Informationen zur Analyse nachfolgender Datenpunkte. Verbreitete Variante: Long Short-Term Memory (LSTM).
- **Trainings- und Test-/Validierungsdatensatz:** Separate Datensätze zum Training (Systemparameter werden optimiert) bzw. zur Evaluation (Ausgabe wird analysiert, Systemparameter bleiben unverändert). Die Begriffe Test- und Validierungsdatensatz werden uneinheitlich verwendet. Zumeist werden anhand des Validierungsdatensatzes Systemparameter optimiert; der Testdatensatz dient dem einmaligen Testen des finalen Systems. Cave: Die Trennung zwischen den Datensätzen muss strikt und durchdacht sein.

8.2 Definitionen und Methoden

Zur Verdeutlichung nachstehender Definitionen und Ausführungen dient folgendes Anwendungsbeispiel:

Anwendungsbeispiel: KI-basierte Bildklassifikation in der Endoskopie

Die KI soll entscheiden, ob in einem Endoskopiebild (s. Abb. 1) ein Darmpolyp zu sehen ist.

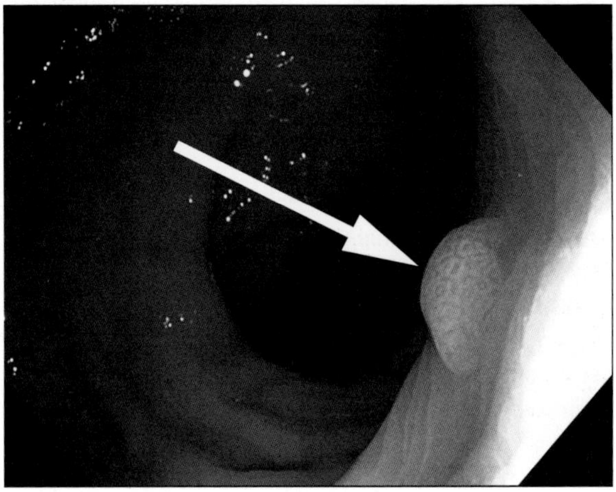

Abb. 1 Ein Darmpolyp (siehe Pfeil) in endoskopischer Sicht

Das Beispiel ist hinsichtlich Datenperspektive und Fragestellung der ImageNet-Challenge nicht unähnlich und repräsentiert ein typisches KI-Anwendungsszenario des maschinellen Sehens im medizinischen Kontext: Eingabe des Systems ist ein zweidimensionales Farbbild, das auf Basis des Bildinhalts klassifiziert werden soll; zu unterscheiden sind hier die Klassen „Polyp" und „kein Polyp". Eine solche KI könnte etwa während einer Vorsorge-Darmspiegelung als Hintergrundsystem laufen, den Untersuchenden bei übersehenen Polypen warnen und so die Sensitivität der Untersuchung verbessern. Das Beispiel hat also eine hohe klinische Relevanz – und in der Tat sind erste vergleichbare Systeme bereits in klinischer Erprobung (Wang et al. 2019). Jeweilige methodische Konzepte lassen sich allerdings problemlos auf andere Anwendungsdomänen und Bilddaten übertragen.

8.2.1 Klassisches maschinelles Lernen und seine Grenzen

Als Ansatzpunkt zur Lösung des Klassifikationsproblems könnte die Frage dienen, welche Eigenschaften des Polypen in Abbildung 1 für den menschlichen Betrachter als charakteristisch erscheinen. So hebt sich dieser Polyp gegenüber dem Normalgewebe ab und hat eine leicht andere Farbe. Auch ist seine Oberfläche anders strukturiert. Entsprechende *Bildmerkmale* lassen sich mithilfe grundlegender Bildverarbeitungsmethoden extrahieren und könnten genutzt werden, um Kriterien für die gesuchte Systemausgabe „Polyp" zu definieren. Anhand klassenspezifischer Merkmalsausprägungen könnte dann ein Regelwerk definiert werden, bspw.: ein Polyp liegt vor, falls in einem Bildausschnitt hellere Farbwerte vorliegen als in der Umgebung und an der betreffenden Stelle eine von der Umgebung abweichende Textur zu erkennen ist. Tatsächlich beschreibt dieses Vorgehen das Prinzip früher regelbasierter Assistenzsysteme. Das Problem: Händisch und auf Basis selektierter Beispieldaten definierte Regeln schlagen z.B. bei variierender Kameraperspektive oder anders geformten und texturierten Polypen schnell fehl.

Hier setzen Verfahren des klassischen maschinellen Lernens (ML) an. Anstatt eine begrenzte Anzahl merkmalsbasierter Beobachtungen händisch in ein Regelsystem zu überführen, werden unter Nutzung möglichst vieler Trainingsdaten z.B. bei sog. *Random Forests* anhand der Merkmalsausprägungen automatisiert Entscheidungsbäume generiert oder bei *Support Vector Machines* die Merkmalsausprägungen als Positionen in einem abstrakten Raum interpretiert und anhand dessen eine Unterteilung in Klassen angestrebt. Resultierende Systeme werden teilweise ebenfalls der KI zugeordnet und im medizinischen Kontext bei Vorliegen besonders standardisierter Daten (z.B. Mammografien) bis heute erfolgreich eingesetzt. Entscheidungsgrundlage der Verfahren sind allerdings noch immer händisch definierte (Bild-)Merkmale. Bei komplexeren Fragestellungen wie dem Erkennen von heterogenen Polypen aus variablen Kameraperspektiven ist die händische Definition optimaler Merkmale jedoch oft nicht ausreichend. Die Techniken gelangen dann an ihre Grenzen – die durch tiefe neuronale Netze (für viele Anwendungen) überwunden werden.

8.2.2 Künstliche neuronale Netze

Was ist ein (künstliches) neuronales Netz? Wie sieht und erkennt es Objekte? Zentraler Bestandteil und logische Einheiten künstlicher neuronaler Netze sind *künstliche Neuronen*:

> *Ein **künstliches Neuron** ist eine logische Einheit, die in ihrer Funktion ein biologisches Neuron nachahmt.*

Das Ausmaß, in dem die biologische Funktion nachgeahmt wird, variiert. Momentan genutzte künstliche Neuronen summieren gewichtet ihre Eingangssignale und wandeln, falls die Summe einen internen Schwellenwert (Aktivierungspotenzial) überschreitet, das akkumulierte Signal in ein

Ausgangssignal. Anders als in der Biologie wird in künstlichen Neuronen, die in gängigen KI-Systemen zur Bildklassifikation genutzt werden, i.d.R. kein zeitlicher Signalverlauf modelliert. Auch weisen künstliche Neuronen zumeist nicht das Alles-oder-Nichts-Verhalten ihrer biologischen Vorbilder auf; sie „feuern" z.B. proportional zur Stärke der Eingaben.

Die Verschaltung künstlicher Neuronen führt zu dem Begriff des *künstlichen neuronalen Netzes*.

*Ein **künstliches neuronales Netz** (KNN; engl. artificial neural network, ANN) ist ein Netz, das aus miteinander verknüpften künstlichen Neuronen besteht.*

Typischerweise sind KNNs in hierarchischen Ebenen künstlicher Neuronen, sog. *Schichten*, organisiert. Dienen die Ausgaben der Neuronen ausschließlich für nachfolgende Schichten als Eingabe, spricht man von *vorwärtsgerichteten Netzen*. Diejenige Schicht, an der die Eingabe des Netzes anliegt, wird als *Eingabeschicht* bezeichnet. Die Schicht, die die Systemausgabe berechnet, ist die *Ausgabeschicht*. Zwischen diesen liegende Schichten sind sog. *versteckte Schichten*, deren Vorliegen die sogenannten *tiefen neuronalen Netze* definiert:

*Ein **tiefes (künstliches) neuronales Netz** (engl. deep neural network, DNN) ist ein KNN, das mehrere versteckte Schichten (engl. hidden layers) enthält.*

Eine allgemein anerkannte Übereinkunft zu einer DNNs definierenden Anzahl versteckter Schichten existiert momentan nicht.

Die Analogie zwischen DNNs und ihren biologischen Vorbildern schließt in Teilen auch Struktur und Funktionsweise ein. Abbildung 2a stellt schematisch dar, wie das menschliche Gehirn visuelle Stimuli und Objekte verarbeitet bzw. erkennt. Die Informationen durchlaufen hierarchisch gegliederte Ebenen: Die visuelle Information der Augen erreicht das Gehirn in dessen dorsalem Bereich (im primären visuellen Cortex, V1), von wo aus die Neuronen in den sekundären (V2) und weitere visuelle Cortices projizieren, bis schließlich der Informationsfluss den infratemporalen Cortex (IT) erreicht.

Diese Struktur spiegelt sich auch in dem in Abbildung 2b dargestellten DNN abstrakt wider. In der ersten Netzwerkschicht wird das Eingabebild kodiert: Für jedes Pixel und jeden Farbkanal des Bildes existiert ein Neuron, dessen Aktivität dem Farbwert entspricht. Hiervon ausgehend aktivieren Neuronen (dunkle Kreise = starke Aktivität) einer Ebene die Neuronen der nächsten

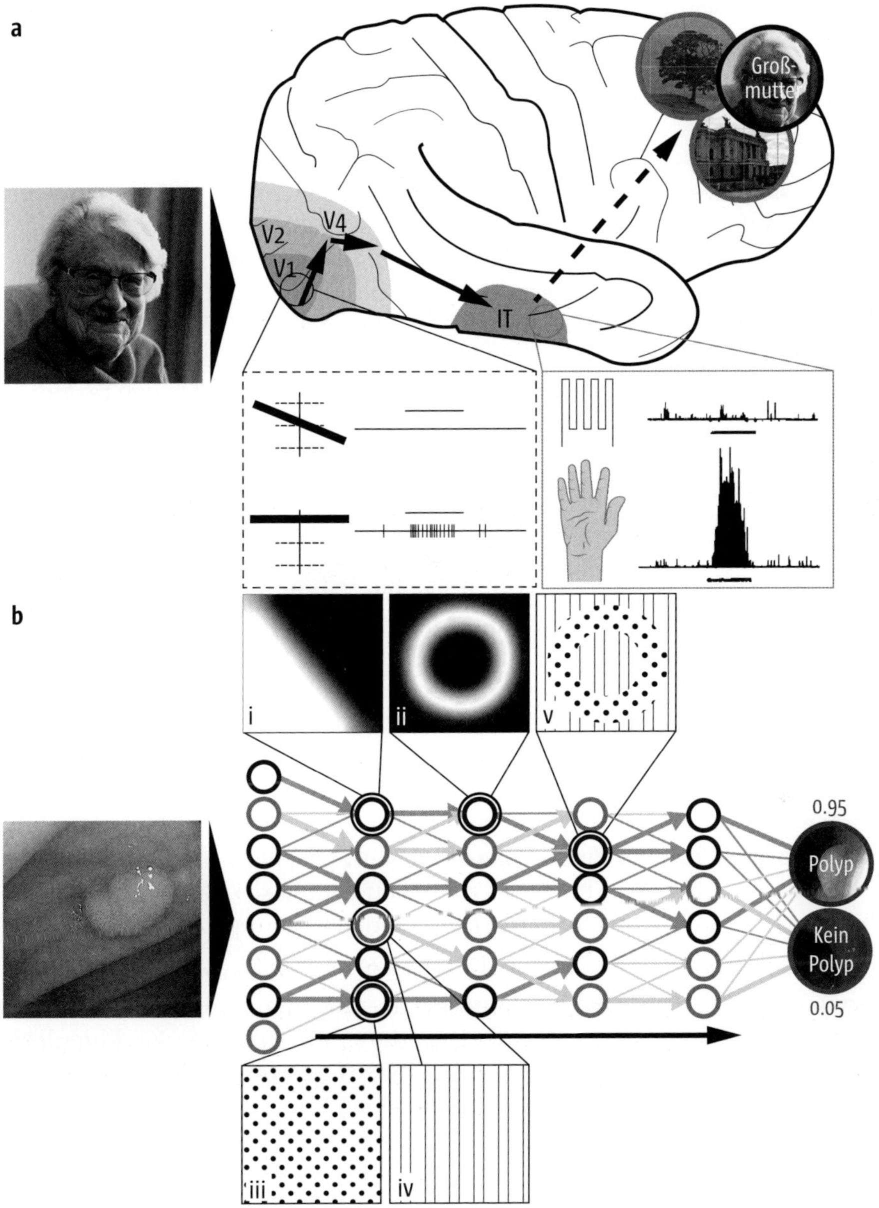

Abb. 2 Mensch versus Maschine: „Sehen" von Bildstrukturen und „Erkennen" von Objekten beim Menschen (a) und im künstlichen neuronalen Netz (b). Angelehnt an Schmitz et al. 2019, mit Ausschnitten von Hubel u. Wiesel 1962 und Desimone et al. 1984

Ebene, wenn die eingehenden Signale deren Schwellenwerte überschreiten. Der Beitrag eines Neurons zur Aktivierung eines nachfolgenden Neurons hängt davon ab, wie stark die individuelle Verbindung vom vor- zum nachgeschalteten Neuron ist. Die Verbindungsstärke wird als *Gewicht* bezeichnet. Je höher das Gewicht, desto leichter kann das vor- das nachgeschaltete Neuron aktivieren. Symbolisiert wird das Gewicht einer Verbindung in Abbildung 2b durch die Breite des zugehörigen Pfeils (breiter Pfeil = hohes Gewicht).

Die Gliederung der Neuronen in Ebenen schlägt sich auch funktionell nieder. So konnte in Säugetieren experimentell gezeigt werden, dass Neuronen früher Ebenen wie V1 spezifisch auf einfache visuelle Stimuli (z.B. waagerechter Balken; siehe Abb. 2a, gestrichelter Kasten) und Neuronen höherer Ebenen (Kasten mit durchgezogener Umrandung, z.B. IT) auf komplexere Formen reagieren. Interessanterweise findet man, obgleich nicht explizit modelliert, in für die Bildklassifikation trainierten DNNs dasselbe Funktionsprinzip, wie Abbildung 2b demonstriert: Neuronen unterer Ebenen reagieren z.B. auf einfache Kanten (Kasten i) oder einzelne Farben (Kästen iii und iv, wobei die unterschiedlichen Muster hier verschiedene Farben darstellen sollen). Diese Neuronen reagieren, wenn irgendwo im Bild eine entsprechende Kante (i) oder ihre jeweilige Farbe (iii, iv) vorhanden ist. Verschaltet man mehrere Neuronen, die einfache Strukturen erkennen, in geeigneter Weise, können komplexere Formen erkannt werden. Summiert man beispielsweise die Signale mehrerer Neuronen, die Kanten je unterschiedlicher Richtungen erkennen (d.h. ein Neuron wie in Kasten i dargestellt und weitere mit anders gerichteten Kanten), in geeigneter Weise, würde das entsprechende Neuron der folgenden Ebene auf z.B. Kreis- oder Ringformen reagieren (Kasten ii). Genauso können formen-spezifische Neuronen mit farb-spezifischen Neuronen derart verschaltet werden, dass nur bestimmte Formen in bestimmten Farben (Kasten v) eine Reaktion hervorrufen. Wie im biologischen Vorbild sind Neuronen unterer Ebenen spezifisch für einfache Formen und Strukturen, Neuronen höherer Ebenen reagieren auf komplexere Bildmerkmale: das Bild wird hierarchisch in Strukturen zunehmender Komplexizität zerlegt.

Wie aber erkennt ein neuronales Netz ein bestimmtes Objekt? Wiederum beginnend mit der Biologie: Aufgrund der Erkenntnisse über die hierarchische Struktur des visuellen Sehpfades fasste man die Hypothese, die Zunahme von Komplexität und Spezifität von Ebene zu Ebene würde so lange fortgeführt, bis schließlich jedes bekannte Objekt von einem einzelnen Neuron repräsentiert würde. Dieses eine Neuron würde dann feuern, wenn das repräsentierte Objekt gesehen werde; das Objekt wäre somit erkannt. Umgekehrt würde jedes Objekt, das man erkennen kann, durch ein einzelnes Neuron kodiert, z.B. auch die eigene Großmutter. In Anspielung darauf spricht man von jenen hypothetischen Neuronen auch als „Großmutter-Neuronen".

Mittlerweile ist bekannt, dass der Prozess der Objekterkennung im Menschen durch diese Hypothese nicht (vollständig) beschrieben wird. Dennoch ist genau dies der Ansatz, der dem visuellen Erkennen in *künstlichen* neuronalen Netzen zumeist zugrunde liegt: Die Ausgabeschicht eines DNNs zur Objekterkennung enthält für jede der relevanten Objektkategorien genau ein

Neuron, das feuern soll, wenn das dem Netz präsentierte Objekt der Kategorie entspricht. Das DNN zur Lösung des Anwendungsbeispiels sähe daher etwa aus wie in Abbildung 2b angedeutet: die versteckten Netzschichten extrahieren zunehmend komplexe Bildeigenschaften und werden, je nach betrachtetem Bild, aktiv oder bleiben stumm. In der Ausgabeschicht werden zwei „Großmutter-Neuronen" umso stärker angeregt, je eher die Netzeingabe Aktivierungsmuster der erlernten klassenspezifischen Repräsentation anregt.

8.2.3 Deep Learning

Aber wie lernen künstliche neuronale Netze? Die Stärke der Aktivierung eines Neurons bei gegebener Netzeingabe hängt von den Gewichten der Verbindungen ab, über die es direkt oder indirekt mit dem Eingabesignal verknüpft ist. So führt das Beispielbild in Abbildung 2b in der Ausgabeschicht zu einer Anregung der Stärke 0,95 des Ausgabeneurons für die Klasse „Polyp" und 0,05 für das Neuron „kein Polyp". Würde jedoch das Gewicht zwischen dem obersten Neuron der vorletzten Netzebene zu dem „Polyp"-Ausgabeneuron etwas erhöht, wäre ein stärkeres „Polyp"-Ausgabesignal möglich.

Analog kann für jede einzelne Verbindung des Netzes ermittelt werden, wie sich eine (geringe) Veränderung des Verbindungsgewichts auf das Ausgabesignal des Netzes auswirkt. Wenn für eine größere Anzahl an Eingabedaten im Sinne einer *Grundwahrheit* (engl. ground truth) bekannt ist, welche Netzausgaben richtig sein würden, können die Netzgewichte dann derart angepasst werden, dass die Abweichung zwischen tatsächlichen und erwarteten Netzausgaben minimiert wird. Man bezeichnet dies als *überwachtes Lernen* und Training des Netzes.

Das Training eines DNNs besteht im Detail aus drei Schritten. Zunächst werden für einen initialen Zustand des Netzes (d.h. mit bestimmten initialen Gewichten) erste Trainingsdaten durch das Netz verarbeitet. Für das Anwendungsbeispiel werden also Bilder eines Trainingsdatensatzes durch das Netz in Merkmale zerlegt und in der Ausgabeschicht im Hinblick auf die Klassifikation in „Polyp"/„kein Polyp" beurteilt. Dies wird als *Vorwärtspass* bezeichnet. Da die erwartete Netzausgabe für die Trainingsdaten bekannt ist, kann die Abweichung zwischen dieser und der tatsächlichen Netzausgabe berechnet, d.h. ein Fehlermaß, der Wert der sog. *Loss-Funktion*, bestimmt werden.

> *Eine **Loss-** oder **Verlustfunktion** misst im Rahmen des DNN-Trainings die Abweichung zwischen tatsächlicher und erwarteter Netzwerkausgabe.*

Die konkrete mathematische Definition der Lossfunktion wird anwendungsspezifisch vorgenommen.

Im nächsten Schritt werden die Gewichte des Netzes derart angepasst, dass sich der Wert der Lossfunktion reduziert, d.h. die Ausgabe des Netzes der Erwartung näherkommt. Mathematisch entspricht die Bestimmung des Einflusses eines Verbindungsgewichts auf die Lossfunktion einer Gradientenbildung. Zur Anpassung der internen Netzparameter wird der berechnete Fehler, beginnend mit den letzten Netzwerkschichten, unter Nutzung der Gradienten rückwärts durch das Netz propagiert. Das Durchlaufen dieses *Rückwärtspfades* bzw. die Anpassung der internen Gewichte ist der eigentliche Lernprozess des Netzes und wird als *Fehlerrückführung* oder *Backpropagation* bezeichnet (Rumelhart et al. 1986). Die Nutzung von tiefen KNNs und deren Training im Sinne des Lernens aus i.d.R. großen Datenmengen ist der begriffsbildende Kern des *Deep Learnings*.

8.2.4 Netzwerkstrukturen zur Lösung komplexer Aufgaben

Ob und wie gut ein DNN eine spezifische Aufgabe lösen kann, hängt neben der Qualität der Trainingsdaten auch von seinem Aufbau ab. Netze mit mehr Neuronen, Schichten und Verbindungen können prinzipiell komplexere Beziehungen zwischen Ein- und Ausgabe repräsentieren. Allerdings erhöht sich mit jedem Neuron die Anzahl der zu optimierenden und zu speichernden Parameter – bei begrenzten Speicher- und Rechenkapazitäten. Diese Herausforderung und spezifische Eingabedatenformate führ(t)en zu der Entwicklung verschiedener DNN-Klassen wie sog. *Convolutional Neural Networks* (CNNs), *rückgekoppelten neuronale Netzen* (RNNs) oder auch generativen Modellen, s. Glossar in Kap. 8.1.

8.3 Anwendungsszenarien

Die automatische Erkennung von Polypen ist bereits in endoskopischen KI-Assistenzsystemen integriert und in klinischer Erprobung (Wang et al. 2019). KI-Systeme zur Bildklassifikation und -analyse sind allerdings nicht nur in der Endoskopie, sondern in verschiedensten medizinischen Disziplinen von Interesse. Prominente Beispiele sind die Klassifikation und Befundung von dermatologischen und radiologischer Bilddaten (Litjens et al. 2017). Aber auch die KI-basierte Analyse von mikroskopischen Bildern, z.B. in der Pathologie, ist aktiver Forschungsgegenstand (Serag et al. 2019). Typische KI-Methoden sind hierbei vor allem CNNs oder RNNs; das derzeit häufigste Anwendungsszenario ist der Einsatz als *diagnostisches Assistenzsystem*.

Generell können vergleichbare KI-Systeme jedoch in allen Bereichen eingesetzt werden, in denen große Mengen strukturierter Daten vorliegen, z.B. Text- oder genetische Daten. In Kombination mit Verlaufsinformationen bietet sich zudem die Möglichkeit, über die Befunderkennung hinaus KI zu nutzen, um *Krankheitsverläufe zu prognostizieren* und *Therapieansprechen zu prädizie-*

ren – und so KI-Systeme zur *Unterstützung bei Therapieentscheidungen* im Sinne personalisierter Medizin in klinische Abläufe zu integrieren (Topol 2019).

Auf technischer Seite rücken zunehmend die Optimierung und Erweiterung der Bildgebung in den Fokus der KI-Forschung und Gerätehersteller. Dies umfasst z.B. die *KI-basierte Optimierung der Bildqualität* oder die *Generierung von synthetischen Bilddaten*, oftmals unter Nutzung von sog. *Generative Adversarial Networks* (GANs; siehe Glossar in Kap. 8.1). Interessante Anwendungsbeispiele sind die Berechnung synthetischer CT-Daten auf Basis von MRT-Daten eines Patienten für die Strahlentherapieplanung oder auch die Entwicklung von Superresolution-Techniken in der Biomedizin bzw. Mikroskopie (Litjens et al. 2017).

Denkbare Einsatzszenarien gehen noch weit über diese Anwendungsfelder hinaus. Aktuell diskutierte, teils bereits realisierte KI-Anwendungen umfassen z.B. KI-basierte *Triage*, also die Ersteinschätzung von Patienten in der Notaufnahme; *Chatbots* zur Patientenkommunikation; die automatisierte *Fehlersuche* in Patientenakten; KI-basierte *Augmented Reality*-Anwendungen zur *Patientenaufklärung*; den Einsatz von KI in *Smart Medical Devices* bzw. die Analyse resultierender Daten und die Entwicklung von KI-basierten *Gesundheits-Apps* zur Primär-, Sekundär- und Tertiärprävention. Der Gesetzgeber reagierte inzwischen auf das Wachstum dieses Feldes und hat 2019 mit dem Digitale-Versorgung-Gesetz die perspektivische Möglichkeit der Erstattung der Kosten für Gesundheits-Apps durch die Krankenkassen eröffnet.

8.4 Herausforderungen und offene Fragen

Welche KI-Systeme und -Anwendungsszenarien sich durchsetzen und ob die hohen Erwartungen erfüllt werden, bleibt indes abzuwarten. Akzeptanz und Erfolg werden wesentlich von dem Umgang mit technologischen, ethischen, rechtlichen und regulatorischen Herausforderungen und offenen Fragen abhängen.

8.4.1 Zugang zu qualitativ hochwertigen Daten

Allen KI-Systemen ist eines gemein: ihr Datenhunger. Zwar wächst durch immer neue datenproduzierende Technologien die prinzipiell verfügbare Datenmenge im Gesundheitssektor exponentiell an; der Hunger der KI kann hierdurch allerdings nur bedingt gestillt werden. Die Nutzung der Daten unterliegt zunächst den Anforderungen des Datenschutzes. Der Umgang mit und die Interpretation von jeweiligen Regelungen ist oftmals durch Unsicherheit geprägt. Insbesondere eine aus KI-Sicht wünschenswerte datenschutzkonforme Erschließung von an verteilten Standorten entstehenden Gesundheitsdaten ist – obgleich Gegenstand der KI-Strategie der Bundesregierung – in weiten Teilen noch nicht absehbar. Als Folge werden KI-Systeme oftmals mit limitierten Datensammlungen trainiert, die mitunter einen Bias enthalten. Auch liegen viele der erhobenen Daten unstrukturiert vor und sind für einen Einsatz in KI-Systemen nicht oder nur unter Aufwendung großer Ressourcen nutzbar. Die Überwindung dieser Herausforderungen ist essenziell; nur bei breiter Verfügbarkeit strukturierter, qualitativ hochwertiger Daten können KI-Technologien in näherer Zukunft ihr vollständiges Potenzial entfalten.

8.4.2 Erklärbarkeit von KI-Systemen und -Entscheidungen

Ob KI-Systeme genutzt werden, hängt nicht zuletzt von deren Akzeptanz bei Nutzern und Patienten ab. Ein diesbezüglich zentrales Hemmnis ist momentan der *Black Box*-Charakter von KI-Systemen: es ist vielfach weitgehend unklar, wie das System zu seiner Entscheidung kommt. Entsprechend haben die Datenschutzbehörden des Bundes und der Länder sowie supranationale Organisationen (EU-Kommission, OECD) bereits Position bezogen und fordern, dass Entscheidungen, die auf Grundlage des Einsatzes von KI-Systemen erfolgen, nachvollziehbar und erklärbar sein müssen – im Hinblick auf das Ergebnis, aber auch das Zustandekommen von Entscheidungen (Hambacher Erklärung zur Künstlichen Intelligenz 2019; European Commission 2018). Für das Anwendungsbeispiel einer CNN-basierten Polypenerkennung in Endoskopiedaten könnte Erklärbarkeit zum Beispiel bedeuten, dass das System die aus seiner Sicht entscheidungsrelevante Bildbereiche dem Nutzer kommuniziert. Die Entwicklung entsprechender Techniken ist Gegenstand aktueller methodischer KI-Forschung.

8.4.3 KI als Bedrohung des Arztberufs

Wiederkehrend wird das Bild gezeichnet, dass in naher Zukunft KI den Arzt ersetzen werde. So formulierte Geoffrey Hinton, Deep Learning-Pionier und Turing-Preisträger 2018, bereits vor einigen Jahren als vielbeachtete These, dass z.B. Radiologen bereits über dem Abgrund schwebten, es jedoch noch nicht bemerkt hätten. Deep Learning würde Radiologen innerhalb von fünf oder maximal zehn Jahren übertreffen (Mukherjee 2017). Und doch werden noch immer Radiologen ausgebildet. Tatsächlich bezog sich die These primär auf Bildklassifikation und -befundung, also einen lediglich kleinen Bereich der ärztlichen Tätigkeit. Folglich erwartet selbst Hinton (zunächst) nur für klar definierte Teilbereiche des ärztlichen Tätigkeitsfeldes bzw. des klinischen Umfelds eine erfolgreiche Translation von KI in die Praxis. Radiologen bzw. Ärzte im Allgemeinen werden also mitnichten zeitnah durch KI ersetzt werden. Bei Fortführung aktueller Entwicklungen ist vielmehr zu erwarten, dass sich das Tätigkeitsfeld in Teilen wandeln wird. Wie umfassend dieser Wandel sein wird, ist nicht verlässlich vorherzusagen. In jedem Fall jedoch wird es, um an den kommenden Entwicklungen und Diskussionen informiert partizipieren zu können, für Medizinerinnen und Mediziner zunehmend wichtig sein, die grundlegende Funktionsweise von KI-Systemen und vor allem ihre Grenzen zu verstehen.

Literatur

Desimone R, Albright TD, Gross CG, Bruce C (1984) Stimulus-selective properties of inferior temporal neurons in the macaque. J Neurosci 4, 2051–2062

European Commission (2018) Ethics guidelines for trustworthy AI. URL: https://ec.europa.eu/newsroom/dae/document.cfm?doc_id=60419 (abgerufen am 27.05.2020)

Hambacher Erklärung zur Künstlichen Intelligenz (2019) Datenschutz Datensich 43, 375–376

Hubel DH, Wiesel TN (1962) Receptive fields, binocular interaction and functional architecture in the cat's visual cortex. J Physiol 160, 106–154

Krizhevsky A, Sutskever I, Hinton GE (2012) ImageNet classification with deep convolutional neural networks. In: Pereira F, Burges CJC, Bottou L, Weinberger KQ (Hrsg.) Advances in Neural Information Processing Systems, 25. 1097–1105. Curran Associates, Inc.

Litjens G, Kooi T, Bejnordi BE, Setio AAA, Ciompi F, Ghafoorian M, van der Laak JAWM, van Ginneken B, Sánchez CI (2017) A survey on deep learning in medical image analysis. Med Image Anal 42, 60–88

Mukherjee S (2017) A.I. versus M.D. The New Yorker. URL: https://www.newyorker.com/magazine/2017/04/03/ai-versus-md (abgerufen am 27.05.2020)

Rumelhart DE, Hinton GE, Williams RJ (1986) Learning representations by back-propagating errors. Nature 323, 533–536

Schmitz R, Werner R, Rösch T (2019) Artificial intelligence in endoscopy: deep neural nets for endoscopic computer vision – methods & perspectives. Z Gastroenterol 57, 767–780

Serag A, Ion-Margineanu A, Qureshi H, McMillan R, Saint Martin MJ, Diamond J, O'Reilly P, Hamilton P (2019) Translational AI and deep learning in diagnostic pathology. Front Med 6, 185

Topol EJ (2019) High-performance medicine: the convergence of human and artificial intelligence. Nat Med 25, 44–56

Wang P, Berzin TM, Brown JRG, Bharadwaj S, Becq A, Xiao X, Liu P, Li L, Song Y, Zhang D, Li Y, Xu G, Tu M, Liu X (2019) Real-time automatic detection system increases colonoscopic polyp and adenoma detection rates: a prospective randomised controlled study. Gut 68, 1813–1819

9 Internet of Things

Jürgen Holm

Die sogenannte „3. industrielle Revolution" war die Einführung der IT in die Industrieprozesse. Verwaltungssysteme und Informationssysteme in den Kernprozessen entstanden und schufen in nahezu allen Branchen einen hohen Zuwachs in der Produktivität. Plötzliche unerwartete Sprünge in der Effizienz und Produktivität sind denn auch die Kennzeichen bei diesen „Revolutionen". Zuvor waren es die Erfindung der Dampfmaschine und danach die Einführung der Elektrizität. Auch die Medizin ging den Weg der Computerisierung, man kann sogar sagen, dass die Digitalisierung des Gesundheitswesens so alt ist, wie es Informatik gibt. Ob im administrativen oder medizinischen Bereich, die ICT (Information and Communication Technology) hat alle Bereiche des Gesundheitswesens bereits durchdrungen, hat viele Arbeitsprozesse vereinfacht und die Informationsbereitstellung verbessert. Die „4. industrielle Revolution" ist bekannt durch das allgegenwärtige Schlagwort der „Digitalen Transformation". Dies hat sich in den letzten Jahren auch im Bereich der Medizin zu einem Hype entwickelt: eHealth, mHealth, Health 4.0, Big Data und weitere Begrifflichkeiten wirken auf uns ein. Die „Digitale Transformation" hat somit auch das Gesundheitswesen voll im Griff. Doch was steckt dahinter?

Der Weg zur 4. Industriellen Revolution begann mit einer Idee: Kevin Ashton arbeitete 1997 als Assistant Brand Manager bei Procter & Gamble. Als Verantwortlicher für die Lieferkette bestimmter Produkte wie Lippenstifte, sah er sich oft mit einem Lieferengpass des gut laufenden Produkts konfrontiert. Er fragte sich, „warum die Situation in den Verkaufsregalen immer mit dem Warensystem unvereinbar ist". Da dies durch die Verkaufspersonen mittels Barcodescanning erfolgte, wurde ihm klar, dass die Ursache im Lieferprozess bei der Aufzeichnung von Menschen eingegebenen Daten lag, was fehleranfällig, ungenau und teuer ist (https://ethw.org/Kevin_Ashton).

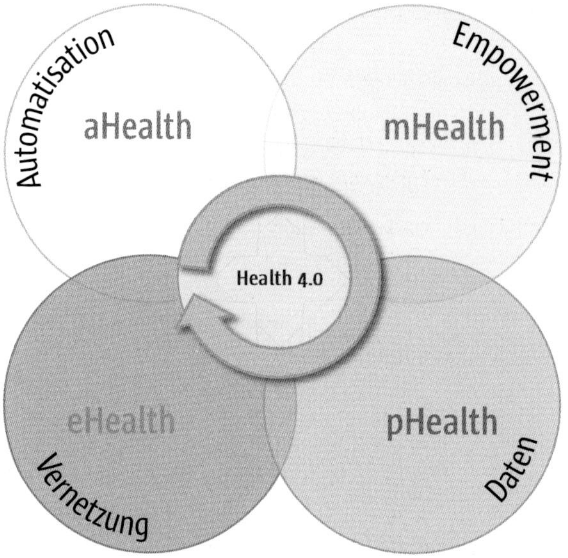

Abb. 1 Die 4 Basistechniken, getrieben durch die Entwicklungen rund um IoT, „aHealth", „mHealth", „eHealth" und „pHealth", beeinflussen sich gegenseitig und bilden die Grundlagen für die digitale Transformation im Gesundheitswesen (Health 4.0) (Holm u. Lehmann 2016a)

Auf der Fahrt zurück in sein Büro kam Ashton ein Gedanke: „Was wäre, wenn ich den Funk-Mikrochip aus der Kreditkarte nehmen und ihn auf meinen Lippenstift kleben würde?" (https://ethw.org/Kevin_Ashton). Wenn ein drahtloses Netzwerk Daten von einem Chip auf einer Lippenstiftverpackung dem Chip auf dem Regal mitteilen könnte, dass es nur noch wenige Verpackungen auf dem Regal gibt, dann könnte dies doch automatisch in das Warenwirtschaftssystem übertragen werden. Und eine rechtzeitige Nachbestellung könnte automatisiert erfolgen. Diese revolutionäre Idee nannte Ashton dann auch selbst später noch „Internet of Things" (Ashton 2009).

Und diese Idee hat die IT-Welt in der Folge stark beeinflusst. Mit diesem Gedanken „Internet of Things", nämlich Informationen mithilfe von Radiowellen sendenden Chips zu übertragen, später „RFID" (radio-frequency identification) genannt, wurde die Grundlage für die nächste industrielle Revolution gelegt. Doch nur eine Idee reicht natürlich nicht, um die Welt zu verändern. Und wenn wir verstehen wollen, warum dies auch so eine große Bedeutung für die Medizin hat, dann müssen wir uns weitere Entwicklungen anschauen, die alle zusammen erst in der Kombination ihr „Transformationspotenzial" entstehen lassen.

Eingeleitet durch das „Internet of Things" entwickelt sich zurzeit eine massenhafte Datenerfassung in vielen Lebensbereichen, die einerseits das **Verhalten der Menschen** analysieren (Big Data) oder eine auch auf das Individuum bezogene verbesserte Pflege und Behandlung zu leisten versucht („pHealth", s. Kap. 9.1). Im Wohnbereich ziehen ebenfalls vermehrt Anwendungen ein, die nicht nur verschiedene Funktionsbereiche des Hauses steuern sollen, sondern auch die **Menschen im Alltag begleiten können**, um z.B. im Alter länger unabhängig im eigenen Zuhause verbleiben zu können („aHealth", s. Kap. 9.2). Besonders augenfällig sind die Entwicklungen im Bereich der Smartphones,

Tablets und Apps, die mit vielen **Lifestyle- und Gesundheitsanwendungen** („mHealth", s. Kap. 9.3) im Umlauf sind und allgegenwärtig die Menschen erreicht haben. Eine weniger sichtbare Komponente, aber ebenso imposant entwickelt, ist die Vernetzung und der damit verbundene Datenaustausch. Im Bereich des Gesundheitswesens ist vor allem die Telematikinfrastruktur zu nennen („eHealth", s. Kap. 9.4). Die Synergieeffekte all dieser Techniken (Health 4.0, s. Kap. 9.5, s. Abb. 1) zeigen dann auch das ganze Potenzial auf und verändern das Gesundheitswesen nachhaltig.

In diesem Kapitel werden wir die Grundlagen, spannenden Möglichkeiten, Herausforderungen aber auch Risiken dieser neuen Technologien für das Gesundheitswesen erörtern.

9.1 Personalisierte Medizin: „pHealth"

Die neu gegründeten sogenannten „Data Science Center" an vielen Universitätskliniken sind sichtbarer Ausdruck dafür, dass „pHealth" (*personalized health*, personalisierte Medizin) ein vordringlicher Forschungs- und Anwendungsbereich geworden ist, um die Daten von Individuen zu analysieren. In der personalisierten Medizin verfolgt die Forschung das Ziel, in Zukunft Behandlungen und Diagnosestellung besser auf das Individuum abzustimmen, sei es auf Basis der vererbten Eigenschaften (Analyse der Gene, „Genomics"), der individuellen Stoffwechsellage (Analyse der Proteine im Gewebe, „Proteomics"), kontinuierlich gemessenen Vitaldaten oder des Verhaltens. Hinzu kommen die Behandlungsdaten aus der medizinischen Dokumentation der Leistungserbringer. Wenn diese Informationen zusammengeführt werden – so das Versprechen – können dabei Medikamente und Therapien entwickelt werden, die bezogen auf das Individuum optimal wirken und möglichst keine Nebenwirkungen entwickeln. Für bestimmte Krebsarten konnten bereits erste solche Medikamente entwickelt werden, deren Wirkung genau zum jeweiligen Menschen und seiner Erkrankung passen (Handschin u. Meyer 2012). Ebenso konnte gezeigt werden, dass sich aus „normal" aussehenden EKG-Daten ein sich anbahnendes Vorhofflimmern herauslesen lässt „predictiv intervention" (Zachi et al. 2019).

Auf technischer Seite sind die **Miniaturisierung von Sensoren** und die neuen Verfahren in der Datenanalyse (**Big Data**) besonders hervorzuheben. Diese Sensoren ermöglichen es über tragbare Geräte „Wearables" oder Smartphones Vitaldaten und Verhaltensdaten von ihren Trägern aufzuzeichnen und die Verfahren des Big Data erlaubt es in den aufgezeichneten Daten mögliche Muster zu erkennen, die dem Menschen sonst verborgen bleiben (Zachi et al. 2019). Diese sensorbasierte Technologie ist ebenfalls unter dem Begriff „Internet of Things" (IoT) bekannt. In Zukunft dürften diese Geräte einen wesentlichen Beitrag für eine erfolgreiche personalisierte Medizin, „pHealth", liefern.

9.1.1 Sensoren für die Selbstvermessung – „The quantified Self“

Die Fortschritte bei der Miniaturisierung von Sensoren führten zu einer breiten Entwicklung von Fitness- und Lifestyle-Geräten wie Schrittzählern, Aktivitätstrackern und vielem mehr. Für chronisch erkrankte Menschen oder Sportler gehört das regelmässige Messen und Dokumentieren von Vitalwerten und Aktivitäten (z.B. Schrittzähler) seit jeher zum Alltag. Charakteristisch für die neue Generation von Geräten ist, dass sie klein sind und Vital-, Fitness- oder Verhaltensdaten von deren „Trägern“ automatisch aufzeichnen können, bei Bedarf auch kontinuierlich (s. Tab. 1). Zudem werden die Daten über Apps in meist cloudbasierten Serverdiensten (= am Internet angeschlossene Datenbanken) diverser Anbieter übertragen. Diese neuen Geräte gehören zur Gruppe der „Self-Tracking-Geräte“. Direkt am Körper tragbar, werden sie auch als „Wearables“ bezeichnet und können Langzeitmessungen von den Anwendern aufzeichnen.

Vernetzung, IoT, Big Data und Smartphone-Technologien kommen hier zusammen und erzeugen kontinuierliche „Verlaufsdaten“. Über „soziale Netzwerke“ können die Träger ihre Ergebnisse mit anderen Menschen teilen. Bei der Nutzung über längere Zeiträume stehen dann Daten zur Verfügung, die für personalisierte medizinische Anwendungen über eHealth-Plattformen genutzt werden können. Als Risiken identifiziert werden z.B. die Möglichkeit, dass bildungsferne Bevölkerungsgruppen zu wenig erreicht werden oder

Tab. 1 Auswahl von Parametern rund um die Gesundheit, die beim Self-Tracking gemessen oder dokumentiert werden (modifiziert nach Barcena et al. 2014)

Konsum	Körperfunktionen	Physische Aktivität	Krankheitssymptome	Mobilität	Physiologische Parameter	Psychische Parameter
Kalorien	Menstruation	Sport	Kopfschmerzen	Lokalisierung	Herzfrequenz, EKG	Stimmung
Alkohol	Schwangerschaft	Schlaf	Asthma-Anfälle	Höhenlage	Blutzucker/Glukose	Stresslevel
Nikotin	Fruchtbarkeit	Reisen	Schmerzen	Zeit	Temperatur	Wachheit
Kaffee	Stuhlgang	Sex	Allergien	Geschwindigkeit	Blutdruck	
Wasser		Zähneputzen	Vorhofflimmern	Schrittzähler	Gewicht	
Medikamente					Atmung	
					Pulswellenfrequenz	
					Fettanteil	

dass die Gesundheitskompetenz auf Eigenverantwortung reduziert wird, um Präventionsprogramme und Education diesbezüglich abzubauen (Schweizerische Akademie der Medizinischen Wissenschaften 2015). Es gilt das Nutzenpotenzial von Quantified Self auch aus interdisziplinärer Perspektive breiter zu erforschen und die Risiken einschätzbar zu machen. Die im Mai 2020 endende Übergangsfrist[1] für die neue europäische Medizinprodukteverordnung (MDR = Medical Device Regulation (EU) 2017/745, https://eur-lex.europa.eu/legal-content/DE/TXT/?uri=CELEX:02017R0745-20170505) mit vielen neuen Regelungen wird die kommenden Produkte weiter professionalisieren.

Wearables erlauben Datenmessungen zur körperlichen Konstitution, Fitness und Verhalten direkt am Individuum.

Self-Tracking-Geräte erlauben Daten automatisiert kontinuierlich aufzuzeichnen, auf Cloud-Dienste zu übertragen und auswerten zu lassen. Diese Verlaufsdaten zusammen mit weiteren Behandlungsdaten zeichnen ein immer präziseres (Daten-)Bild des Individuums und unterstützen die personalisierte Medizin. Mit zunehmender Professionalisierung der Anwendungen (Medizinprodukte) dürfte der Nutzen dieser Daten im direkten medizinischen Behandlungskontext steigen.

9.1.2 Big Data & KI

Damit wir von Big Data sprechen können, sind in der Regel 4 Eigenschaften zu erfüllen. Naheliegend ist, dass es sich um „große“ Datenmengen handelt („volume“) dazu kommen noch weitere 3 „v“: „velocity“, „variety“ und „validity“, also Geschwindigkeit, unterschiedliche Typen von Daten (Bild, Text, Audio) und die Validität der gefundenen Korrelationen. Der letzte Punkt ist für die Medizin besonders wichtig: So macht es z.B. wenig Sinn die hohe Dichte von Nobelpreisträger aus der Schweiz mit dem weltweiten Rekord an Schokoladenverbrauch zu korrelieren – etwas das man mit Big Data und KI (künstliche Intelligenz) Analysen schnell finden kann.

Eine sorgfältige Untersuchung mit Anamnese, Status usw. und anschließender Befundung über bildgebende Verfahren, EKG und Laboranalysen führt in den meisten Fällen bereits zu einer sicheren Diagnose. Big Data Analysen kommen immer dann infrage, wenn die Entscheidungsfindung schwierig ist oder neue wissenschaftliche Erkenntnisse erarbeitet werden sollen („secondary use“). Können die Behandlungsdaten mit Fitness, Lifestyle und Verhaltensdaten

1 Im Zusammenhang mit der COVID-19-Pandemie hat die Europäische Kommission am 25. März 2020 angekündigt, die vollständige Anwendbarkeit der MDR um ein Jahr zu verschieben. Dieser Vorschlag wurde am 17. April 2020 vom EU Parlament und am 22. April 2020 vom EU-Rat verabschiedet (https://ec.europa.eu/germany/news/20200325-corona-medizinprodukte_de).

„sinnvoll" korreliert werden sind ganz neue Sichtweisen auf die Individuen oder ganze Gruppen denkbar. Künstliche Intelligenz (KI) unterstützt zunehmend diesen Forschungsbereich, der neue Erkenntnisse bezüglich Prävention, Diagnostik und Therapie erwarten lässt und damit eine präzisere Medizin. Als Risiko werden hier die häufig nicht nachvollziehbaren Entscheidungen der KI hervorgehoben. Dies ist insbesondere in der Medizin eine Herausforderung. Expertensysteme müssen immer „erklären" können, wie sie zu einer Entscheidung gekommen sind. Die Forschungsrichtung „xAI" (*explainable AI*, erklärbare KI) ist daher in der Medizin ein wichtiges Forschungsfeld (bitkom 2019).

Unterstützung bei der Diagnosestellung („second opinon"), sowie eine zukünftige personalisierte Medizin sind also auf intelligente Big Data und KI Anwendungen angewiesen. Im Rahmen von „second opinions" oder aber auch für eine erste Diagnosestellung bei schwieriger unklarer Symptomlage leisten solche Systeme schon heute gute Dienste (Chen et al. 2016).

Eine weitere wichtige Big Data Anwendung ist das Vorhersagen von Ereignissen – im Gesundheitswesen sprechen wir dann von prädiktiver Medizin. Dabei geht es um Folgendes: Die gesammelten kontinuierlich gemessenen individuellen Daten geben in ihrem zeitlichen Verlauf immer präzisere Hinweise auf künftige Erkrankungen. Ziel wäre es, durch eine Früherkennung und ein rechtzeitiges Eingreifen den Erkrankungsverlauf zu mildern oder sogar den Ausbruch zu verhindern. Ein einfaches Beispiel wäre eine „intelligente" Körpergewichtswaage, die bei einer bekannten Herzinsuffizienz das tägliche Wiegen verarbeitet und eine signifikante Gewichtszunahme (2–3 kg) innerhalb von 48 Std. als mögliche Wassereinlagerung im Körper infolge unsachgemässer Medikationseinnahme erkennt. So könnte noch rechtzeitig die Medikation wieder adäquat eingestellt und ein stationärer Aufenthalt verhindert werden. Das bereits genannte Beispiel für die Früherkennung von Vorhofflimmern (Zachi et al. 2019) zeigt das aktuelle Potenzial.

Big Data gepaart mit künstlicher Intelligenz (artificial intelligence [AI]) wird zunehmend den Gesundheits-, Fitness- und Verhaltensbereich sowie auch die Behandlung beeinflussen.

Im Gesundheitswesen ist zu erwarten, dass durch die Zusammenführung von Daten aus verschiedensten Quellen ein immer besseres (medizinisches) Verständnis zu den Individuen resultiert. In der Folge werden sich personalisierte und prädiktive Medizin verstärkt entwickeln.

9.2 Automatisation: „aHealth"

Ein großes Versprechen von Internet of Things und die damit verbundenen Technologien ist die Effizienzsteigerung in den Prozessen. Dies gilt besonders in den Lieferketten („supply chain") von Produkten. Im Gesundheitswesen und Lifestyle Bereich ist der Einsatz dieser Technologien auch im häuslichen „Setting“ im Kommen (Active and Assisted Living (AAL), s. Kap. 9.2.2). Ziel dabei ist es im Hintergrund ein Monitoring der Gesundheit sowie Unterstützung bei der Bewältigung des Alltags bei Altersgebrechen oder chronischen Erkrankungen zu ermöglichen. AAL ist im Wesentlichen der Einsatz von intelligenten sensorbasierten „Assistenten“ in und ausserhalb der Wohnung – eine typische IoT-Domäne.

9.2.1 Supply Chain

Prozessautomatisation in der Logistik ist im Gesundheitswesen grundsätzlich genauso relevant, wie in anderen Branchen. Neben der Effizienzsteigerung bei der Beschaffung liegen die evidenten Vorteile in einer effizienteren teilautomatisierten und effektiveren Dokumentation im eigenen Krankenhaus, sowie für die sektorenübergreifende integrierte Versorgung („eHealth“, s. Kap. 9.4). Nur mithilfe eines krankenhausweiten professionellen Stammdatenmanagements für die eindeutige Bezeichnung aller Gegenstände und deren Beschreibungen können die Prozesse durchgängig gemacht werden. Dies ist die Grundlage für die Einführung eines **interoperablen** („von System zu System verständlichen“) Informationsflusses.

Durchgängige Lieferketten schaffen Effizienzgewinn in den Krankenhäusern.

Interoperabilität von Daten zwischen den verschiedenen Systemen steht dabei im Zentrum der Überlegungen.

9.2.2 Active and Assisted Living (AAL)

Das Wohnen zu Hause – insbesondere im Alter – kann mit Unterstützung von Sensoren zum externen „Point of Care“ werden: Active and Assisted Living (AAL) ist dabei das Schlagwort, bei dem Sensoren in den Wohnbereich integriert werden (Balmer u. Zanoni 2016). Neben Haussteuerung, Einkauf und Telemedizin stehen insbesondere automatische Sturzerkennung, Unterstützung bei leichter Demenz oder bei diversen chronischen Erkrankungen im Fokus. Es ist anzunehmen, dass die heutigen Self-Tracking-Geräte und die dazugehörenden Apps ebenfalls vermehrt in den Wohnalltag einziehen und sich als Assistenzsysteme im Wohnbereich auf die Bedürfnisse der Bewohner anpassen werden. Es werden somit intelligente „Kleinstcomputer“ den Alltag der Menschen unterstützen und allfällige Erkrankungen oder die Gesundheit in ihrem Verlauf überwachen können.

Intelligente Assistenzsysteme werden in wenigen Jahren die Menschen in ihrem Zuhause bei der Bewältigung des Alltags unterstützen.

Schon heute sind diverse Systeme zu erwerben. Sie sind jedoch untereinander meist eher schwierig zu vernetzen, womit der Mehrwert für den Konsumenten eingeschränkt bleibt.

9.3 Empowerment: „mHealth"

Während wir im „pHealth" (s. Kap. 9.1) rein auf die Datensammlung für eine personalisierte Medizin fokussiert haben, diskutieren wir hier die Bedeutung und den Einfluss von mobilen Geräten auf die Menschen, die diese Geräte nutzen.

„mHealth", also „mobile Health" leitet einen Paradigmenwechsel im Gesundheitswesen ein: Die Patientin, der Patient wandelt sich vom behandelten Objekt hin zum selbstbestimmten, in den Behandlungsprozess aktiv integrierten Subjekt, das Verantwortung für seine Gesundheit übernimmt (s. Abb. 3). Eine wesentliche Basis für diese Entwicklung ist die neue Art der Kommunikation der Menschen über Social Media (s. Kap. 9.3.1) und den, mit Sensoren ausgestatteten, Smartphones. Diese Entwicklung führte zu einer neuen Welle der Selbstvermessung (s. Kap. 9.1.1). Die körperliche Wahrnehmung steigt und damit die Motivation für mehr Selbst- und Gesundheitskompetenz, die wiederum für mehr Selbstverantwortung und Selbstbewusstsein mit dem Umgang der eigenen Gesundheit sorgt. Hier wird neben der reinen kurativen Medizin die Prävention mehr in den Vordergrund gerückt. Die Implikationen für das Gesundheitswesen liegen dabei auf der Hand. Menschen, die sich durch solche Instrumente für einen gesünderen Lebensstil motivieren lassen, dürften in Zukunft die Krankheitslast im Bereich der nicht-übertragbaren Krankheiten („chronischen Krankheiten") spürbar abmildern. Der bis heute kaum regulierte Markt mit den Sensoren, Wearables und den dazugehörigen Apps, lässt aber einige Fragen offen bezüglich Datenschutz, Datenhaltung (s. Kap. 9.3.3) und Professionalisierungsgrad (s. Kap. 9.1.1) der Geräte und Software.

9.3.1 Soziale Netzwerke, Social Media

Social-Media-Dienste (neben Facebook auch Google+, Twitter, Flickr, Instagram, Xing und viele andere) bringen die Benutzer zum interaktiven Austausch von Informationen über sich selber („Teilen" und „Bewerten" von Inhalten). Diese auch unter dem Begriff „Web 2.0" laufende Bewegung ist fester Bestandteil in der heutigen Kommunikationskultur und nimmt Einfluss auf die Art und Weise, wie die Menschen mit ihren persönlichen Daten umgehen. Im Gesundheitswesen spielt diese Form der Kommunikation eine nicht zu unterschätzende Rolle. Auf der Suche nach Hilfe bei Erkrankungen oder Tipps für eine gesunde Lebensführung, besuchen Menschen entsprechende Internet-Plattformen, um sich dort mit anderen Menschen auszutauschen. Die Qualität der Informationen und Ratschläge sind jedoch aufgrund fehlender Quellenangaben mit Vorsicht zu genießen. Daher ist es in Zukunft wichtig, dass z.B. über die zukünftigen eHealth-Plattformen auf verlässliche, validierte Informationen zugegriffen werden kann. Vertrauenswürdige Informationen sind auch eine Chance für diese Plattformen eine hohe Akzeptanz zu erzielen.

Die sozialen Netzwerke sind allgegenwärtig – auch im Gesundheitswesen.

Die unklaren Informationsquellen bezüglich Erkrankungen und Gesundheitstipps stellen eine Herausforderung für die Anwender dar. Der Bedarf an Aufklärung und das Bedürfnis zum Austausch mit anderen Menschen mit ähnlichen Symptomen ist klar vorhanden. Validierte Informationen auf vertrauenswürdigen (eHealth-)Plattformen wären hier einzufordern.

9.3.2 Eigenverantwortung und Therapietreue

Insbesondere Menschen mit einer chronischen Erkrankung können mithilfe von Self-Tracking-Geräten und Apps vermehrt die Kontrolle über die eigene Gesundheit übernehmen und in den Behandlungsprozess besser miteinbezogen werden. „Self Management“ ist hier ein wichtiges Element, denn nicht alle Therapien funktionieren bei jedem Menschen gleich. Gerade bei chronischen Krankheiten müssen Patienten für sich selber herausfinden, was am besten zu ihnen passt. Darüber hinaus können sich die behandelnden Ärzte ein besseres Bild über ihre Patienten verschaffen und noch adäquater reagieren. Vorausgesetzt, die Patienten erlauben den Zugriff auf ihre Daten.

Im Behandlungsprozess ist eine individuelle Analyse des Patienten und seines Umfeldes wünschenswert, aber oft ist diese Analyse zeitlich kaum machbar oder bleibt bruchstückhaft. Dies ist dadurch bedingt, dass die Patienten in der Regel nur wenig Zeit mit den Behandelnden verbringen. In der übrigen Zeit ist die Eigenverantwortung („Compliance“, gemeint ist „Therapietreue“) der Patienten gefragt. Mit Wearables können die Patienten zu Hause begleitet und bei Bedarf wichtige Vitalfunktionen überwacht werden. Die Geräte erinnern den Patienten daran, seine Medikamente einzunehmen oder sie messen Parameter wie den Puls oder den Blutzuckerspiegel. Entscheidend dabei ist es, die Motivation des Patienten zu steigern und damit die Compliance und die Gesundheitskompetenz zu erhöhen.

Der Gebrauch von Self-Tracking-Geräten und medizinischen Apps fördert die Gesundheitskompetenz und unterstützt die Therapietreue.

9.3.3 Datenhaltung und Datenschutz

Dass Daten zur Gesundheit zu den besonders schützenswerten Daten gehören, ist bekannt. Tabelle 1 listet eindrücklich auf, welche Parameter im Bereich der „Selbstvermessung" bereits heute möglich sind, mit denen entsprechend vorsichtig umgegangen werden sollte. Aber das Gegenteil ist heute der Fall (Die Landesbeauftragte für den Datenschutz und für das Recht auf Akteneinsicht Brandenburg 2016). Dies hängt unmittelbar mit den Geschäftsmodellen der Hersteller der Self-Tracking-Geräte und Apps und mit den sozialen Netzwerken zusammen. Entwicklung und Betrieb von Apps und Cloud-Diensten sind teuer, doch die Dienstleistungen werden in der Regel nahezu gratis angeboten. Zur Finanzierung werden über die AGBs der Hersteller deshalb Vereinbarungen getroffen, dass der Hersteller die Daten für weitere oftmals nicht klar spezifizierte Zwecke benutzen darf. Eine digitale Souveränität im Sinne selbstbestimmter Datenhoheit ist damit explizit verloren gegangen. Selbstbestimmt ist hier nur die Zustimmung zum Geschäftsmodell, eine Alternative ist meist nicht vorhanden. Möchte man Geräte und Apps benutzen, ist somit bis heute kaum eine Möglichkeit vorhanden, die Daten selbstbestimmt zu verwalten. Im privatwirtschaftlich organisierten zweiten Gesundheitsmarkt fehlen letztlich verbindliche Regeln zum Umgang mit den hochsensiblen Gesundheitsdaten.

Die AGBs der Anbieter von Health-Apps und Self-Tracking-Geräten erlauben in der Regel keine digitale Souveränität im Sinne selbstbestimmter Datenhoheit.

Der zweite Gesundheitsmarkt finanziert Gratisangebote über die Weitergabe und/oder die weitere Nutzung der erhobenen Daten. Die im regulierten Bereich liegenden eHealth-Plattformen könnten zukünftig die digitale Souveränität besser unterstützen.

9.3.4 Verbreitung

Auch wenn die Leistungserbringer (ambulante Pflege, Krankenhäuser, ambulante Gruppenpraxen) scheinbar den Marktentwicklungen hinterherlaufen, so ist zu bedenken, dass im Behandlungskontext nicht jede „Innovation" sofort übernommen werden kann. Die Arzt-Patient-Beziehungen und die Patientensicherheit stellen eine Art Vertrauensraum dar und sind als zentrale Güter anzusehen (Holm 2012). Daher sind folgerichtig neue technische Entwicklungen mit Bedacht und Vorsicht einzuführen. Mobile Geräte und Applikationen sind aber im Kommen. Praktisch alle Hersteller von Software für Arztpraxen, Krankenhäuser und ambulante Pflege entwickeln praktisch alle in diese Richtung. Es lässt sich daher voraussagen, dass die nächste Softwaregeneration in der Medizin Mobilität stark fördern wird.

Das Potenzial der Gesundheits-Apps ist aber bei weitem noch nicht ausgeschöpft. Tatsächlich stehen wir hier erst am Anfang, vielfach auch bedingt durch die eher kurzfristigen Überlegungen der Marktteilnehmer. Zu beobachten ist, dass die vielen Health-Apps keine große Verbreitung erzielen und im Behandlungskontext kaum eine Rolle spielen. Dies trotz sinnvollen Funktionalitäten, wie Medikationsverwaltung, Impfdossiers, Tagebücher, Fitnesstracking und vieles mehr. Die Gründe dafür werden im Folgenden dargelegt:

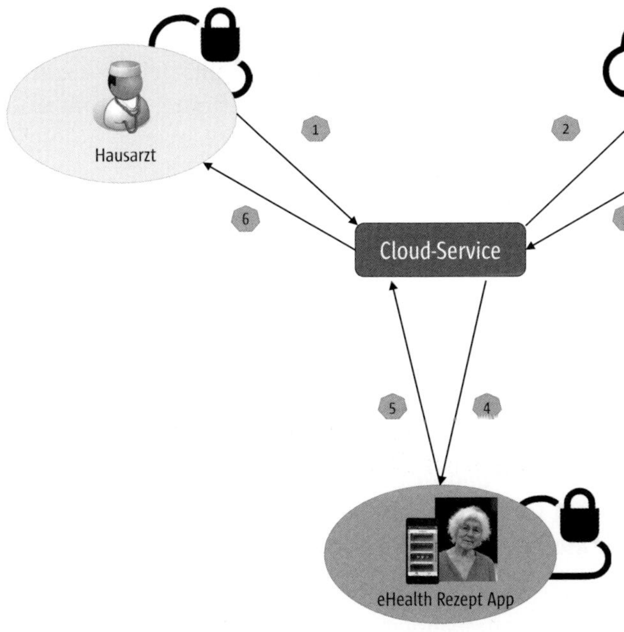

Abb. 2 Prozessbeispiel einer Rezept-App: (1) Der Hausarzt verschreibt Medikamente und stellt das elektronische Rezept (eRezept) mit Erlaubnis des Patienten auf einen Cloud-Service („Plattform“). (2) Der Patient geht in eine Apotheke und identifiziert sich mit seiner elektronischen Identitätskarte. Der Apotheker erhält das eRezept in seine Apothekensoftware und kann die neuen Medikamente überprüfen, ob sie mit den möglicherweise zusätzlich genommenen Medikamenten kompatibel sind („second opinion“). (3) Nach Abgabe der Medikamente wird dies entsprechend auf dem Cloud-Service registriert und auf der App (4) aktualisiert. Die App stellt dem Patienten Informationen zu den Medikamenten, Erinnerungsfunktionen für die Einnahme, Bilder zu den Tabletten usw. zur Verfügung. (5) Der Patient kann die Einnahme dokumentieren und diese für den Hausarzt freigeben (6) (Holm et al. 2014)

Abbildung 2 zeigt einen einfachen und sinnvollen Prozess auf, wie die eMedikation im ambulanten Bereich aussehen könnte. Solche Apps sind zwar auf dem Markt vorhanden, finden aber keine flächendeckende Anwendung. Da der Patient mit seiner App zu einem beliebigen Hausarzt gehen und anschließend eine beliebige Apotheke aufsuchen kann, würde es erforderlich sein, dass die jeweilige Arzt- und Apothekensoftware aller Akteure mit demselben Cloud-Service verbunden ist und das elektronische Rezept jeweils „lesbar“ also „interoperabel“ in die Software importiert werden kann. Eine Herausforderung ist die große Heterogenität der Softwaresysteme von Arztpraxissoftwaresystemen sowie diverse Softwaresysteme für Krankenhäuser, Apotheken, Heime und die ambulante Pflege, die auf dem Markt erhältlich sind. Würden diese organisatorischen und technischen Hindernisse beseitigt (einheitliche Telematikinfrastruktur, interoperable Formate (eMediplan) (s. Kap. 9.4), könnten z.B. die Medikations-Apps eine ganz neue Bedeutung erlangen. Der Nutzen würde sich für alle Beteiligten erhöhen und somit die Verbreitung solcher Apps stark zunehmen. Mit einer durchgehenden Interoperabilität – organisatorisch wie technisch – des Informationsflusses zwischen den verschiedenen Softwaresystemen gelänge vielleicht ein eigentlicher Durchbruch im Gesundheitswesen bezüglich Effizienz, Qualität und Sicherheit aus Sicht der Informatik.

Lifestyle, Fitness und Wellness-Apps werden dennoch zunehmend im Behandlungskontext genutzt und erzeugen insgesamt einen Mehrwert, auch wenn ein Austausch der Daten noch nicht oder nur eingeschränkt möglich ist. Der Mensch rückt durch den vermehrten Einsatz von „Wearables“ und Health-Apps weiter ins Zentrum seines persönlichen Behandlungspfades und seiner Präventionsanstrengungen. Self Management, Compliance und Gesundheitskompetenz können so positiv beeinflusst werden.

Die Hersteller der Health-Apps und Wearables verfolgen meist kurzfristig Marktstrategien und schaffen im Kontext eines Hypes eine große, aber nur kurzfristige Marktdurchdringung.

Im digitalisierten Gesundheitswesen entsteht für die Menschen erst ein Nutzen, wenn die Daten auf vertrauenswürdigen Plattformen gesammelt und unter Zustimmung der Patienten den Leistungserbringern zur Verfügung gestellt werden können. Dies dürfte sich mit der Einführung von eHealth-Plattformen entwickeln und zu einer deutlich grösseren Verbreitung von behandlungsunterstützenden Apps führen.

9.4 Vernetzung: „eHealth“

Wireless-, Cloud- und Breitbandtechnologien, der weltweite mobile Zugriff auf das Internet, sowie der laufende Wechsel auf das neue Internet Protokoll

(IPv6) mit deutlich höherer Zahl an verfügbaren Adressen unterstützen laufend einen verbesserten Zugang zum und die Vernetzung mit dem Internet. Dies erlaubt den Aufbau neuer effizienter Infrastrukturen für den Datenaustausch und die Datenhaltung. Verbesserte Verschlüsselungstechnologien, sowie spezielle Sub- oder Parallelnetze erlauben vermehrt eine sichere Nutzung. Im Gesundheitswesen sind dies wichtige Voraussetzungen für den Aufbau von entsprechenden „Telematik-Infrastrukturen“ für den Betrieb von nationalen eHealth-Netzwerken. Der Faktor Mensch und sein Umgang mit den Daten bleibt aber als Sicherheitsrisiko bestehen.

9.4.1 Begriffsklärung

„eHealth“ ist ganz allgemein ein Sammelbegriff für den Einsatz digitaler Technologien im Gesundheitswesen. Mit der Einführung der Telematikinfrastruktur und der elektronischen Gesundheitskarte in Deutschland wird eine flächendeckend verfügbare technologische Basis für den sicheren Austausch von medizinischen Informationen geschaffen (Bundesministerium für Gesundheit 2019). Zunächst werden die Arzt- und Zahnarztpraxen angeschlossen. Anschließend werden auch die Krankenhäuser, Apotheken und weitere Leistungserbringer an die Telematikinfrastruktur angeschlossen. Damit können künftig elektronische Anwendungen (z.B. die elektronische Patientenakte, der elektronische Medikationsplan oder das Notfalldatenmanagement) zur Verbesserung der Versorgung von Patientinnen und Patienten genutzt werden.

Im Rahmen von eHealth wird eine flächendeckende Telematikinfrastruktur aufgebaut und die Leistungserbringenden sukzessive angebunden.

9.4.2 Ausbau der Vernetzung

Das Terminservice- und Versorgungsgesetz (TSVG) tritt am 1. Januar 2021 in Kraft und verpflichtet Krankenkassen, ihren Versicherten auch via mobile Technologien eine elektronische Patientenakte zur Verfügung zu stellen. Auch der Einbezug der ambulanten Pflege ist geplant, sowie der digitale Impfpass, Mutterpass, Untersuchungsheft und Zahnbonusheft. Ein Mehr an Sicherheit in der Arzneimittelversorgung (GSAV) soll mit den notwendigen Regelungen für die Verwendung von Verordnungen von Leistungen in elektronischer Form (eRezept) geschaffen werden. Parallel dazu sollen bis 30. Juni 2020 die technischen Voraussetzungen zur Einführung elektronischer Verordnungen umgesetzt sein. Zurzeit wird bei den Softwareherstellern die Umsetzung zum Führen von Notfalldaten, des eMedikationsplans sowie der sicheren Kommunikationsverfahren zwischen Leistungserbringern priorisiert.

All diese Arbeiten legen den Grundstein dafür, dass die Digitalisierung im Gesundheitswesen vorangetrieben werden kann. Eine sichere Telematikinfrastruktur ermöglicht insbesondere auch die Entwicklung von App-Ecosystemen. Wenn vermehrt professionalisierte, interoperable und nutzenbringende Lifestyle und Gesundheitsapps entwickelt werden, die an die bestehende Telematikinfrastruktur, z.B. an die elektronische Patientenakte angebunden werden können, stehen schnell weitere Daten und Dienste zur Verfügung. So können bei Bedarf und mit Erlaubnis des Patienten ein Zugriff auf das Diabetes-Tagebuch, Schwangerschaftstagebuch, selbständig erfasste Blutdruck- und Pulswerte der letzten Tage, Schlafprofile, Aktivitätsprofile oder auch Ernährungsgewohnheiten usw. ermöglicht werden. Die Daten fliesen bei Bedarf dabei direkt in die medizinische Dokumentation hinein.

Datenhoheit, Transparenz und Freiwilligkeit stehen bei der Telematikinfrastruktur im Fokus und ermöglichen so, die *Gesundheitskompetenz* des jeweiligen Anwenders und seine *digitale Souveränität* im Kontext der Gesundheitsdaten zu erhöhen.

Der geplante Ausbau priorisiert wichtige Anwendung aus dem Bereich der Medikation, Notfalldaten usw. Damit soll eine unterstützende Wirkung in der Behandlungsqualität, der Patientensicherheit, der Effizienz in den Arbeitsabläufen der Behandelnden und in der Gesundheitskompetenz der Patienten ermöglicht werden.

9.5 Konvergenz: Health 4.0

Die Ausführungen zu den Themengebieten „pHealth", „aHealth", „mHealth" und „eHealth" zeigen bereits deutlich, wie diese Technologien miteinander verknüpft sind. Treiber dieser Bereiche ist die Einführung von Sensoren, die kontinuierlich Daten erheben und automatisiert weiterleiten können – IoT. Der enorme Anfall von erfassten Daten sowie die omnipräsenten Smartphones haben zudem neue Analysemethoden rund um „Big Data" erforderlich gemacht und maschinelles Lernen und künstliche Intelligenz beflügelt. Die Konvergenz all dieser neuen Techniken, Forschungsgebiete und Anwendungen führt uns ins Zentrum der digitalen Transformation im Gesundheitswesen und zeigen ihr Potenzial, das mit dem Begriff Health 4.0 beschrieben wird (s. Abb. 3).

Dieser Transformationsprozess führt zu einem Paradigmenwechsel in der Medizin ein: hin zum im Behandlungsprozess aktiv mitmachenden und integrierten Patienten. Die dadurch bedingte zunehmende Gesundheitskompetenz werden auch seine Präventionsbemühungen fördern. Dieser direkte Einbezug der Menschen unterstreicht auch den Unterschied der digitalen Transformation im Gesundheitswesen zu anderen Branchen. Im Gesundheitswesen ist das „Werkstück" ein selbstverantwortliches, sich selbst steu-

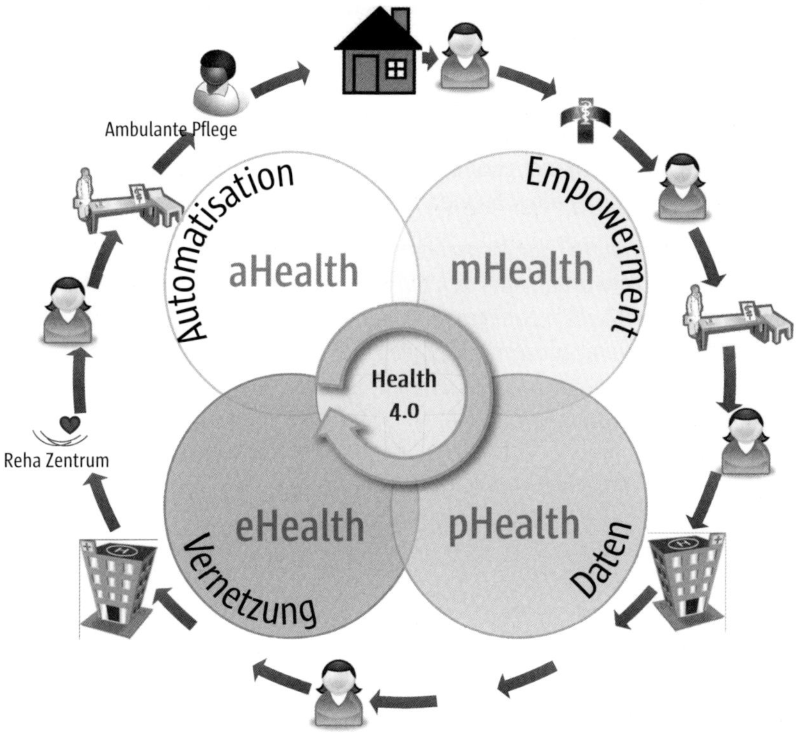

Abb. 3 Die vier Kernbereiche der digitalen Transformation im Gesundheitswesen „aHealth“, „mHealth“, „eHealth“ und „pHealth“ erlauben vermehrt die aktive Einbindung der Patienten in ihre Behandlungspfade durch z.B. Apps. Zukünftig startet das Gesundheitsmonitoring bereits in der eigenen Wohnung, von dort aus erhält auch die ambulante Pflege Unterstützung. Ein Mehr an Gesundheitskompetenz ist in Zukunft bei so eingebundenen Patienten zu erwarten. Forschungsbereiche wie „Big Data“, „Predictive Intervention“ u.a. erhalten durch die Zusammenführung von Informationen neue Möglichkeiten zur Datenanalyse (Holm u. Lehmann 2016b).

erndes Subjekt, das auf seinem Lebensweg aktiv durch die Behandelnden zu unterstützen und zu „coachen“ ist. Das Gesundheitswesen ist für die Menschen gemacht, um ihnen in allen Lebensphasen ein menschenwürdiges Dasein zu ermöglichen. Die (Medizin-)Informatik zur Unterstützung dieses Ansinnens ist daher mit Verantwortung zu entwickeln und entsprechend zu prüfen. Die heutige Medizininformatik wird in der Regel von den Leistungserbringern direkt und stark beeinflusst – und unterliegt so einem sich selbstregulierenden Prozess. Das zunehmende Gewicht des zweiten Gesundheitsmarktes in Bezug auf die individualisierte Datenerhebung – nicht zuletzt beflügelt durch IoT – unterstützt insbesondere den Präventionsbereich und fordert die Medizininformatik heraus: Wie können Sicherheit, Persönlichkeitsschutz, integrierte Versorgung und medizinisches Datenmanagement sinnvoll zusammengeführt werden? Denn Innovation im digitalen Gesundheitswesen ist nur dann erfolgreich, wenn es dem Menschen nützt unter Beibehaltung seiner digitalen Datensouveränität.

Digitale Transformation im Gesundheitswesen („Health 4.0") bezieht sich auf den Menschen, der vermehrt in sein Gesundheitsmanagement und seine Behandlung eingebunden wird.

Durch die „Einbindung" der Menschen wird die Gesundheitskompetenz steigen. Es ist zu erwarten, dass sich ein Mehr an Prävention entwickeln und die kurative Medizin zunehmend seltener in Anspruch genommen wird. Der Behandlungsprozess selber wird sich durch ein Mehr an Information und Effizienz, durch verbesserte Patientensicherheit und Behandlungsqualität nochmals verbessern.

Literatur

Ashton K (2009) That „Internet of Things" Thing. URL: https://www.rfidjournal.com/articles/view?4986 (abgerufen am 28.05.2020)

Balmer D, Zanoni M (2016) Operation Brönnimann. Fussböden, die Alarm schlagen, intelligente Kleidung – wie Forscher von der Berner Fachhochschule die Pflege revolutionieren. URL: http://dok.sonntagszeitung.ch/2016/pflegetechnik/ (abgerufen am 28.05.2020)

Barcena MB, Wueest C, Lau H (2014) How safe is your quantified self. Symantech: Mountain View, CA, USA:. URL: https://paper.bobylive.com/Meeting_Papers/BlackHat/Europe-2014/eu-14-Wueest-Quantified-Self-A-Path-To-Self-Enlightenment-Or-Just-A-Security-Nightmare-wp.pdf (abgerufen am 18.06.2020)

Bitkom (Hrsg.) (2019) Blick in die Blackbox. Nachvollziehbarkeit von KI-Algorithmen in der Praxis. URL: https://www.bitkom.org/sites/default/files/2019-10/20191016_blick-in-die-blackbox.pdf (abgerufen am 28.05.2020)

Bundesministerium für Gesundheit (2019) E-Health – Digitalisierung im Gesundheitswesen. Für die erfolgreiche Weiterentwicklung unserer Gesundheitsversorgung ist das Vorantreiben der Digitalisierung die zentrale Voraussetzung. URL: https://www.bundesgesundheitsministerium.de/e-health-initiative.html (abgerufen am 28.05.2020)

Chen Y, Argentinis E, Weber G (2016) IBM Watson: How Cognitive Computing Can Be Applied to Big Data Challenges in Life Sciences Research. Clinical Therapeutics/Volume 38, Number 4, 2016 (688–701). URL: http://dx.doi.org/10.1016/j.clinthera.2015.12.001 (abgerufen am 28.05.2020)

Die Landesbeauftragte für den Datenschutz und für das Recht auf Akteneinsicht Brandenburg (2016) Ergebnisse einer deutschlandweiten Prüfung von Wearables mit Gesundheitsfunktionen. URL: http://www.lda.brandenburg.de/sixcms/detail.php/780514 (abgerufen am 28.05.2020)

Handschin C, Meyer UA (2012) Warum reagiert mein Patient anders auf dieses Medikament? Pharmakogenomik und personalisierte Medizin in der Praxis. Swiss medical forum, Vol. 12, H. 22. S. 425–433

Holm J (2012) Einen Vertrauensraum schaffen. Care Management 5, 37–39

Holm J, Lehmann M, Nüssli S (2014) Im Fokus: Patientensicherheit, eHealth und Apps. Clinicum 6–14, 76–80

Holm J, Lehmann M (2016a) Die virtuelle Welt verschmilzt mit der realen. Clinicum 1–16, 28–30

Holm J, Lehmann M (2016) Frau Brönnimann steht im Zentrum des Persönlichkeitsschutzes. Spirit 3, 16–17

Schweizerische Akademie der Medizinischen Wissenschaften (2015): Gesundheitskompetenz in der Schweiz – Stand und Perspektiven, Swiss Academies Reports, 10 (4): 77–78

Zachi IA, NoseworthyPA, Lopez-Jimenez F, Asirvatham SJ, Deshmukh AJ, Gersh BJ et al. (2019) An artificial intelligence-enabled ECG algorithm for the identification of patients with atrial fibrillation during sinus rhythm: a retrospective analysis of outcome prediction. The Lancet. 394 (10201): 861–867. URL: https://www.thelancet.com/journals/lancet/article/PIIS0140-6736(19)31721-0/fulltext (abgerufen am 28.05.2020)

10 Robotik

Jens Lüssem

10.1 Einleitung

Seit den 70er-Jahren durchdringen Roboter immer mehr Bereiche unseres Lebens. Roboter wurden zunächst in der Industrie eingesetzt, um repetitive Tätigkeiten in der Produktion von Massengütern zu übernehmen. Industrieroboter zeichneten sich hierbei durch ihre hohe Genauigkeit und Zuverlässigkeit bei vergleichsweise geringen Kosten aus (Haun 2013).

In den vergangenen Jahrzehnten kamen immer weitere Anwendungsgebiete (s. Abb. 1) hinzu.

Medizinroboter werden insbesondere in den Bereichen der Chirurgie (z.B. minimal-invasive Chirurgie, orthopädische Chirurgie), der Rehabilitation (z.B. Exoskelette), der Diagnostik, der Logistik (z.B. intelligente Transportwagen) sowie der Pflege eingesetzt.

Hauptsächliche Treiber dieser Entwicklung waren die gesunkenen Kosten für Hardware, die Miniaturisierung der Bauteile sowie die Fortschritte in der Steuerungs- und Regelungstechnik wie auch in der Algorithmik.

Robotische Systeme lassen sich wie oben geschehen in Anwendungsgebiete kategorisieren. Weitere Möglichkeiten einer Kategorisierung bestehen in

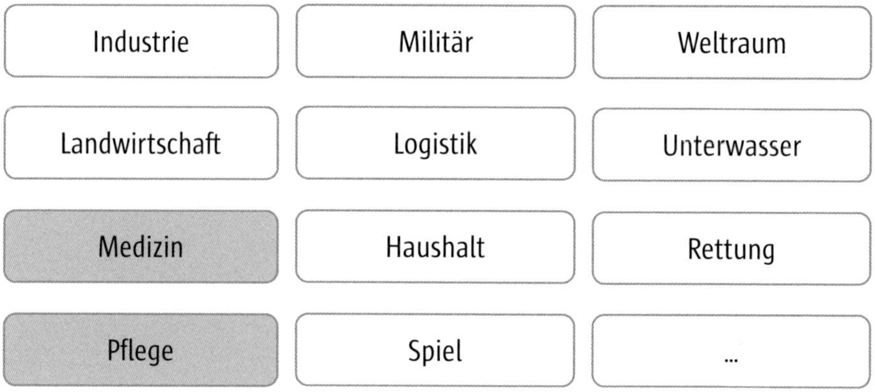

Abb. 1 Anwendungsgebiete Roboter

- den vom Roboter zu bewältigenden *Aufgabentypen*,
- der *Morphologie* der Roboter oder in
- dem *Grad der Autonomie* der robotischen Systeme.

Wenn man den Grad der Autonomie der robotischen Systeme als Kategorie zugrunde legt, könnte eine grobe Einteilung wie folgt vorgenommen werden:

- Manipulatoren (werden nicht durch Computer gesteuert)
- Industrieroboter (computergesteuerte Maschinen)
- Autonome Roboter (KI-gesteuert)

Im Anwendungsfeld Medizin würde die Klasse der OP-Roboter – dieser Einteilung folgend – am ehesten unter die Kategorie der Manipulatoren fallen. Wir möchten uns im Rahmen dieses Kapitels allerdings nicht dieser Roboterkategorie zuwenden, sondern die Klasse der autonomen Roboter näher betrachten.

10.2 Autonome Roboter

Damit sich ein Roboter autonom in einer Umgebung bewegen und zurechtfinden sowie die ihm zugedachten Aufgaben erledigen kann, müssen zunächst zwei wesentliche (Hardware-)Voraussetzungen erfüllt sein: der Roboter muss geeignete Sensoren wie auch Aktoren besitzen.

Mit den Sensoren (wie z.B. Kamera, Mikrofon, Sonar) nimmt ein Roboter seine Umgebung wahr, mit Aktoren (wie z.B. Greifarm, Beine, Lautsprecher) interagiert ein Roboter mit seiner Umgebung bzw. führt in seiner Umgebung Aktionen aus.

Um geeignete Aktionen ausführen bzw. mit anderen Akteuren (Menschen oder andere Systeme) interagieren zu können, muss ein autonomer Roboter in der Lage sein, Wahrnehmungen zu verarbeiten. Diese Verarbeitung kann unterschiedliche Komplexitätsgrade besitzen und führt je nach Ausgestaltung zu gänzlich unterschiedlichen Robotermodellen, von denen wir an dieser Stelle nur zwei vorstellen wollen: reflexive Roboter und lernende Roboter.

10.2.1 Reflexive Roboter

Reflexive Roboter erzeugen auf Basis von Sinneseindrücken ein – i.d.R. stark vereinfachtes – Abbild der für den Roboter relevanten Umgebung. Dieses Abbild wird dann mit einer Regelbasis verglichen. Die in dieser Regelbasis enthaltenen Regeln sind von der Form: „Wenn der relevante Teil der Umgebung so aussieht, dann führe die folgende Aktion aus". Wenn ein bestimmter Grad an Übereinstimmung des Abbilds der Welt mit dem Regelrumpf (dem „wenn"-Teil der Regel) überschritten wird, wird der „dann"-Teil der Regel ausgewählt und zur Ausführung gebracht (s. Abb. 2).

Reflexive Roboter können zwar autonom agieren, sind allerdings nicht in der Lage, aus Erfahrungen dazuzulernen. Daher sind reflexive Roboter nur innerhalb sehr einfach strukturierter Szenarien einsetzbar (Russell u. Norvig 2016).

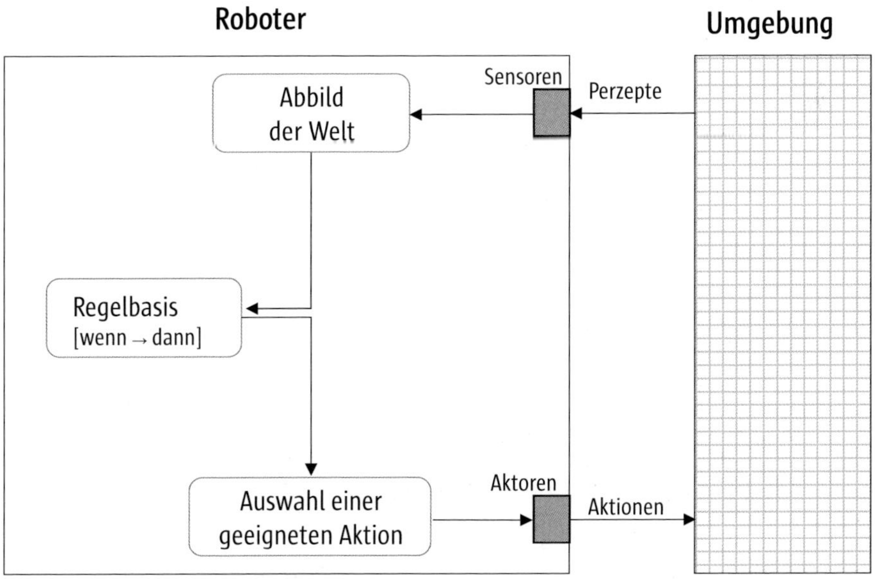

Abb. 2 Modell eines reflexiven Roboters

10.2.2 Lernende Roboter

Lernende Roboter sind deutlich komplexer aufgebaut. Das hier dargestellte Modell eines lernenden Roboters (s. Abb. 3) besitzt vier Hauptkomponenten:

- Leistungskomponente
- Lernkomponente
- Problemgenerator
- Bewertungskomponente

Die Leistungskomponente kann als ein erweiterter reflexiver Roboter angesehen werden, der mittels Sensoren seine Umgebung wahrnehmen kann und mithilfe von Aktoren mit seiner Umgebung interagiert bzw. in seiner Umgebung Aktionen durchführt.

Die Lernkomponente kann auf Basis des vom Roboter generierten Abbilds der Umgebung wie auch auf Basis der ausgeführten Aktion Änderungen an der Leistungskomponente vornehmen, sodass sich das Verhalten des Roboters ändert, um sich so besser an die Umgebung anzupassen. Ein Beispiel wäre hier die Anpassung der Spracherkennung des Roboters an die Aussprache eines Patienten.

Die Bewertungskomponente liefert der Lernkomponente eine Bewertung der vom Roboter durchgeführten Aktion und ist ihrerseits verbunden mit einer Bezugsgröße (Benchmark), der einen „Mindestwert" hinsichtlich der von dem Roboter durchgeführten Aktion festlegt.

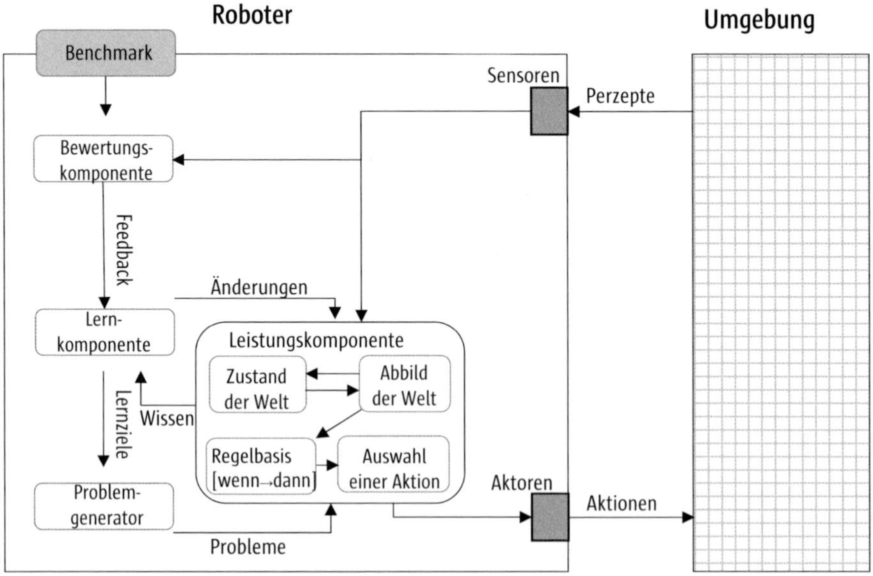

Abb. 3 Modell eines lernenden Roboters

Mittels der vierten Komponente, dem Problemgenerator, soll auf Basis der zu erreichenden Lernziele über die Definition weiterer Problemstellungen der Roboter systematisch bessere Lernerfolge erreichen (Russell u. Norvig 2016).

10.3 Stand der Forschung im Bereich lernender Roboter

Ein besonderes Augenmerk wird derzeit auf die Entwicklung intelligenter autonomer Roboter gerichtet. Von diesen Robotern verspricht man sich ein deutlich breiteres Anwendungsspektrum in so unterschiedlichen Bereichen wie Industrie 4.0, Raumfahrt oder Pflege.

Es wachsen daher derzeit die Schlüsseltechnologien künstliche Intelligenz, Big Data und Robotik zu einem Feld Cognitive Robotics zusammen.

So kann man seit einigen Jahren eine Renaissance künstlicher neuronaler Netze in Form von sogenannten *Deep Neural Networks* – also neuronalen Netze mit vielen verborgenen Schichten – beobachten.

Da KI-Verfahren wie bspw. die o.g. künstlichen neuronalen Netze viele – bereits klassifizierte – Daten als Trainingsdaten zur Entdeckung von Mustern benötigen, wachsen die Bereiche Künstliche Intelligenz und Big Data immer weiter zusammen. Diese modernen KI-Verfahren benötigen aufgrund der hohen Komplexität der verwendeten neutonalen Netze und aufgrund der großen Anzahl von Trainingsdaten große Rechnerkapazitäten (Russell u. Norvig 2016).

Für autonome lernende Roboter bedeutet dies derzeit, dass diese komplexen Berechnungen aus Sicht des Roboters auf performantere Rechner bzw. auf eine performantere Rechnerinfrastruktur (bspw. eine Cloud) ausgelagert werden (müssen). Hieraus ergeben sich auf der einen Seite neue strukturelle Abhängigkeiten, die einer hohen Robustheit der robotischen Systeme entgegenstehen können, auf der anderen Seite werden sich neue Probleme mit dem Datenschutz/der Datensicherheit ergeben.

Ein weiterer Schwerpunkt von Forschungsaktivitäten rund um intelligente autonome Roboter kann mit den Begriffen „kollaborative Roboter" bzw. „Mensch-Maschine-Interaktion" umschrieben werden. Hier steht die Zusammenarbeit mit einem intelligenten Roboter im Vordergrund.

10.4 Anwendungsszenarien

Um die Einsatzmöglichkeiten autonomer Roboter wie allerdings auch die mit einem Einsatz verbundenen Herausforderungen zu illustrieren, sollen zwei der im Projekt ARiA (Angewandte Robotik in der Altenpflege) gemeinsam mit Pflegekräften entwickelten Anwendungsszenarien im Kontext der Pflege betrachtet werden: „Physische Aktivierung" und „Dauerklingler". In

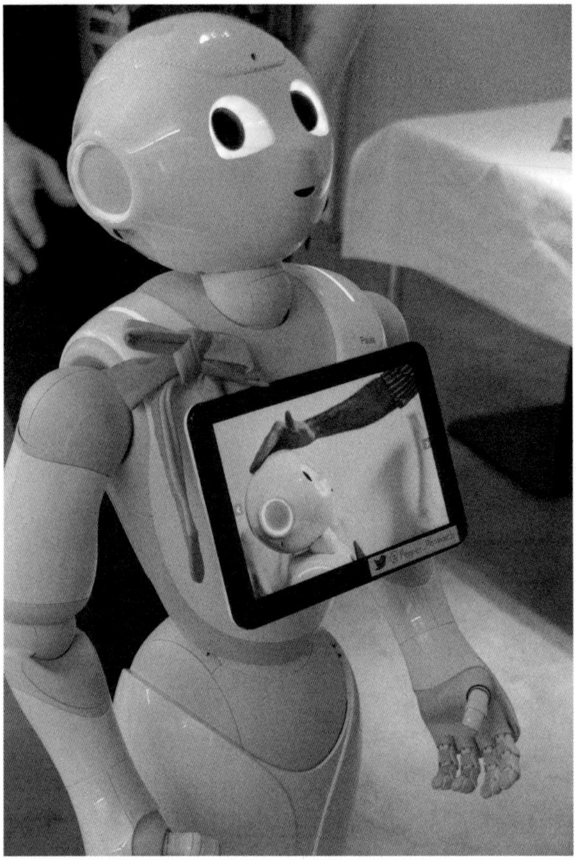

Abb. 4 Roboter bei der Erklärung einer Übung (Projekt ARiA)

dem Projekt wurde ein teilhumanoider Roboter des Typs Pepper (s. Abb. 4) als Stand-alone-System verwendet. Eine Anbindung über das Internet bspw. an Cloud-Ressourcen war nicht vorgesehen.

10.4.1 Physische Aktivierung

Das Szenario „*Physische Aktivierung*“ kann wie folgt beschrieben werden:

- Die Pflegekraft informiert den Roboter, dass Hr. Schmidt auf Zimmer 1.42 seine Übungen machen soll.
- Der Roboter bestätigt den Auftrag und bewegt sich zum Zimmer 1.42.
- Der Roboter betritt das Zimmer 1.42 und fragt Hr. Schmidt, ob dieser Zeit für seine Übungen hat.
- Der Roboter bittet Hr. Schmidt, sich aufzusetzen.
- Der Roboter macht die Bewegungsübungen vor, Hr. Schmidt wiederholt diese Übungen.

- Der Roboter schaut, ob Hr. Schmidt Probleme mit den Übungen hat und zeichnet einen Teil der von Hr. Schmidt durchgeführten Übungen zur Dokumentation auf.
- Der Roboter beendet die Übungen, bedankt sich bei Hr. Schmidt für das gute Mitmachen und verlässt das Zimmer.
- Der Roboter informiert die Pflegekraft über das erfolgreiche Durchführen der Bewegungsübung und bitte um die nächste Aufgabe.

Um ein solches Szenario umsetzen zu können, muss der Roboter eine Reihe von Fähigkeiten besitzen. Folgende (Mindest-)Anforderungen an einen derartigen Roboter können definiert werden:

- Spracherkennung
- Spracherzeugung
- Autonome Navigation in einem Gebäude
- Gesichtserkennung
- Situationserkennung

In dem Projekt ARiA ist das oben beschriebene Szenario in Teilen erfolgreich in *Living Labs* (Lehmann et al. 2018) umgesetzt worden. So ist der Roboter in der Lage, einen entsprechenden Auftrag von einer Pflegekraft entgegenzunehmen sowie das Zimmer einer Patientin/eines Patienten zu finden. Der Roboter ist ferner in der Lage, die für die Patientin/den Patienten vorgesehenen Bewegungsübungen durchzuführen. Größere Schwierigkeiten bestehen hingegen noch mit einer robusten Situationserkennung, für die eine größere Datenbasis notwendig gewesen wäre, aber aufgrund der beschränkten Speicher und Rechenkapazitäten auf dem Roboter nicht realisiert werden konnten.

Obschon das oben genannte Szenario so weitgehend umgesetzt werden konnte, bestehen Schwierigkeiten mit Alternativszenarien. So muss nicht nur sichergestellt werden, dass der Roboter in dem geschilderten Szenario angemessen reagiert. Dies muss auch bei Abweichungen von diesem Szenario gelten. So muss der Roboter beispielsweise auch darauf angemessen reagieren können, wenn eine Patientin/ein Patient gerade nicht in der Lage ist, seine vorgesehenen Bewegungsübungen durchzuführen.

Diese Schwierigkeiten verdeutlichen, dass autonome Roboter derzeit nur sinnvoll als Assistenzroboter in der Pflege eingesetzt werden können (Lehmann et al. 2019).

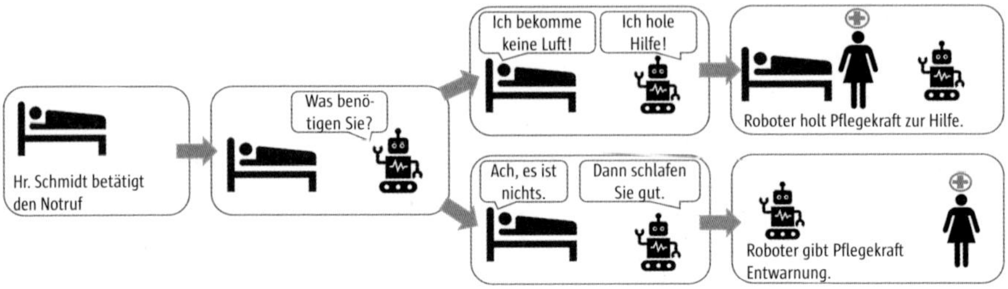

Abb. 5 Szenario „Dauerklingler"

10.4.2 „Dauerklingler"

Das Szenario „Dauerklingler" kann wie folgt beschrieben werden:

1. Hr. Schmidt auf Zimmer 1.42 drückt den Notruf.
2. Die Pflegekraft gibt dem Roboter den Auftrag im Zimmer 1.42 vorbeizuschauen.
3. Der Roboter betritt das Zimmer 1.42 und fragt Hr. Schmidt, was dieser benötigt.
   a. Hr. Schmidt klagt über Atemnot.
      - Der Roboter holt die Pflegekraft.
   b. Hr. Schmidt sagt, dass er doch nichts benötigt.
      - Der Roboter verabschiedet sich bei Hr. Schmidt und gibt der Pflegekraft Entwarnung.

In dem Projekt ARiA wurden diese Szenarien aufgrund der besseren Verständlichkeit in Form sogenannter User Stories dargestellt (s. Abb. 5).

Auch für die Umsetzung dieses Szenarios, benötigt der Roboter im Wesentlichen die bereits oben genannten Fähigkeiten.

10.5 Bedeutung in der medizinischen und pflegerischen Versorgung

Wir gehen zwar davon aus, dass sich in den nächsten Jahren aufgrund einer stark degressiven Kostenentwicklung Assistenzroboter vermehrt im Bereich der medizinischen bzw. pflegerischen Versorgung eingesetzt werden. Allerdings muss zunächst der Umgang mit den folgenden Punkten geklärt werden:

- ethische Belange
- rechtliche Aspekte
- Datenschutz/Datensicherheit
- soziale Aspekte
- Aus- und Weiterbildung
- Akzeptanz

Ethische Belange

Die Europäische Kommission hat gerade Ethik-Leitlinien für eine vertrauenswürdige KI veröffentlicht (Europäische Kommission 2019), die eine gute Grundlage für ethische Vorgaben für den Einsatz von Robotern in der Pflege sein können. Allerdings gilt es, diese Leitlinien auf die jeweiligen Anwendungsszenarien herunterzubrechen. Zudem haben die Auswertungen unserer Umfragen im Rahmen des ARiA-Projekts aufgezeigt, dass die individuellen Präferenzen hinsichtlich eines Einsatzes von Robotern sehr unterschiedlich ausgeprägt sind (Bendel 2018).

Rechtliche Aspekte

An dieser Stelle seien nur die Haftungsrisiken genannt, die mit dem Einsatz von autonomen Robotern einhergehen. Es ist derzeit unklar, wer die Verantwortung übernimmt, wenn der Roboter bspw. Patienten verletzt.

Datenschutz/Datensicherheit

Autonome Roboter können aufgrund ihrer Sensoren große Mengen sensibler (personenbezogener) Daten generieren und speichern (insb. Bild- und Tondaten, Bewegungsprofile). Dies betrifft nicht nur Patientinnen und Patienten, sondern auch Pflegekräfte sowie Besucherinnen und Besucher, deren Daten vor einer missbräuchlichen Verwendung geschützt werden müssen.

Soziale Aspekte

Unsere Umfragen im Rahmen des Projekts ARiA haben ergeben, dass trotz eines prognostiziert immer größer werdenden Pflegenotstands, Beschäftigte fürchten, durch Roboter ersetzt zu werden. Obgleich die derzeitigen Rahmenbedingungen und technischen Möglichkeiten nicht darauf hindeuten, dass in naher Zukunft eine Ersetzung von Pflegekräften durch Roboter erfolgen wird. Es deutet sich dennoch an, dass die Politik hier regulierend eingreifen wird.

Aus- und Weiterbildung

Der Einsatz autonomer Roboter führt zunächst zu einer Erhöhung der Komplexität des Gesamtsystems. Pflegekräfte müssen eine Aus- bzw. Weiterbildung im Umgang mit Robotern besitzen. Ansonsten

Akzeptanz

Ein Einsatz von Robotern in einem pflegerischen Kontext ist nur dann vorstellbar, wenn Roboter sowohl von Pflegekräften wie auch von Patienten/

Patientinnen akzeptiert wird. In dem Projekt ARiA wurden Applikationen zur kognitiven und physischen Aktivierung gemeinsam mit Pflegekräften und unter Mitwirkung von Patienten/Patientinnen entwickelt. Die Form der partizipativen Entwicklung hat sicherlich maßgeblich zu der außergewöhnlich hohen Akzeptanz des Roboters beigetragen.

Einsatz autonomer Roboter im internationalen Vergleich: Japan

Japan besitzt die älteste Bevölkerung der Welt – das Medianalter liegt über 46 Jahren. Das Land zählt zu den Hochtechnologienationen, die Bevölkerung steht dem Einsatz von neuen Technologien wie auch der fortschreitenden Digitalisierung in weiten Teilen aufgeschlossen gegenüber.

Obwohl damit die Rahmenbedingungen hinsichtlich des Einsatzes autonomer Roboter im Umfeld der Pflege etwas vorteilhafter als in Deutschland erscheinen, ist man auch in Japan von einem Betrieb (teil-)autonomer Roboter im pflegerischen Alltag weit entfernt.

Neue Studien (Braeseke 2019) zeigen vielmehr, dass auch in Japan trotz hoher Anstrengungen seitens der Politik wie auch einer Gesellschaft, die neuen Technologien zugewandt ist, der Einsatz (teil-)autonomer Roboter nur punktuell, bei weitem nicht flächendeckend erfolgt. Als ein Hauptgrund wird die mangelnde Reife der für eine weitgehende Autonomie erforderliche Technologie genannt.

10.6 Veränderung des ärztlichen und pflegerischen Alltags

Was bedeutet dies für den ärztlichen und pflegerischen Alltag? Zunächst muss man konstatieren, dass durch die Einführung von intelligenten Robotern ein bereits komplexes System zumindest anfangs noch komplexer sein wird. Diese zusätzliche Komplexität gilt es zu beherrschen – hierzu wird ein Angebot an entsprechenden Aus- und Weiterbildungsmöglichkeiten erforderlich sein. Da Roboter unseres Erachtens Assistenzfunktionen wahrnehmen werden, wird sich für Ärzte wie auch für Pflegekräfte der Fokus ihrer Arbeit verschieben. Ein vermehrter Einsatz von robotischen Systemen wird allerdings vor allem eines verändern: die Atmosphäre des Gesamtsystems.

Literatur

Bendel O (2018) Pflegerobotik. Springer Gabler Wiesbaden

Braeseke G, Naegele G, Lingott N, Wallenberger F, Park S (2019) Einsatz von robotischen Systemen in der Pflege in Japan mit Blick auf den steigenden Fachkräftebedarf. Abschlussbericht für das Bundesministerium für Wirtschaft und Energie. Berlin. URL: https://www.bmwi.de/Redaktion/DE/Publikationen/Studien/einsatz-von-robotischen-systemen-pflege-japan.pdf (abgerufen am 16.07.2020)

Europäische Kommission (2019) Ethik-Leitlinien für eine vertrauenswürdige KI. Brüssel. URL: https://ec.europa.eu/futurium/en/ai-alliance-consultation (abgerufen am 09.06.2020)

Haun M (2013) Handbuch Robotik. Springer Verlag Berlin

Lehmann J, Unbehaun D, Jakobi T, Wieching R, Wulf V (2018) Ethische Perspektiven AAL- und Monitoring-basierter Technologien im Pflegekontext. In: Boll S, Hein A, Heuten W, Wolf-Ostermann K (Hrsg.) Tagungsband der Clusterkonferenz „Zukunft der Pflege" in Oldenburg: 227–232

Lehmann J, Carros F, Unbehaun D, Wieching R, Lüssem J (2019) Einsatzfelder der sozialen Robotik in der Pflege. In: Stoffers C, Krämer N, Heitmann C (Hrsg.) Digitale Transformation im Krankenhaus. 88–113. Mediengruppe Oberfranken Kulmbach

Russell S, Norvig P (2016) Artificial Intelligence: A Modern Approach. Addison Wesley Boston

11 Medizin-Apps und Gesundheits-Apps

Gregor Hohenberg

11.1 Einleitung

Es gibt wohl kein anderes Produkt, das als Synonym so für den digitalen Wandel steht, wie das Smartphone. Die massenhafte Nutzung des Smartphone begann um die Jahrtausendwende, als die ersten Mobiltelefone mit eigenen Betriebssystemen ausgestattet wurden und die Fähigkeiten erhielten, spezifische Apps zu installieren. Die Mobiltelefone entwickelten sich in den Augen der Nutzer zu kleinen Taschencomputern weiter, auf denen mobile Applikationen installiert werden können. Umgangssprachlich wird diese Anwendungssoftware als App bezeichnet. Diese Apps werden in der Regel über einen betriebssystemabhängigen App Store angeboten. Der Erfolg der Apps liegt interessanterweise nicht in der technischen Innovation, sondern vielmehr in den Verhaltensänderungen der Nutzer.

Handelt es sich hierbei um einen vorübergehenden Hype? Computer werden schließlich seit über drei Jahrzehnten in allen Lebensbereichen eingesetzt. Warum sollte man sich eingehend damit beschäftigen? Die Wechselwirkungsprozesse der Digitalisierung können im Gesundheitswesen besonders gut beobachtet und in zwei Interaktionsmodellen beschrieben werden. Das eine Modell beschreibt die Interaktionen innerhalb der technologischen Innovationen, das zweite, übergeordnete Interaktionsmodell, die Wechselwirkungen in Wirtschaft und Gesellschaft.

11.1.1 Der erste Schritt – Einsatz von Informations- und Kommunikationstechnologien

Inhaltlich geht es bei der Digitalisierung im Gesundheitswesen darum, dass im ersten Schritt Digitalisierungsprozesse stattfinden, ohne dass grundlegende Änderungen im Workflow oder in den Zuständigkeiten entstehen. Informations- und Kommunikationstechnologien stehen hier für jegliche Kommunikationsanwendung, darunter Smartphones, Hardware und Software für Computer und Netzwerke, drahtlose Funkverbindungen, sowie für die verschiedenen Dienstleistungen und Anwendungen, die damit verbunden sind. Beispielsweise kann die Teleradiologie mit ihrer technischen Verfahrensweise als etablierte Methode bezeichnet werden. Die Möglichkeit der Fernübertragung von radiologischen Bilddaten mithilfe moderner Informations- und Kommunikationstechnologien hat die eigentliche Ausübung der Befundung nicht verändert. Es handelt sich insofern nicht um einen Transformationsprozess.

11.1.2 Digitale Gesundheitsanwendungen (DiGA) als Teil der evidenzbasierten Medizin

Die Situation ändert sich allerdings, wenn die Software zum Diagnose- oder Therapieverfahren wird. In diesem Fall kann sich die Software zum eigenständigen Medizinprodukt entwickeln. Zahlreiche Änderungen werden ausgelöst, wenn die Software zum Medizinprodukt wird. Wird die Behandlung in das häusliche Umfeld verlegt, stellt sich u.a. die Frage nach den Abrechnungsmodalitäten und der Zuständigkeit des Therapeuten. Durch diese Entwicklung ändern sich die Zuständigkeiten und der Workflow der Behandler und der Patienten muss angepasst werden. Durch die Anwendung dieser elektronischen Gesundheitsdienste werden ständig Daten gewonnen, die das medizinische Verfahren optimieren.

11.1.3 Cyber-physikalische Systeme

Die digitale Transformation findet nicht allein im Softwarebereich statt. Parallel dazu hat eine Entwicklung eingesetzt, um alle Arten physikalischer Systeme zu digitalisieren. In Deutschland wird in diesem Zusammenhang häufig die Begrifflichkeit Industrie 4.0 verwendet. Damit wird zum Ausdruck gebracht, dass digitale Technologien bei der Herstellung und der Verwendung eines Produktes eine zunehmende Bedeutung haben. Im anglo-amerikanischen Raum wird von cyber-physical systems (CPS) gesprochen. Parallel zur Automobilindustrie, die ihre Fahrzeuge digitalisiert, um autonomes Fahren zu ermöglichen, kombiniert die Medizintechnikindustrie konventionelle Medizinprodukte mit neuen IT-Services. In diesem Zusammenhang spielt auch das Internet der Dinge eine Rolle. Hier handelt es sich um vernetzte Komponenten, die ihre physikalischen Aktionen untereinander abstimmen.

11.1.4 Big Data – Daten als neuer Rohstoff

Auch die Entwicklung der cyber-physikalischen Systeme findet nicht isoliert statt. Alles was digitalisiert wird, lässt sich objektiv messen. Diese digitalen Datensätze können ausgewertet und weiterverwendet werden. Die Weiterverarbeitung kann auch in neuronalen Netzen erfolgen. Diese Verfahren haben eine solche Genauigkeit erreicht, dass eine automatisierte Bildanalyse möglich ist. Radiologische Bilder können so vom Computer ausgewertet werden. Zahlreiche Startups entwickeln leistungsfähige Lösungen. Solche Systeme können in allen Bereichen der Medizin als Decision Support Systems eingesetzt werden und wertvolle Unterstützung leisten. In diesem Handlungsfeld sind Systemlösungen aus dem Bereich der künstlichen Intelligenz (KI) richtungsweisend. Ein Beispiel ist die Anwendung Watson von IBM. Diese KI-Applikation ist in der Lage, medizinische Daten zu prüfen und zu bewerten. Diese Ausprägung der digitalen Transformation ist so weitreichend, dass ethische Fragen in der Gesellschaft diskutiert werden müssen. Hier schließt sich der Kreis des digitalen Transformationsprozesses.

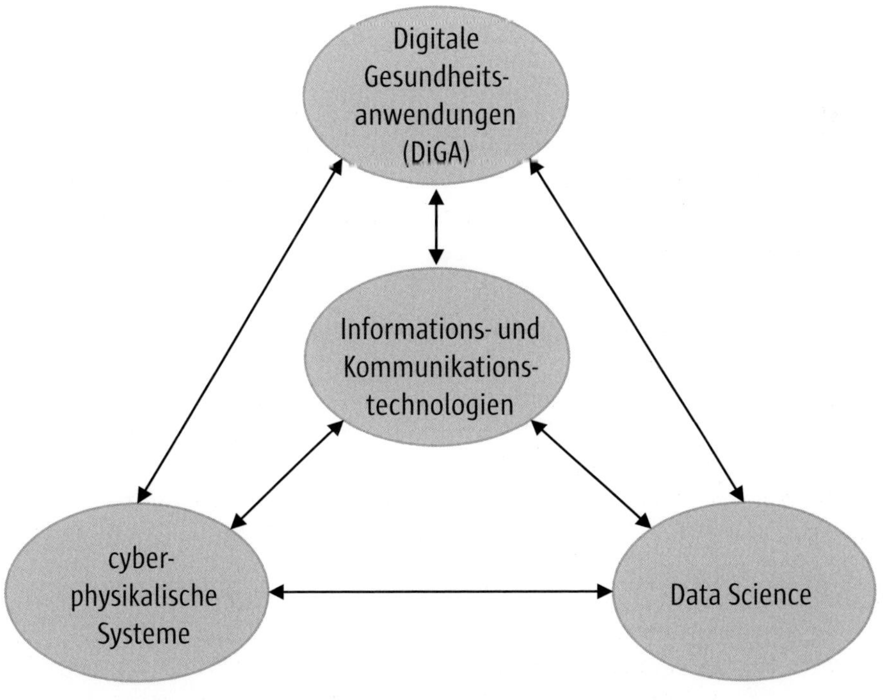

Abb. 1 Interaktionsmodell für digitale Innovationen im Gesundheitswesen

Ausgehend von Informations- und Kommunikationstechnologien, haben sich software- und evidenzbasierte medizinische Verfahren entwickelt, die mit allen Arten von Hardware interagieren und Wissen aus Daten extrahieren. Die Innovationen aus diesen Bereichen stehen miteinander in Beziehung und verstärken sind gegenseitig.

In einem Interaktionsmodell für digitale Innovationen (s. Abb. 1) kann die gegenseitige Einflussnahme dargestellt werden. Es gibt viele praktische Beispiele für diese wechselseitigen Beziehungen.

11.1.5 Der Wandel wird durch Menschen gemacht, nicht durch die Technik

Die Innovationen digitaler Technologien sind zwar Impulsgeber, nicht aber der eigentliche Grund für den Wandel. Es fällt auf, dass sich das Verhalten der Nutzer in den letzten Jahren verändert hat. Besonders deutlich kann dies bei der Generation Z (Geburtsjahrgänge zwischen 1995–2010) beobachtet werden. Diese Alterskohorte wird als Digital Natives bezeichnet und zeigt typische Verhaltensweisen. So führt die intensive Nutzung mobiler Endgeräte (z.B. Smartphone) dazu, dass sich neue Märkte und Angebote (z.B. WhatsApp) etablieren und Auswirkungen auf Organisationen (z.B. Kliniken) haben. In diesem Kontext stellen sich immer auch gesellschaftliche Fragen („Dürfen

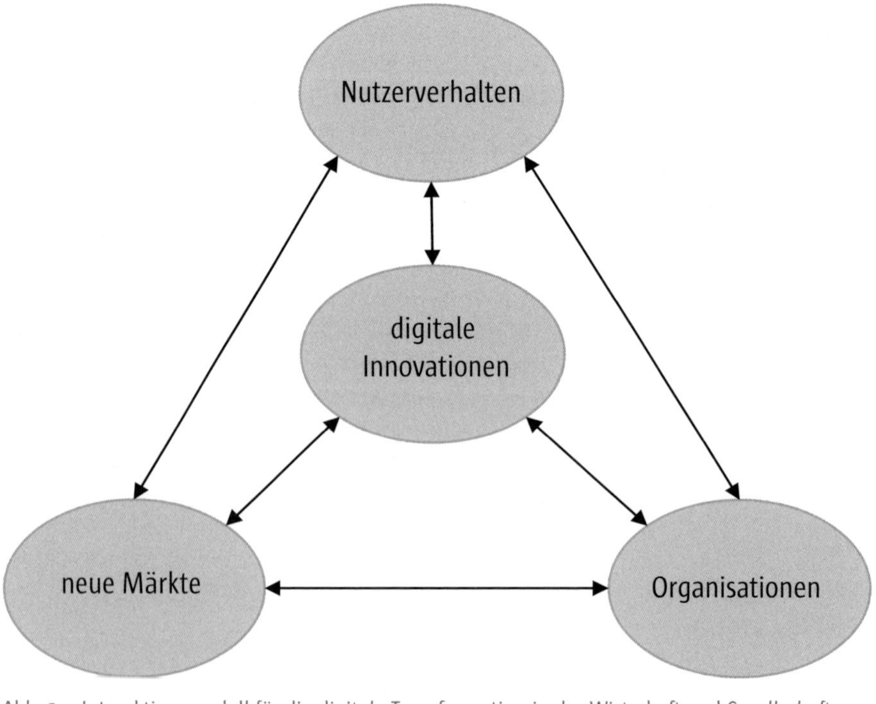

Abb. 2 Interaktionsmodell für die digitale Transformation in der Wirtschaft und Gesellschaft

oder sollen Mediziner mit Patienten per WhatsApp oder einer anderen rechtssicheren Instant-Messaging-App kommunizieren?").

Digitale Innovationen lösen Änderungen im Nutzerverhalten aus und lassen neue Märkte entstehen. Organisationen reagieren auf diesen Wandel und führen Strukturerweiterungen oder Prozessveränderungen durch. Auch diese Vorgänge finden nicht isoliert statt, sondern stehen in Beziehung zueinander. Dieser übergeordnete Interaktionsprozess beschreibt den eigentlichen Kern der Digitalisierung (s. Abb. 2). Bei diesen Wechselwirkungen spielen die IT-Sicherheit und der Datenschutz eine wesentliche Rolle.

11.2 Definition von digitalen Gesundheitsanwendungen (DiGA) und mobile Health (mHealth)

Der Begriff digitale Gesundheitsanwendung (DiGA) steht für Medizinprodukte mit gesundheitsbezogener Zweckbestimmung, deren Hauptfunktion wesentlich auf digitalen Technologien beruht. Dazu gehören auch Gesundheits- und Medizin-Apps. Gesundheits- und Medizin-Apps nutzen häufig die integrierten Sensoren der Smartphones, wie z.B. den Beschleunigungssensor und das GPS-Signal. Baut die digitale Gesundheitsanwendung (DiGA) im Wesentlichen auf den Technologien des mobile Computing auf, wird häufig der Begriff mobile Health (mHealth) verwendet. Mittels weiterer Sensoren können sich Mobile-Health-Systeme zu cyber-physikalischen Systemen entfalten und eine beträchtliche Menge an medizinischen und physiologischen Daten sowie tägliche Aktivitäts- und Umweltdaten erfassen. Im Grünbuch über Mobile-Health-Dienste der europäischen Kommission wird das Potenzial ausführlich beschrieben (EU-Kommission 2014). Diese mobilen Anwendungen können als Grundlage für eine auf Fakten gestützte Fürsorgepraxis und Forschung dienen und gleichzeitig einen zeit- und ortsunabhängigen Zugang der Patienten zu ihren Gesundheitsinformationen erleichtern. Mobile-Health-Systeme umfassen heute vielfältige technische Lösungen, beispielsweise zur Messung von Vitalwerten wie Puls, Blutzuckerspiegel, Blutdruck, Körpertemperatur und Gehirntätigkeit und helfen den medizinischen Leistungserbringern dabei, ihre Patienten effizienter zu behandeln. Digitale Gesundheitsanwendungen unterstützen den Wandel von einer eher passiven Rolle der Patienten zu einer stärker partizipativen Rolle und geben ihnen mehr Verantwortung für ihre eigene Gesundheit. War in der Vergangenheit der Patient gewohnt, dass medizinische Daten von den medizinischen Leistungserbringern aufgenommen und archiviert werden, geht dieser Vorgang verstärkt auf die Patienten über. Die Patienten erzeugen selbständig Gesundheitsdaten und entscheiden über die Weitergabe oder Einsicht. Dadurch können auch chronische Erkrankungen frühzeitig erkannt werden. Gleichzeitig wird Gesundheitsdienstleistern durch einen gemeinsamen Datenzugriff ein rasches Eingreifen erleichtert (EU-Kommission 2014).

Der Einsatz mobiler digitaler Gesundheitsanwendungen wirft Fragen auf unterschiedlichen Ebenen auf. Von Bedeutung in diesem Zusammenhang ist die europäische Verordnung (EU) 2017/745 als gesetzliche Grundlage für das in Deutschland geltende Medizinprodukterecht und das Digitale-Versorgung-Gesetz (DVG) mit der dazu gehörenden Digitale-Gesundheitsanwendungen-Verordnung (DiGAV). Das Digitale-Versorgung-Gesetz (DVG) regelt den grundsätzlichen Anspruch gesetzlich krankenversicherter Personen auf Nutzung digitaler Gesundheitsanwendungen. Der Anspruch bezieht sich auf digitale Gesundheitsanwendungen, die gemäß der europäischen Verordnung (EU) 2017/745 als Medizinprodukte der Klasse I und IIa eingestuft werden.

Handelt es sich um reine Fitness- oder Wellnessanwendungen, kann eine Verschreibungsfähigkeit nicht erreicht werden. Dient die App allerdings dazu, dass von einem medizinischen Leistungserbringer eine Entscheidung in diagnostischer oder therapeutischer Hinsicht getroffen wird, ist die Aufnahme in das Verzeichnis für digitale Gesundheitsanwendungen möglich. Die App wird so verschreibungsfähig. Im Umkehrschluss wird eine Abgrenzung gezogen, wann Software nicht als Medizinprodukt eingestuft wird (BfArM 2020):

- **Betriebssystemsoftware**: Bei Betriebssystemsoftware (z.B. Windows, Linux) handelt es sich nicht um ein Medizinprodukt und auch nicht um ein Zubehör zu einem Medizinprodukt
- **Software für allgemeine Zwecke**: Software für allgemeine Zwecke ist kein Medizinprodukt, auch wenn sie im Zusammenhang mit der Gesundheitspflege genutzt wird (z.B. Textverarbeitung, Tabellenkalkulation).

In vielen Fällen ist es nicht eindeutig, ob eine vorhandene App als Medizinprodukt einzustufen ist. Die Abgrenzung nimmt der Hersteller anhand der von ihm festgelegten Zweckbestimmung selbst vor. Die behördliche Abgrenzungsentscheidung ist aber nicht allein von der Zweckbestimmung des Herstellers, sondern auch von den Gebrauchsinformationen und Werbematerialien abhängig. Auch die Verbraucherinformationen im App Store sind relevant.

Die wesentlichen Anhaltspunkte für eine Einstufung einer App als Medizinprodukt lauten:

- Entscheidungsunterstützung oder selbständiges Entscheiden z.B. bzgl. therapeutischer Maßnahmen
- Berechnung z.B. von Medikamentendosierungen (im Gegensatz zur reinen Wiedergabe einer Tabelle, aus der sich der Anwender die Dosierung selbst ableitet)
- Überwachung eines Patienten und Datensammlung z.B. durch Messwerterfassung, sofern die Ergebnisse Diagnose oder Therapie beeinflussen

In der aktuellen Rechtsprechung ist folgende Frage entscheidend:

Dient die App dazu, dass von einem medizinischen Leistungserbringer eine Entscheidung in diagnostischer oder therapeutischer Hinsicht getroffen wird? Wenn ja, wird die App in der Regel vom Bundesinstitut für Arzneimittel und Medizinprodukte (BfArM) als Medizinprodukt eingestuft.

Hinweis: der Hersteller kann mit einem einfachen Vermerk im App-Store „Dies ist kein Medizinprodukt" im Rahmen der Zweckbestimmung die Einstufung des BFArM nicht beeinflussen (BfArM 2020).

Reine Datenspeicherung, Archivierung, verlustfreie Kompression, Kommunikation oder einfache Suche führen allerdings nicht zu einer Einstufung als Medizinprodukt (BfArM 2020).

Aufgrund moderner Autorensysteme ist die Entwicklung von Apps technisch schnell realisierbar und kann im Rahmen der Eigenherstellung auch direkt von den medizinischen Leistungserbringern erstellt werden. Schließlich können auch praktisch tätige Ärzte als App-Entwickler tätig sein. Solche Apps aus Eigenherstellung müssen wie alle anderen Medizinprodukte die Verordnung (EU) 2017/745 berücksichtigen.

11.3 Kriterien für eine App-Bewertung

Die Aufnahme in das vom Bundesinstitut für Arzneimittel und Medizinprodukte geführte Verzeichnis erfordert eine erfolgreiche Prüfung in Bezug auf Sicherheit, Funktionstauglichkeit, Qualität, Datenschutz und Datensicherheit und zusätzlich den Nachweis positiver Versorgungseffekte. Eine weitere grundsätzliche Anforderung ist es, dass die App mindestens einer Erkrankung oder einem verwandten Gesundheitsproblem eindeutig nach der ICD-10-Klassifisierung zugeordnet werden kann. Der Nachweis eines positiven Versorgungseffektes muss dann an dieser ICD-10-Population erfolgen. Eine DiGA kann also nur für eine bestimmte Patientengruppe erstattungsfähig sein. Präventions-App sind daher ausgeschlossen, da keine Diagnose gestellt wurde.

Ist allerdings eine Zuordnung nach der ICD-10-Klassifizierung möglich, werden die positiven Versorgungseffekte nach der aktuellen Digitale-Gesundheitsanwendungen-Verordnung (DiGAV) sehr breit gefasst. Dem Wesen der Digitalisierung wird mit dieser Verordnung Rechnung getragen, da besonders das Nutzerverhalten in den Fokus rückt. Die App soll die Koordination der Behandlungsabläufe, Ausrichtung der Behandlung an Leitlinien und anerkannten Standards, Adhärenz, Erleichterung des Zugangs zur Versorgung, Patientensicherheit, Gesundheitskompetenz, Patientensouveränität, Bewältigung krankheitsbedingter Schwierigkeiten im Alltag oder die Reduzierung der therapiebedingten Aufwände und Belastungen der Patienten und ihrer Angehörigen positiv beeinflussen (DiGAV).

Tab. 1 Kategorien für digitale Gesundheitsanwendungen mit der empfohlenen Studienform

Kategorie	A	B	C
Beschreibung	mHealth-Lösungen, die etablierte und bereits evidenzbasierte medizinisch-therapeutische Prozesse unterstützen	mHealth-Lösungen, die etablierte medizinisch-therapeutische Prozesse erweitern oder graduell verändern auf Basis eines evidenzbasierten medizinischen Modells	mHealth-Lösungen, die auf einem noch nicht evidenzbasierten medizinischen Modell basieren
empfohlene Studienform	ggf. Machbarkeits- und Akzeptanzstudien	gesundheitsökonomischer Nachweis der Effizienz und Wirksamkeit	randomisierte kontrollierte Studien

Für den Nachweis der positiven Versorgungseffekte sind etablierte wissenschaftliche Standards anzuwenden. Die Planung und Durchführung von Studien für digitale Gesundheitsanwendungen ist eine zentrale Herausforderung, um die evidenzbasierte digitale Medizin weiterzuentwickeln. Für Hersteller von mHealth-Lösungen ist es sinnvoll vorab zu prüfen, ob ein evidenzbasiertes Modell schon vorliegt. In Anlehnung an die Kategorisierung telemedizinischer Anwendungen kann eine grundsätzliche Einordnung von mHealth-Lösungen erfolgen (s. Tab. 1) (Beckers u. Strothbaum 2015).

Für alle gilt: Quantifizierung der Aufwände und Anpassung der Vergütungssysteme.

Für digitale Gesundheitsanwendungen, deren Evidenzbasierung nicht ausreicht, können randomisierte kontrolliere Studien allerdings nicht immer umgesetzt werden. Daher stellt die Herausforderung, wie ein belastbares Studiendesign für die digitale Gesundheitsanwendung aussehen kann. Grundsätzlich ungeeignet erscheinen Expertenmeinungen oder rein deskriptive Studien. Zielführend sind beobachtende analytische Studien, Interventionsstudien und Metaanalysen. Die Studien müssen unabhängig vom Hersteller und in Deutschland durchgeführt werden. Zulässig sind dabei auch retrospektive Studien, d.h. es können auch bestehende Daten genutzt werden. Die Studie muss zuerst öffentlich registriert und auch die späteren Studienergebnisse müssen veröffentlich werden (DiGAV).

11.4 Bedeutung in der medizinischen Versorgung

Gesundheits- und Medizin-Apps haben einen weiten Einsatzbereich und können als einfaches Instrument zur Behandlungsbegleitung bis hin zum eigentlichen Medizinprodukt mit einem eigenen evidenzbasierten Modell verwendet werden. In diesem Zusammenhang ist die digitale Gesundheitsanwendung Caterna ein Meilenstein in der Entwicklung der digitalen Medizin in Deutschland (Caterna 2020). Dabei geht es um die Therapie der kindlichen Amblyopie. Es handelt sich hier um die Schwachsichtigkeit aufgrund einer unzureichenden Entwicklung des Sehsystems. Die digitale Therapie von Caterna erfolgt im häuslichen Umfeld mittels Computerspiele, bei denen im Hintergrund speziell programmierte Muster zu sehen sind. Diese Muster stimulieren das Sehzentrum im Gehirn. Die Sehschwäche kann durch dieses Training ausgeglichen werden. Eine App erlaubt es Eltern und Medizinern die Therapie zu begleiten und die Therapieerfolge zu kontrollieren. Diese digitale Gesundheitsanwendung ist die erste digitale Therapie in Deutschland, deren Kosten regelhaft erstattet werden.

Die Anwendung von Caterna wird in der Regel mit Maus und Tastatur am PC gespielt. Gesundheits- und Medizin-Apps werden auf mobilen Endgeräten (Smartphone, Tablet) mit interaktiven Display (Touchscreen) genutzt. Dieser Umstand ist für die weitere Entwicklung von neuartigen digitalen Therapieformen ein wesentlicher Vorteil. Patienten mit spezifischen Einschränkungen können ein Touchscreen einfacher bedienen, als andere Eingabemedien. In der Betreuung und Behandlung von Patienten mit der Alzheimer-Erkrankung, dem idiopathischen Parkinson-Syndrom oder nach einem Schlaganfall werden Apps mit Touchscreenfunktionalität eingesetzt. Diese Apps trainieren unterschiedliche kognitive Fähigkeiten und werden im Rahmen einer sozialen Betreuung durchgeführt und telemedizinisch begleitet. Die verwendeten digitalen Gesundheitsanwendungen zum Hirnleistungstraining sind mit der genannten Online-Sehschule von Caterna vergleichbar.

In diesem Zusammenhang wird die Entfaltung cyber-physikalischer Systeme deutlich. Werden ältere Menschen mit Apps für das Hirnleistungstraining betreut, kann zeitgleich bei Hörgeräteträgern eine digitale Audiotherapie durchgeführt werden. Die digitale Gesundheitsanwendung wird in diesem Fall mit dem physikalischen Hörsystem verknüpft. Eine Audiotherapie ist für Hörgeräteträger grundsätzlich sinnvoll, da beim ersten Tragen eines Hörgerätes deutlich veränderte Höreindrücke entstehen, da das Gehirn aufgrund der Schwerhörigkeit das Hören verlernt hat. Diese Hörentwöhnung des Gehirns kann durch eine Audiotherapie ausgeglichen werden. Das differenzierte Hören und Verstehen kann verbessert werden und die soziale Interaktionsfähigkeit wird gefestigt. Dadurch wird die Teilhabe am gesellschaftlichen Leben gesichert, die Lebensqualität erhöht und nachweislich das Demenzrisiko gemindert (WHO 2019).

Die Nutzung solcher Apps erfolgt heute auch im Rahmen der Selbsthilfe. Sie obliegt also den Patienten und den pflegenden Angehörigen. Ein Beispiel dafür ist das H3-Training des Netzwerkes Telemedizin in der Selbsthilfe. H3 steht hierbei für die drei H der sozialen Interaktion zwischen Menschen: Herz, Hand und Hirn. Das H3-Training ist ein Beispiel für ein soziales Betreuungskonzept für Menschen mit kognitiven Einschränkungen, das digitale kognitive Therapiesysteme umfasst und telemedizinisch begleitet wird. Dass ein solches Betreuungsprogramm im Rahmen der Selbsthilfe umgesetzt wird, also in den Händen der betroffenen Personen und deren pflegenden Angehörigen liegt, ist ein Beispiel dafür, dass digitale Innovationen immer auch einen Einfluss auf die Organisationsstrukturen haben (Netzwerk Telemedizin in der Selbsthilfe 2020). Das trifft auch auf das Gesundheitssystem zu. Weil die digitalen Gesundheitsanwendungen im Rahmen des H3-Trainings in die Hände der Betroffenen und deren Angehörige gelegt werden, können die in der digitalen-Gesundheitsanwendungen-Verordnung genannten positiven Versorgungseffekte erreicht werden. An diesem Beispiel des H3-Trainings wird deutlich, dass es nicht nur darauf ankommt, welche Apps eingesetzt werden, sondern auch wie dies geschieht und wer dies tut.

11.5 Point of Care (PoC)-Solutions

Es ist das Wesen der Digitalisierung, dass praktisch alle medical devices zu smart devices werden. Alle Medizinprodukte werden digitalisiert und entfalten sich zu cyber-physikalischen Systemen. Der Grund liegt im Zusammenspiel zwischen den digitalen Gesundheitsanwendungen und den Möglichkeiten zur Datengenerierung. Selbst die einfachsten Medizinprodukte können digitalisiert werden. Wird ein Rollator mit einem Smartphone und entsprechender App ausgestattet, kann der Beschleunigungssensor und das GPS-Signal genutzt werden, damit ein Patientensicherheitssystem entsteht. Der Rollator kann mithilfe der App ein Alarmierungssignal mit Ortskoordinaten abgeben, wenn der Rollator stark beschleunigt wird. Die Betreuungskräfte wissen dann, dass der Patient voraussichtlich gestürzt ist und wo es geschehen ist. Dieses Beispiel lässt sich nahezu auf alle Medizinprodukte übertragen, da überall zusätzliche Daten gewonnen und genutzt werden können.

In diesem Zusammenhang werden Point of Care (PoC)-Anwendungen an Bedeutung gewinnen. PoC-Anwendungen sind für Smartphone und Tablet konzipiert, damit sie optimal am Krankenbett eingesetzt werden können. Sie verfügen über eine Schnittstelle zur elektronischen Patientenakte und können in Echtzeit alle Informationen sämtlicher Medizinprodukte erfassen und darstellen. Damit erhält das Fachpersonal ein Instrument an die Hand, damit Entscheidungen in Bezug auf Diagnose, Therapie und Prävention unter Zuhilfenahme aller verfügbaren Informationen getroffen werden. Das Krankenhaus entwickelt sich zum cyber-physikalischen Gesamtsystem und kann sich auch mit anderen Behandlungsorten vernetzen. Mit einem Point-of-Care-Testing (POCT) z.B. erfolgt die patientennahe Labordiagnostik nicht in einem Zentrallabor, sondern unmittelbar im Krankenhaus auf der Krankenstation oder in der Praxis eines niedergelassenen Arztes. Einige Tests können auch im häuslichen Umfeld durch den Patienten selbst durchgeführt werden. Ein Beispiel ist das Gerinnungsselbstmanagement, da in diesem

Fall der Patient mithilfe eines mobilen Diagnosegerätes einen Schnelltest zur Blutgerinnung selbständig durchführt und die Dosierung bestimmter ärztlich verordneter Medikamente eigenständig und eigenverantwortlich anpasst. Werden die mobilen Diagnostikgeräte digitalisiert, damit im Sinne einer Point of Care-Anwendung ein Datenaustausch erfolgen kann, stehen die Informationen unmittelbar auch dem Fachpersonal zur Verfügung.

11.6 Wearables und Insideables

Wearables sind tragfähige Computersysteme und haben in der Medizin eine lange Tradition. Hörgeräte sind ein Beispiel dafür. Aufgrund zahlreicher digitaler Innovationen können heute Sensoren in Uhren, Brillen, Gürteln, Schuhen und anderen Kleidungsstücken integriert werden und verschiedene Biosignale messen und zur Datengewinnung genutzt werden. Über den Funkstandard Bluetooth kann dann über eine kurze Distanz von wenigen Metern eine kabellose Datenübertragung zu einem Smartphone hergestellt werden und eine App kann die Daten verarbeiten. Die zukünftigen Möglichkeiten solcher Kombinationen sind vielversprechend, da das Smartphone in Verbindung mit einem Hörgerät z.B. zur Störgeräuschfilterung genutzt werden kann.

Die Weiterentwicklung sind die Insideables, die als smarte Pille oder als implantierbare Chips im Körperinnenraum wirken und physiologische Aktivitäten messen und die Daten drahtlos übertragen. Sie können wie eine herkömmliche Hartkapsel geschluckt werden und durch den Verdauungstrakt wandern. Von dort aus senden sie dann drahtlos Bilder an einen Empfänger außerhalb des Körpers. Die Entwicklung von Insideables ist sinnvoll, da der Patient der primäre Datengeber ist, und Gesundheitsdaten möglichst ungefiltert und körpernah aufgenommen werden sollen. In diesem Zusammenhang wird deutlich, dass die Persönlichkeitsrechte eng mit den Themen Datenschutz und Datensicherheit verbunden sind.

Literatur

Beckers R, Strotbaum V (2015) Vom Projekt zur Regelversorgung – Die richtige Bewertung des Nutzens der Telemedizin hat eine Schlüsselrolle. Bundesgesundheitsblatt 58, 1062–1067. DOI 10.1007/s00103-015-2229 -Online publiziert: 28. August 2015, Springer-Verlag Berlin Heidelberg

BfArM – Bundesinstitut für Arzneimittel und Medizinprodukte (2020) Das Fast-Track-Verfahren für digitale Gesundheitsanwendungen (DiGA) nach § 139e SGB V. URL: https://www.bfarm.de/SharedDocs/Downloads/DE/Service/Beratungsverfahren/DiGA-Leitfaden.pdf?__blob=publicationFile&v=4 (abgerufen am 06.08.2020)

Caterna (2020) Die Online-Sehschulung bei Amblyopie. URL: https://caterna.de/ (abgerufen am 12.06.2020)

DiGAV – Digitale-Gesundheitsanwendungen-Verordnung (2020) URL: https://www.bgbl.de/xaver/bgbl/start.xav?startbk=Bundesanzeiger_BGBl&jumpTo=bgbl120s0768.pdf#__bgbl__%2F%2F*%5B%40attr_id%3D%27bgbl120s0768.pdf%27%5D__1592733741838 (abgerufen am 21.06.2020)

DVG – digitale-Versorgung-Gesetz (2020) URL: https://www.bgbl.de/xaver/bgbl/start.xav?startbk=Bundesanzeiger_BGBl&jumpTo=bgbl119s2562.pdf#__bgbl__%2F%2F*%5B%40attr_id%3D%27bgbl119s2562.pdf%27%5D__1592760628460 (abgerufen am 1221.06.2020)

Europäische Kommission (2014) Grünbuch über Mobile-Health-Dienste. Brüssel

Netzwerk Telemedizin in der Selbsthilfe (2020) URL: https://www.netzwerk-telemedizin-selbsthilfe.de/ (abgerufen am 12.06.2020)

Verordnung (EU) 2017/745 des Europäischen Parlaments und des Rates vom 5. April 2017 über Medizinprodukte, zur Änderung der Richtlinie 2001/83/EG, der Verordnung (EG) Nr. 178/2002 und der Verordnung (EG) Nr. 1223/2009 und zur Aufhebung der Richtlinien 90/385/EWG und 93/42/EWG des Rates. URL: https://eur-lex.europa.eu/legal-content/DE/TXT/?uri=uriserv:OJ.L_.2017.117.01.0001.01.DEU&toc=OJ:L:2017:117:FULL (abgerufen am 06.08.2020)

WHO – World Health Organization (2019) Risk reduction of cognitive decline and dementia. WHO Guidelines. URL: https://www.who.int/mental_health/neurology/dementia/guidelines_risk_reduction/en/ (abgerufen am 12.06.2020)

12 Telemedizin

Karl Friedrich Braun und Dominik Pförringer

Der wachsende Einsatz von Telemedizin erfreut sich seitens der Patienten sowie der Ärzte hoher Beliebtheit. In Deutschland existiert hierzu eine grundlegende und eine breite Basis an Innovatoren. Die Penetration und Akzeptanz wächst, jedoch bedarf es der weiteren Koordination und Kommunikation, insbesondere der Aus- und Weiterbildung um zielführend eine Strategie für die künftige Weiterentwicklung der Telemedizin zu entwickeln und diese konsekutiv umzusetzen.

12.1 Einleitung

Telemedizin beschreibt die medizinische Behandlung von Gewinnung der Anamnese über Analyse und Findung einer Diagnose bis hin zur Diskussion und ggf. Initiierung einer Therapie über die Ferne. Telemedizin ist kein Selbstzweck und per se kein an und für sich neues Feld, sondern bereits der Erfindung und dem Einsatz des Fernsprechers in den Markt gekommen.

Stand August 2020 ergibt die simple Suche bei PubMed nach dem Begriff Telemedicine 35.447 Ergebnisse, bei Google Scholar 669.000 Ergebnisse.

Der zeitlichen Verteilung dieser ist ein klarer Zuwachs und somit der Trend zu mehr Telemedizin zu entnehmen, demnach sind auf den Zeitraum 2010 bis 2020 68 Prozent der Gesamtpublikationen zu verzeichnen (es sei angemerkt, dass zum Zeitpunkt der Drucklegung das Jahr 2020 noch läuft und lediglich 7 von 12 Monaten vollständig abgelaufen sind) (s. Abb. 1).

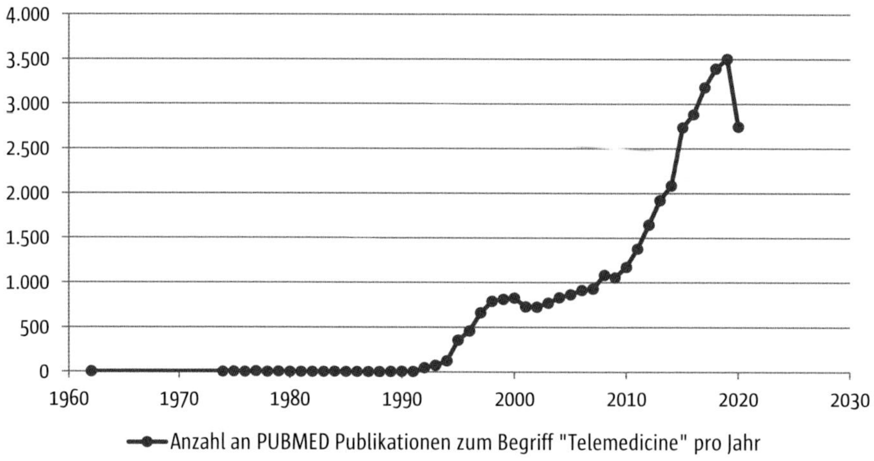

Abb. 1 Anzahl an PubMed Publikationen zum Begriff „Telemedicine" pro Jahr im Zeitverlauf (Stand 10. August 2020)

Klar abzulesen ist daran ein Wachstum des wissenschaftlichen Interesses am Thema Telemedizin. Im üblichen Falle ist die Wissenschaft der Ökonomie mit einer spezifischen Latenz einige Zeit voraus. Legislative und Markt müssen sich primär den neuen Gegebenheiten anpassen und der konsumierende Kunde (in diesem Fall der Patient) muss sich an neue Angebote und Möglichkeiten gewöhnen und daran orientieren.

Telemedizin ist technisch gesehen ein Vorgang, der aus der Interaktion von mindestens zwei Menschen durch einen technischen Kanal besteht. Dieser Kanal kann seit ca. 1.700 mittels Telegrafie (Mermelstein et al. 2017) zurückdatiert werden, wobei eine signifikante Zunahme erst ab den 1990er-Jahren zu verzeichnen ist.

Durch den raschen Fortschritt der Digitalisierung, d.h. die Omnipräsenz von Netzverbindung, die Ökonomisierung und Banalisierung von Videoverbindungen gewinnt Telemedizin heutzutage zunehmend an Bedeutung. Zudem haben sich in jüngster Zeit gerade in Deutschland rechtliche Veränderungen ergeben, welche eine rein telemedizinische Betreuung des Patienten juristisch auf ein solides Fundament stellen. Nicht nur ist die Haftungsthematik damit eindeutig geklärt, sondern zudem auch eine Vergütungslogik abzusehen, welche wiederum die Incentivierung für medizinische Institutionen darstellt, neuartige Wege zu beschreiten. Diese Entwicklungen kommen dabei in vielerlei Aspekten sowohl dem Patienten als auch dem Arzt zugute.

Nachteile und Risiken der Telemedizin zu analysieren ist möglich, jedoch erscheinen den Autoren all die zum jetzigen Zeitpunkt absehbaren als kontrollier- und rapide reduzierbar. Anders ausgedrückt kann Missbrauch bei

Tab. 1 Vorteile der Telemedizin

Vorteil	via
Ressourceneinsparung	Reduktion von Logistikkosten, Reduktion von Doppeluntersuchungen
Zugang	Remote access, Omnipräsenz von Datenzugriff
Präzisierung	Erleichterung der Einholung von Zweitmeinungen, Vereinfachung von kurzen Verlaufskontrollen
Beschleunigung	Vereinfachter Zugang, raschere Terminfindung
Dokumentation	Möglichkeit des Mitschnitts von Beratungsgesprächen (nach a priori Einholung des beidseitigen Einverständnisses)

humaner Involvierung nie vollständig exkludiert jedoch auf ein sinnvolles Maß reduziert werden. Sofern die gültigen Standards im Hinblick auf Datenschutz, Ethik, Moral unter Verwendung adäquater Technologie eingehalten werden, erscheint zum jetzigen Zeitpunkt das Risikospektrum der Telemedizin als mitigierbar.

Deutlich klarer als potenzielle Nachteile wiegen die klaren Vorteile und Vorzüge der Telemedizin auf. Diese umfassend zu analysieren beinhaltet relativ viel Spekulation, weshalb an dieser Stelle exemplarisch und deskriptiv auf die Thematik eingegangen wird (s. Tab. 1).

Primär können Ressourcen für Logistik geschont (Thaker et al. 2013) und damit Untersuchungen bzw. Diagnosestellungen erleichtert bzw. beschleunigt werden. Darüber hinaus können neben der reinen Ressourceneinsparung durch Wegfall von Logistikkosten auch in entfernten Regionen lebende Menschen (Bohrinseln, Kreuzfahrtschiffe, Inseln bis hin zum Raumschiff) jederzeit auf ärztlichen Rat zugreifen und somit von Telemedizin profitieren. Des Weiteren erhält der Patient vereinfachten Zugang zu einer potenziellen Zweitmeinung oder raschen Verlaufskontrollen und damit die Möglichkeit zur Präzisierung der medizinischen Versorgung.

Kurz auf den Punkt formuliert kann die Telemedizin dem Patienten unter den richtigen Voraussetzungen eine raschere, präzisere Diagnostik und ggf. Therapie unter Schonung der limitiert vorhandenen Ressourcen ermöglichen. Die Penetration und gesteigerte Nutzung dieser Option stellt somit eine Win-win-Situation für alle involvierten Parteien dar.

Durch den zunehmenden Preisverfall, was sowohl Datenvolumina als auch den Einkauf von Hardware wie beispielsweise Kamera- und Mikrofontechnik angeht, ist Telemedizin heutzutage einer zunehmend breiten Masse zugänglich geworden.

Im internationalen Vergleich ist Deutschland wie so oft noch nicht Spitzenreiter, sondern im Mittelfeld, wenn nicht im hinteren Feld zu sehen. Dies liegt zum einen am partiell nicht vorhandenen Bedarf, d.h. ein Gros der Deutschen hat in greifbarer Nähe Zugriff auf medizinische Versorgung. Zum zweiten fehlt es sowohl Medizinern als auch ihren Patienten an sog. *Digital Health Literacy*. Dies bedeutet, dass sowohl Ärzte als auch Patienten nicht mit der neuartigen Technologie groß geworden sind, noch daran ausgebildet wurden. Dies fördert Ressentiments, Ängste und Zurückhaltung gegenüber der Innovation. Es bedarf der Integration in Aus- und Weiterbildung der Ärzte, um den Einsatz und auch eine offene Einstellung dazu zu katalysieren. Der Mangel an Informationen limitiert derzeit noch den Einsatz, es ist aber logischerweise lediglich eine Frage der Zeit, bis diese Penetration voranschreiten wird.

In weniger erschlossenen Regionen, beispielsweise Afrikas (Mars 2013) oder Indiens, stellt Telemedizin eine durchaus relevante Form der Versorgung dar. Wie bereits bei den sog. *„Flying doctors“* in Australien gesehen, bilden sich spezifische Versorgungsformen immer an Hand des Bedarfs aus. Umgekehrt sehen wir auch, dass in den jetzigen Märkten eine Zunahme des Angebotes auch zu einer Zunahme des Bedarfs führt. Durch die zunehmende Ökonomisierung der Medizin und die sog. Landflucht bleibt einigen Menschen selbst in gut besiedelten Regionen der direkte Zugang zum Mediziner verwehrt bzw. wird er erschwert durch teilweise lange Anreisen oder Wartezeiten.

Telemedizinische Lösungen können also sowohl „supply and demand“ also „Angebot und Nachfrage“ koordinieren als auch Angebote zugänglich machen bzw. neue erschaffen. Dies führt sowohl zur Kommodisierung, das heißt einfacheren Zurverfügungstellung medizinischer Leistungen als auch zur Präzisierung im Falle der Einholung von Zweitmeinungen oder zusätzlicher Analysen und Untersuchungen. Zudem kann eine gut koordinierte und organisiere telemedizinische Sprechstunde den Ablauf und somit das Zeitmanagement der Heilberufler streamlinen, das heißt optimieren. Sowohl für den Patienten als auch den Arzt entfallen Wartezeiten, Leerlaufzeiten, An- und Abreise sowie hygienische Themen.

Bei all den beschriebenen und größtenteils auf der Hand liegenden Vorteilen herrscht dennoch eine nicht zu unterschätzende Skepsis und Zurückhaltung seitens der Mediziner gegenüber telemedizinischen Lösungen (Gerlof 2020). Insbesondere die organisierten Gremien und Verbände der Mediziner widersetzen sich dem technischen Fortschritt und dessen Penetration. Zum einen mag dies aus einem Nichtverständnis, also mangelnder Digital Health Literacy, zum anderen aus existenziellen Ängsten oder Verdrängungsphobien begründet sein.

12.2 Definition

Wie bereits erwähnt, definiert sich Telemedizin als Teilbereich der Telematik im Gesundheitswesen und basiert auf einer Anamneseerhebung, Diagnosestellung und Therapie über kurze oder weite Entfernungen. Das heißt, Arzt und Patient sowie weitere in den Prozess eingebundene Heilberufler oder unterstützende Berufe wie beispielsweise der Apotheker oder Physiotherapeut müssen nicht an einem Ort befindlich sein.

Es sei explizit darauf hingewiesen, dass Telemedizin nichts neues beschreibt, schon seit der Erfindung des Telefons finden Konsultationen aus der Ferne statt, die Mayo Clinic berichtet 1994 bereits über das Thema Innovation in der Telemedizin (Harris 1994).

Die Ziele der Telemedizin werden in der Literatur divers beleuchtet und begründet. Übergreifend scheint auf jeden Fall eine Verbesserung der Gesundheitsversorgung im Fokus zu stehen. Diese Verbesserung bezieht sich sowohl auf den Zugang zur Gesundheitsversorgung als auch auf die Qualität der konsekutiv geleisteten Gesundheitsversorgung. Aufseiten der Ärzte herrscht Skepsis, Zweifel und teilweise ein Konvolut an Ressentiments. So erklärte der 113. Deutsche Ärztetag, „*Telemedizin unterstützt ärztliches Handeln – ersetzt es aber nicht*“ und untermauerte dies mit dem Zusatz „*dass Telemedizin kein Instrument ist, ärztliche Kompetenz zu ersetzen*“. Diesem ist hinzuzufügen, dass wie immer in der Digitalisierung der Medizin die Digitalisierung keinen Selbstzweck, sondern lediglich Mittel zur Darreichung bestehender Heilkunst darstellt. Aus dieser Sichtweise rate ich meinen ärztlichen Kollegen die Telemedizin keineswegs als Bedrohung sondern vielmehr als eine Chance zur Erweiterung des bestehenden Spektrums zu betrachten.

12.3 Stand der Forschung und Entwicklung

Telemedizin eignet sich bereits jetzt zur Ersteinschätzung auf weite Ferne bei Nichtvorhandensein eines Arztes in direkter Nähe. Dies kann im Alltag durch eine Handykamera und den Hausarzt stattfinden, ebenso wie durch einen Spezialisten, der in einem Telemedizinzentrum sitzt und jemanden, der beispielsweise auf einem Schiff verunfallt ist, aus der Ferne betreut und begutachtet. In der einfachsten Form dient ein Telefon, in der erweiterten Form ein Telefon mit Videofunktion und in der spezialisierten Form auch per Bluetooth, oder WLAN oder NFC verbundene Geräte wie ein Fern-EKG, Fern-Ultraschall etc. dazu. Zum jetzigen Zeitpunkt ist Telemedizin neben der bereits genannten Erstdiagnostik und Ersteinschätzung für Verlaufskontrollen geeignet sowie für direkte Beratungsgespräche. In unserem konkreten Fach der Orthopädie und Unfallchirurgie sind noch einige Hürden zu überwinden, da sich beispielsweise körperliche Untersuchungsmethoden teilweise nur sehr schwer standardisieren, automatisieren und auf die Ferne darstellen lassen. Ebenso ist die Netzabdeckung und vor allem -zuverlässigkeit zum jetzigen Zeitpunkt noch nicht gegeben, um Interventionen, beispielsweise Roboterchirurgie auf die Ferne zuverlässig allein remote durchzuführen. Dies kann aber sowohl mit dem teilweise bereits implementierten und noch zu erweiternden 5G Standard deutlich verbessert werden. Es bedarf zudem rechtlich bindender Standards, um die weitere erfolgreiche Penetration und Akzeptanz der Telemedizin zu steigern. Carl May et al. beschrieben bereits 2003 folgendes:

> *„Die Implementierung von telemedizinischen Diensten hängt von einer positiven Verbindung mit einem Sponsor auf (lokaler oder nationaler) politischer Ebene ab. Die Einführung telemedizinischer Systeme im Dienst hängt von einer erfolgreichen strukturellen Integration ab, so dass die Entwicklung von Organisationsstrukturen stattfindet. Die Umsetzung telemedizinischer Technologien in die klinische Praxis hängt von der Einschreibung kohärenter, kooperativer Gruppen ab. Die Stabilisierung der telemedizinischen Systeme in der Praxis hängt von der Integration auf der Ebene des beruflichen Wissens und der Praxis ab, wo die Kliniker in der Lage sind, die Telemedizin durch die Entwicklung neuer Verfahren und Protokolle zu berücksichtigen." (May et al. 2003)*

12.4 Anwendungsszenarien

Wie bereits einleitend erwähnt, stellen sog. remote areas, also etwa entfernt liegende ländliche Regionen, als auch Expeditionen in unwirtliche Gegenden (Arktis, Antarktis, Gebirge, Inseln, Kriegsgebiete etc.) als auch Schiffsreisen (Rozycki et al. 2020) bis hin zu Weltraumreisen (Cermack 2006; Nicogossian et al. 2004); unausweichliche Indikationen für die zuverlässige Verfügbarkeit von telemedizinischen Diensten dar. Bereits jetzt können Daten live vom Unfallort bzw. Versorgungsort bzw. dem Rettungstransportfahrzeug in Notaufnahmen oder an sog. command centers übermittelt werden. Die für ihre Innovationskraft bekannte Johns-Hopkins-University in Amerika nimmt auch in diesem im Bereich eine Vorreiter- und Taktgeberrolle ein. Anhand von moore's law werden die Kapazitäten von Rechenleistung kontinuierlich steigen und die Kosten entsprechend abnehmen. Dies führt zu einer weiteren Verbreitung technologischer Innovationen. Dadurch werden technologiegestützte Diagnostikformen in Zukunft zunehmen. Was bereits jetzt beispielsweise in der Automobilindustrie vollautomatisch machbar ist, eine Ferndiagnose und teilweise Fernreparatur durchzuführen, wird in absehbarer Zeit in einzelnen Fächern der Medizin technologisch auch möglich sein. Voraussetzung hierfür sind neben einer zuverlässigen Netzabdeckung und der Schulung entsprechender Kompetenzen auch die Reduktion von Ängsten und Bedenken sowie ein rechtlich bindender Rahmen. Nicht zu vernachlässigen ist der zu erwartende Kostenfaktor (Stensland et al. 2004).

12.5 Technische Voraussetzungen und Systeme

Zum einen bedarf es der gesicherten und zuverlässigen Hardware und Software Struktur auf beiden Seiten, sprich beim Patienten ebenso wie beim Arzt oder ggf. nachgeschaltetem Therapeuten, Apotheker, Medizintechniker (Jorzig u. Sarangi 2020). Zum zweiten bedarf es der 100 Prozent sicheren, zuverlässigen Methoden und Standards, um sich auf die Technologie verlassen zu können. In der Medizin gibt es im Gegensatz zu vielen anderen Anwendungsfeldern kein echtes *Trial and Error*, geschweige denn eine Phase, in der eine eingeschränkte Zuverlässigkeit akzeptabel wäre. Dies reduziert das Einsatzfeld der Telemedizin zum jetzigen Zeitpunkt, wird jedoch in Zukunft durch Verbesserung von Technologien und Netzstandards deutlich vereinfacht und verbessert werden. Die Akzeptanz von digitalen Lösungen wird von Generation zu Generation wachsen und so wird es in künftigen Generationen unausweichlich sein, sich als Heilberufler mit diesen Methoden und Technologien auseinanderzusetzen. Der digital offene Arzt wird den altertümlich denkenden und handelnden Kollegen abhängen. Telemedizinische Lösungen werden die Parallelisierung von Prozessen ermöglichen wie in Abbildung 2 dargestellt.

12.6 Rechtliche Voraussetzungen, Best Practice

Das Digitale-Versorgungs-Gesetz wurde durch die jetzige Administration unter Bundesgesundheitsminister Spahn und dessen Digitalisierungsbeauftragtem Gottfried Ludewig als relevante Legislative auf den Weg gebracht. Diese schafft die notwendigen Rahmenbedingungen und teilweise Voraussetzungen für den weiteren Fortschritt. Eine klare Datenschutzsituation ist die Grundvoraussetzung für eine hohe Akzeptanz und katalytische Transformation der Medizin (Garstka 2019).

Dennoch stockt die bereits im Vorfeld über bereits Jahrzehnte schleppende Einführung der Telematik-Infrastruktur, der elektronischen Gesundheitskarte und -akte und behindert so den Fortschritt. Es bleibt zu hoffen, dass durch den kontinuierlich stattfindenden Generationswechsel und die Übergabe der diversen Staffelstäbe an die jeweils Nächsten ein Umdenken stattfinden wird und eine neue Offenheit für Technologien und Einsatzfelder dieser Art entsteht.

12.6.1 Best Practice

Zum jetzigen Zeitpunkt ist es wie zumeist diffizil zu beschreiben, wer bereits Best Practice Methoden an den Tag legt. Diese Einsicht ist zumeist subjektiv geprägt und lediglich auf Multicenter Studienebene sinnvoll und fair zu beantworten.

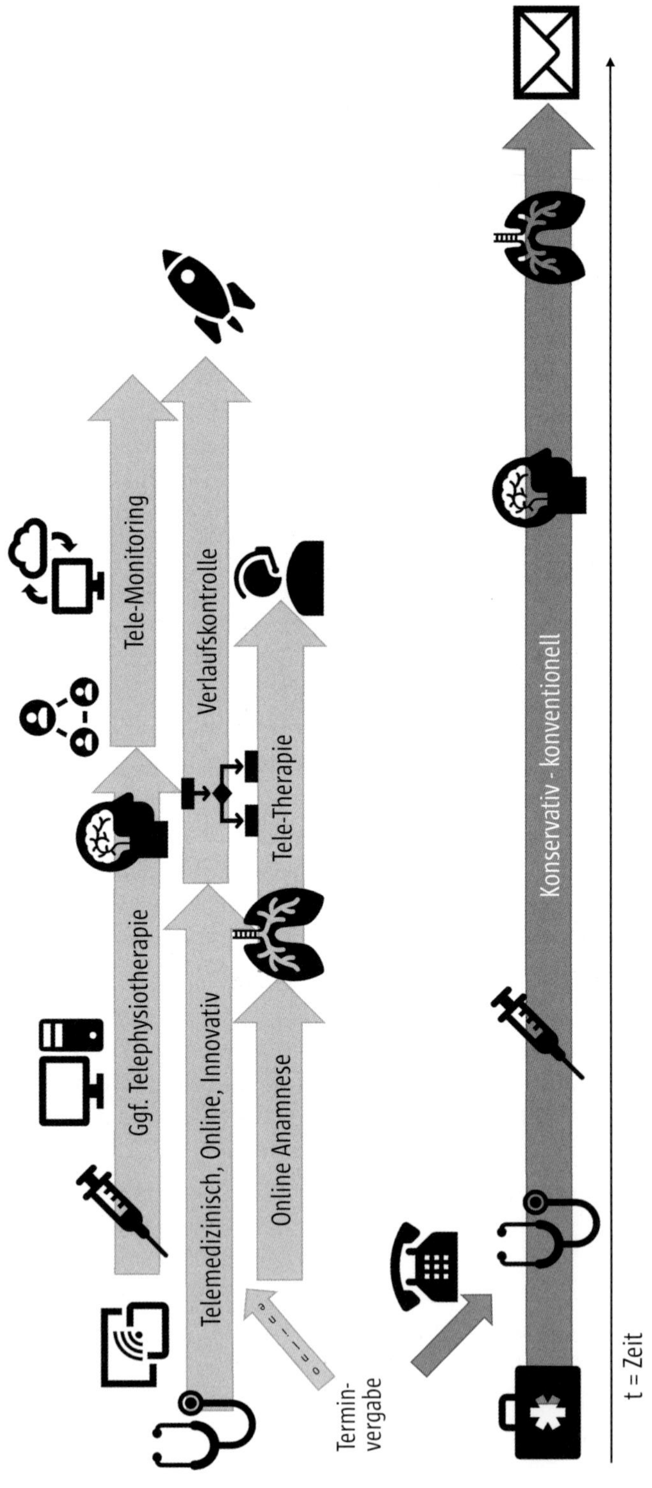

Abb. 2 Telemedizin – Turbolader für den Patienten. Der telemedizinische Pfad

In jedem Fall sei in diesem Kontext der Schritt der Rhön Kliniken zum Erwerb der sog. Medgate genannt. Diese kann und soll für die Klinikgruppe den künftig wachsenden Markt der Telemedizin bedienen. In einem Feld wie der Medizin, in dem eine Kannibalisierung des Marktes durch innovative Technikspieler zu erwarten ist, hat es sich für etablierte Player als potenziell sinnvoll erwiesen, frühzeitig in ebendiese neuen Marktteilnehmer zu investieren, um sich künftige Marktverschiebungen potenziell zu Nutze zu machen. Wer frühzeitig in die Kannibalen investiert und sich Anteile dieser Ventures anzueignen vermag, der blickt dem Kannibalisierungsprozess meist nüchterner und angstfreier entgegen als rein konservativ agierende Unternehmen.

Oft bedarf es eines jungen, innovativen Lösungsansatzes, um verkrustete, altertümliche Strukturen zu lösen und echte Disruption zu katalysieren. In diesem Kontext sei der Impact diverser Start-ups und Jungunternehmen wie beispielsweise CASPAR Health, Berlin, oder Selfapy GmbH, Berlin, oder Smart Reporting, München genannt. Diese offerieren dem Patienten und damit den Therapeuten bzw. Medizinern eine telemedizinische Anbindung und damit innovative Form der Versorgung. Innovativ denkende und agierende Ärzte wie beispielswiese Prof. Klaus-Peter Jünemann (Ordinarius für Urologie an der Universitätsklinik Schleswig-Holstein in Kiel) fördern und fordern interdisziplinäre Zusammenarbeit in Forschung und Patientenversorgung. Er und sein Team nehmen eine positive Vorreiterrolle auf dem Gebiet der Robotik im OP ein. Beispielhafte Sektoren der Telemedizin entlang der Patient Journey zeigt Tabelle 2.

Tab. 2 Sektoren der Telemedizinv

Medizinischer Prozess (beispielhaft)	Anwendungsart	Beispiel
Terminvereinbarung	Online Tool/Plattform	Jameda, Doctolib
Tele-anamnese	Online Tool	ADA Heath
Online-Videosprechstunde	Via Webcam am PC oder via Smartphone	Teleclinic, MeGate
Telediagnostik	Je nach zu untersuchender Physio-/ Pathologie	MyStethoscope, Tele EKG
Online Diagnostik Support	Mit KI-Unterstützung, durch Algorithmen	Smart Reporting
Teletherapie	Online Tool oder App	Selfapy
Telerehabilitation	App, Tool, Plattform plus Cam	Caspar Health
Telemedizinisches Monitoring	Wearables, Tracker, Medikamenten-software	Fitbit
Arztbewertung	Portal, Online Verzeichnis	Jameda, Esanum

12.7 Ausblick

Die Zukunft wird zeigen, inwiefern Patienten der Zukunft sich weiterhin auf Termine vor Ort verlassen wollen bzw. inwiefern telemedizinische Ansätze zunehmend die Vor-Ort-Behandlung ersetzen oder ergänzen werden. Zum jetzigen Zeitpunkt ist bereits festzustellen, dass telemedizinische Ansätze und Versorgungen im Sinne des Patienten, seiner Sicherheit, seiner optimalen Behandlung und damit der Sicherung und Steigerung von Qualitätsstandards auf dem Weg der Implementierung und Umsetzung sind. Wer sich heute noch diesen Methoden gegenüber verschließt, schaufelt sich sein eigenes analoges Grab, da er sich vom Markt der Medizin zunehmend exkludiert.

Denkbar sind in nicht allzu weiter Zukunft Szenarien wo beispielsweise Kreuzfahrtschiffe ebenso wie Flugzeuge oder auch Autos über medizinische Geräte verfügen, welche per Datenleitung mit einem medizinischen Zentrum im Austausch stehen. So kann das allgemeine Sicherheitsgefühl zum einen und die medizinische Versorgung de facto unter Aufwendung vergleichsweise überschaubarer Ressourcen gesteigert und zum Wohle des Patienten optimiert werden. Mit zunehmender globaler Präsenz von Datenverbindungen können somit Risiken gesenkt und die Menschen auf raschmöglichem Wege der idealen Behandlung zugeführt werden. Was einst die Luftrettung ermöglichte, nämlich die rasche Verfügbarkeit von medizinischen geschultem Personal am Unfall- oder Erkrankungsort, wird mithilfe technischer Maßnahmen heute umgekehrt: der Patient kann sich praktisch von überall mit einem Arzt in Verbindung setzen und bei Vorhandensein entsprechender technischer Geräte der für ihn optimalen Therapie zugeführt werden. Bezieht man in dieses Szenario noch die Möglichkeit des digital gesteuerten Tablettendruckes oder die Bereitstellung individuell angefertigter Infusionslösungen ein, wird darauf ein Gesamtbild, das dem Patienten neue Möglichkeiten und dem Gesundheitswesen eine große Entlastung ermöglicht.

Was einst wie Science-Fiction klang wird somit greifbar und realistisch umsetzbar. Die Grenzen der Telemedizin werden somit zugunsten des Patienten reallokiert. Deutlich bleibt aus der Feder von zwei Unfallchirurgen zu sagen, dass es noch eines relevanten Zeitraumes bedürfen wird, bis wir Operationsvorgänge remote und rein technisch assistiert durchführen werden. Eine derartige Tele-chirurgie bedarf zum einen eines hohen Maßes an Zuverlässigkeit in technischer Hinsicht als auch dem Vorhandensein eines Vor-Ort Teams, um einen möglichen technischen Ausfall kompensieren zu können.

Weiteren Methoden, Technologien und Ansätzen zur Verbesserung der Medizin und zum Wohle des Patienten blicken wir positiv gespannt entgegen. Sowohl die AG Digitalisierung der DGOU als auch die offene Plattform www.MakeHealthDigital.com sehen die interdisziplinäre Kommunikation und gemeinsame Forschung und Entwicklung als Basis künftiger Innovation im Bereich der Telemedizin.

Es bleibt abzuwarten, wie die ärztliche Rolle und die Stellung des Patienten sich in Zukunft entwickeln werden. Durch die Digitalisierung wird aus der bi-direktionalen eine tri-direktionale werden, in der der digitale Partner eine zusätzlich Rolle einnehmen kann und wird. Die Zeit wird zudem zeigen, welche ökonomische Umverteilung die Digitalisierung der Medizin mit sich bringen wird. Durch den Einsatz moderner KI-Methoden werden Systeme in Zukunft selbständig lernen und Datenquellen auf Muster durchforsten. Mengen an Informationen, die kein Mensch zu verarbeiten in der Lage ist, können transparent dargestellt und im Sinne der Heilkunst verwendet werden. Heute wie in Zukunft werden dabei ethische Überlegungen und auch der Datenschutz in diesem Kontext wichtige Themen sein, die eine zentrale Beachtung finden müssen. Digitalisierung kann den digitalen Copiloten des informierten, engagierten und innovativen Arztes darstellen, bedarf jedoch der exakten Kontrolle und repetitiven Re-evaluation was Zuverlässigkeit, Integrität und Sicherheit angeht.

Von staatlicher Seite sind Investitionen in digitale Innovationen und eine Förderung der Wettbewerbsfähigkeit von Unternehmen zu fordern, wobei auch Unternehmen – im weiteren Sinn damit auch Praxen und Kliniken – selbst die Bedeutung der Thematik erkennen und entsprechend voranbringen müssen. Um gleichzeitig nicht jedem neuen Trend blind zu folgen, sind deshalb wissenschaftliche Analysen und Studien zum ökonomischen und medizinischen Nutzen neuer digitaler Ansätze wichtig, um eine Orientierung am Patientenwohl und auch Unterstützung der ärztlichen Tätigkeit in den Fokus von Innovationen zu stellen.

Wünschens- und erstrebenswert ist dabei auch, dass digitale Methoden das medizinische Personal von unnötigen Themen wie zu viel Bürokratie befreien und somit wieder mehr Zeit für den Kern, die Heilkunst schaffen. Dies kann und wird in Zukunft auch die Umsetzung rein digitaler oder kombiniert digital und analog stattfindender Kongresse und Seminare bedeuten. Diese stellen, sofern darin in multidisziplinären Fallkonferenzen Patienten (anonym) diskutiert werden, ebenso eine erweiterte Anwendung der Telemedizin dar.

Literatur

Cermack M (2006) Monitoring and telemedicine support in remote environments and in human space flight. BJA: British Journal of Anaesthesia, Volume 97, Issue 1, July. 107–114. doi: https://doi.org/10.1093/bja/ael132

Garstka H (2019) Datenschutz bei Telemedizin. Hautarzt 70, 343–345. doi: https://doi.org/10.1007/s00105-019-4380-1

Gerlof H (2020) Ärzte hadern mit Telemedizin. hautnah dermatologie 36, 62. doi: https://doi.org/10.1007/s15012-019-0008-5

Harris BA Jr (1994) Telemedicine: A Glance Into the Future. Mayo Clin Proc, December, Vol 69. 1212–1214. doi: https://doi.org/10.1016/S0025-6196(12)65777-2

Jorzig A, Sarangi F (2020) Telemedizin. In: Digitalisierung im Gesundheitswesen. Springer Berlin Heidelberg. doi: https://doi.org/10.1007/978-3-662-58306-7_11

Mars M (2013) Telemedicine and Advances in Urban and Rural Healthcare Delivery in Africa. Progress in Cardiovascular Diseases Volume 56, Issue 3. 326–335. doi: https://doi.org/10.1016/j.pcad.2013.10.006

May C, Harrison R, Finch T et al. (2003) Understanding the Normalization of Telemedicine Services through Qualitative Evaluation. Journal of the American Medical Informatics Association, Volume 10, Issue 6, 2003, 596–604. doi: https://doi.org/10.1197/jamia.M1145

Mermelstein H, Guzman E, Rabinowitz T et al. (2017) The Application of Technology to Health: The Evolution of Telephone to Telemedicine and Telepsychiatry: A Historical Review and Look at Human Factors. J. technol. behav. sci. 2, 5–20. doi: https://doi.org/10.1007/s41347-017-0010-x

Nicogossian AE, Pober DF, Roy SA (2004) Evolution of Telemedicine in the Space Program and Earth Applications. Telemedicine Journal and e-HealthVol. 7, No. 1 Papers. [Published Online]. doi: https://doi.org/10.1089/153056201300093813

Rozycki SW, Marvin KM, Landers JT et al. (2020) Telemedicine Proof of Concept and Cost Savings During Underway Naval Operations [Ahead of Print], doi: https://doi.org/10.1089/tmj.2020.0181

Stensland J, Speedie SM, Ideker M, House J, Thompson T (2004) The Relative Cost of Outpatient Telemedicine Services. Telemedicine JournalVol. 5, No. 3 Papers. [Published Online] doi: https://doi.org/10.1089/107830299311998

Thaker DA Monypenny R et al. (2013) Cost savings from a telemedicine model of care in northern Queensland, Australia. MJA Volume 199, Issue 6. 414–417. doi: https://doi.org/10.5694/mja12.11781

13 Digital Pills

Vanessa Lemarié und Hubert Trübel

Digital Pills umfasst im weitesten Sinne digitale Anwendungen, die stoffliche Arzneimittel oder Medikamente ergänzen oder ersetzen können. Anwendung finden sie heute bereits in vielen Indikationsgebieten (Sverdlov et al. 2018).

Ein prototypisches Beispiel für eine „Digital Pill" ist AbilifyMyCite™: Der japanische Pharmahersteller Otsuka Pharmaceuticals hat in Zusammenarbeit mit der amerikanischen IT-Firma Proteus eine Pille auf den Markt gebracht, in der das Psychopharmakon Aripiprazole mit einem sandkorn-großen elektronischen Sensor kombiniert wird. Dieser Sensor wird bei Kontakt mit Magensäure aktiviert. Seine Signale erfasst eine Antenne in einem Pflaster auf der Bauchhaut des Patienten und übermittelt sie via Bluetooth an ein Smartphone auf das Patient/in und/oder Behandler/in Zugriff haben und so die Therapietreue (Adhärenz) erfassen können (AbilifyMyCite-Video-link 2018).

Wie man an der ausführlichen Beschreibung erkennt, handelt es sich hier um eine technisch sehr aufwendige Lösung, die eine Anpassung des Herstellungsprozesses erfordert sowie die Mitarbeit der Patienten und Analyse der erhobenen Daten durch Ärzt/-innen und Pflegende notwendig macht. Möglicherweise sind einer oder all diese Faktoren für die bisher geringe Marktpenetranz dieser Lösung verantwortlich.

Eine technisch einfachere Alternative stellt beispielsweise AiCure, eine videobasierte Analyse-Anwendung, die auf dem eigenen Smartphone genutzt werden kann, dar: diese Software erlaubt die Analyse von kurzen Videos des Schluckaktes eines Medikamentes. Dazu wird vorab die spezifische Tablette als Referenz erfasst und anschließend in der Analyse des Schluckaktes einbezogen. Nachgelagert bekommen entweder nur der Patient oder auch Ärzt/-innen und Pflegende ein Signal, ob Therapietreue besteht oder (wiederholt) Dosen ausgelassen werden.

13.1 Definition, Eingrenzung

Digital Pills sind im Kontext des Oberbegriffes Digital Therapeutics (DTx) zu sehen. Die Primärfunktion von Digital Therapeutics ist software-generierte therapeutische Intervention direkt an den Patienten zu liefern, um Krankheiten vorzubeugen, diese zu managen, oder zu behandeln. Digital Therapeutics können „stand-alone“ genutzt werden; ihr Fokus liegt in der direkten therapeutischen Intervention. Die meisten dieser Therapeutika überführen jedoch auch Daten und Informationen in digitale Gesundheitsplattformen, die wiederum mit komplementären diagnostischen oder Adhärenz-fördenden Interventionen in einem umfassenden Portfolio von Funktionalitäten verbunden sind (DTx Alliance 2018).

Digital Pills sind Anwendungen, die eine pharmazeutische Lösung (z.B. Tablette, Kapsel oder Dragee) mit einer technischen Lösung (z.B. Sensor und Patch) kombinieren und die dazu dienen, eine bestimmte Erkrankung besser behandelbar zu machen, indem z.B. das Erfassen der Therapietreue und somit eine individuelle patientenspezifische Dosisanpassung möglich wird (Sverdlov 2018).

Digital Therapeutics und Digital Pills sind zwei Beispiele für Ansätze eines miteinander verbundenen Digital Health Systems; teils werden die Begrifflichkeiten sogar synonym verwendet (Makin 2019).

In der Form („Pille“ vs. Softwareprogramm) sind sie durchaus klar voneinander abzugrenzen.

Digital Therapeutics und Digital Pills werden in diesem Kapitel jedoch ebenfalls gemeinsam behandelt. In Bezug auf ihre Zielsetzung und auch hinsichtlich Fragestellungen zur Erhebung und Verarbeitung der mit ihrem Einsatz erhobenen Information haben beide vieles gemeinsam. Die durch die Digital Pill generierten Sensordaten werden im Weiteren auf einer digitalen Datenplattform gespeichert und verarbeitet, die selbst ebenfalls ein digitales Therapeutikum darstellen kann. Die Digital Therapeutics Datenplattformen speisen sich aus den verschiedensten digitalen Anwendungen. Hierzu zählen u.a.:

- mit Chips versehene Medizingeräte wie Vernebler oder Insulinpens
- Add-ons zu Medizingeräten wie Verneblern oder Insulinpens
- Bluetooth-verbundene Geräte und/oder mobile Applikationen
- tragbare Biosensoren
- elektronische Monitoring Geräte wie z.B. Apple Watch oder Fitbit
- interaktive Webseiten
- Smartphone Apps

Gemeinsam ist Digital Pills und Digital Therapeutics (DTx Alliance 2018), dass sie

- softwarebasiert arbeiten,
- evidenzbasiert sind, also dass sie in klinischen Studien einen therapeutischen Nutzen und ausreichende Sicherheit demonstrieren konnten und
- Indikationsspezifisch eine Erkrankung präventiv oder therapeutisch behandeln helfen sollen.
- „Best practice" Standards bezüglich des Designs, der klinischen Validierung, der Nutzerfreundlichkeit und des Datenschutzes entsprechen,
- reguliert sind, d.h. für einen regulatorisch und legal definierten „intended use" angeboten werden. Sie werden nach Studienlage von Zulassungsbehörden (in Deutschland z.B. das Bundesinstitut für Arzneimittel und Medizinprodukte [BfArM]) für den Einsatz in bestimmten Patientengruppen zugelassen und idealerweise in diesem Rahmen dann auch von Kostenträgern erstattet.

Dieser Punkt unterscheidet Digital Therapeutics Softwareanwendungen und Apps klar von Fitness und/oder Wellness Angeboten. In Tabelle 1 sind exemplarisch eine Auswahl verschiedener Digital Pills/Digital Therapeutics zusammengefasst.

13.2 Einsatzgebiete Digital Pills oder Digital Therapeutics

Während sich prinzipiell alle Indikationsgebiete für den Einsatz von *Digital Pills* oder *Digital Therapeutics* (s.a. Tab. 1) eignen, sind diese zurzeit vor allen Dingen in den folgenden Bereichen beschrieben:

- Kardiovaskuläre Erkrankungen (Frias et al. 2017; Hadidi u. Rosano 2019; Choi et al. 2019)
  - Herzinsuffizienz
  - Koronare Herzkrankheit
  - Schlaganfallsprophylaxe und/oder -nachbehandlung
  - PAD
  - Diabetes
- Psychische Erkrankungen (Twomey et al. 2017)
  - Depression
  - depressive Verstimmungen
  - Schizophrenie
- Onkologie (McCann et al. 2019)
- akute und chronische Schmerztherapie (Chai et al. 2017)
- Atemwegserkrankungen (Blakey et al. 2018)

Tab. 1 Auswahl verschiedener Digital Pills oder Digital Therapeutics

Beispiel	Anbieter	Anwendungs- oder Indikationsbereich	Entwicklungsstadium (Stand Januar 2020)	Digitale Elemente der Lösung	Referenz
AiCure	AiCure	Adhärenz	Proof-of-concept	Video-basierte Analyse des Schluckaktes; Zusammenführung von diversen Smartphone Daten auf „Data Insights“ Plattform	https://aicure.com/
Propeller	Propeller Health	Asthma, COPD	zugelassen (FDA/U.S.A)	Sensor für Inhalator trackt wo, wann, wie oft inhaliert wird und übermittelt Daten an Smartphone und WebPlattform	https://www.propellerhealth.com/
Mimi Hearing	Mimi Hearing Technologies	Auditionsstörungen	frei verfügbar	App zur Individualisierung von Sound bei Hörproblemen	https://www.mimi.io/
AKL-T01	Akilii Interactive	Entwicklungsstörung (Aufmerksamkeitsstörung)	Pivotal; zur Zulassung (FDA) eingereicht	Videospiel-basierte digitale Intervention	https://www.akiliinteractive.com/programs-products
AKL-T02	Akilii Interactive	Entwicklungsstörung (Autismus)	Proof-of-concept	Videospiel-basierte digitale Intervention	https://www.akiliinteractive.com/programs-products
Cardio-Mems	Abbott	Herzinsuffizienz	zugelassen (FDA/U.S.A)	Heimelektronikbasierter Sensor mit Datenübermittlung an behandelnden Arzt	https://www.cardiovascular.abbott/us/en/patients/living-with-your-device/heart-failure/pulmonary-pressure-artery-monitoring/cardiomems-hf-system.html
Mabu	Catalia Health	Herzinsuffizienz	zugelassen (FDA/U.S.A)	Cloudbasierte Webplattform und Robot/iPad; Behavioral Health Intervention und Pillenerinnerung	http://www.cataliahealth.com/
Proteus sensor & Truvada	Proteus/Gilead	Infektiologie (HIV)	Proof-of-concept	Sensor; Datenübermittlung an Patch und webbasierte Plattform	https://www.mobihealthnews.com/content/pharmacokinetic-study-proteus-ingestible-sensor-paves-way-clinical-trials-hiv-prevention
CogniFit	CogniFit	Kognition-Training	zugelassen (FDA/U.S.A)	App und Computer basierte Assessments	https://www.cognifit.com/

Beispiel	Anbieter	Anwendungs- oder Indikationsbereich	Entwicklungsstadium (Stand Januar 2020)	Digitale Elemente der Lösung	Referenz
BlueStar	WellDoc	Metabolisches Syndrom	zugelassen (FDA/U.S.A)	App zur Zusammenführung von Medikations-, Behandlungs- und Sensorendaten, mit Coachingelementen und Interaktion zwischen Patient und Behandler/Coach	https://www.welldoc.com/product/
Omada	Omada Health	Metabolisches Syndrom		Sensor Integration, Bluetooth Waage, wöchentliche online Beratung, Online Peer Group	https://www.omadahealth.com/
mySugr	mySugr/ Roche	Metabolisches Syndrom	frei verfügbar; durch Krankenkasse erstattbar	App zur Zusammenführung von Blutzuckermess- Medikations-, Behandlungs- und Sensorendaten, mit Coachingelementen und Interaktion zwischen Patient und Behandler/Coach	https://mysugr.com/de-de
Insulia	Voluntis	Metabolisches Syndrom	zugelassen (FDA/U.S.A)	App zur Zusammenführung von BZ-Messdaten und Vorschlagsunterbreitung für Basalinsulindosen; Datenübertragung an behandelnden Arzt	https://insulia.com/
OnDuo	Onduo/Sanofi	Metabolisches Syndrom	zugelassen (FDA/U.S.A)	App	https://onduo.com/
OneDrop	OneDrop	Metabolisches Syndrom	zugelassen (FDA/U.S.A)	App zur Zusammenführung von Blutzuckermess- Medikations-, Behandlungs- und Sensorendaten, mit Coachingelementen und Interaktion zwischen Patient und Behandler/Coach	https://onedrop.today/
Livongo	Livongo	Metabolisches Syndrom		Blutzucker- und Gewichtsdatenübertragung an webbasierte Plattform und App, telemedizinisches Coaching	https://www2.livongo.com/
M-Sense	Newsenselab GmBh	Migräne	frei verfügbar; durch Krankenkasse erstattbar	App-basiertes Patientenselftracking; Empfehlungen	https://www.m-sense.de/

Tab. 1 *(Fortsetzung)* Auswahl verschiedener Digital Pills oder Digital Therapeutics

Beispiel	Anbieter	Anwendungs- oder Indikationsbereich	Entwicklungsstadium (Stand Januar 2020)	Digitale Elemente der Lösung	Referenz
Cara Care	Cara Care	Morbus Crohn, IBD		Digitales Ernährungstagebuch in App-Form, webbasiertes und Chat-Coaching durch Ernährungsberater	https://cara.care/de/
Discovery	Pear Therapeutics	Neurologie	Proof-of-concept	Online-Therapieprogramm	https://peartherapeutics.com/science/product-pipeline/
Emyna	Gaia	Neurologie	Pivotal Trial	Software-basierte Intervention	https://gaia-group.com/en/
Elevida	Gaia	Neurologie (Multiple Sklerose)	Pivotal Trial	Software-basierte Intervention	https://gaia-group.com/en/science.html
AKL-T03, AKL-T04	Akilii Interactive	Neurologie (Multiple Sklerose)	Proof-of-concept	Videospiel-basierte digitale Intervention	https://www.akiliinteractive.com/programs-products
Proteus sensor & orale Chemotherapie	Proteus/ Fairview Health System	Onkologie	Proof-of-concept	Sensor; Datenübermittlung an Patch und webbasierte Plattform	https://www.mobihealthnews.com/content/proteus-digital-pill-now-delivering-chemotherapy
Abilify MyCite	Proteus/ Otsuka Pharmaceuticals	Psychiatrische Krankheitsbilder	zugelassen (FDA/U.S.A)	Sensor; Datenübermittlung an Patch und webbasierte Plattform	https://www.abilifymycite.com/
Deprexis	Gaia/Servier	Psychiatrische Krankheitsbilder	auf Verschreibung verfügbar; von Krankenkassen erstattbar	Online-Therapieprogramm	https://de.deprexis.com/
reSET	Pear Therapeutics	Psychiatrische Krankheitsbilder	zugelassen (FDA/U.S.A)	Online-Therapieprogramm	https://www.accessdata.fda.gov/cdrh_docs/reviews/DEN160018.pdf

Beispiel	Anbieter	Anwendungs- oder Indikationsbereich	Entwicklungsstadium (Stand Januar 2020)	Digitale Elemente der Lösung	Referenz
SomRyst	Pear Therapeutics	Psychiatrische Krankheitsbilder	zur Zulassung (FDA) eingereicht	Online-Therapieprogramm	https://peartherapeutics.com/science/product-pipeline/
PEAR 004	Pear Therapeutics	Psychiatrische Krankheitsbilder	Proof-of-concept	Online-Therapieprogramm	https://peartherapeutics.com/science/product-pipeline/
reCall	Pear Therapeutics/U	Psychiatrische Krankheitsbilder	Proof-of-concept	Online-Therapieprogramm	https://peartherapeutics.com/science/product-pipeline/
Priovi	Gaia	Psychiatrische Krankheitsbilder	Pivotal Trial	Software-basierte Intervention	https://gaia-group.com/en/
selfapy	Selfapy GmbH	Psychiatrische Krankheitsbilder	frei verfügbar; durch Krankenkasse erstattbar	Online Training	https://www.selfapy.de/
JRS Wave	Jintronix	Rehabilitation	zugelassen (FDA/U.S.A)	Software-basierte Intervention und Datenübermittlung an behandelnden Arzt	https://www.accessdata.fda.gov/cdrh_docs/pdf13/K130847.pdf
CogMed QM	CogMed/Karolinska Institut	Rehabilitation (nach Schlaganfall)	frei verfügbar	Webbasierte Softwareintervention	https://www.cogmed.com/working-memory/method
Kaia	Kaia Health	Rückenschmerz, COPD	frei verfügbar; durch Krankenkasse erstattbar	App-basiertes Rückentraining, Motion-tracking basiertes Feedback	https://www.kaiahealth.com/

Digital Pills/Digital Therapeutics eröffnen die Möglichkeit eine Reihe, durch herkömmliche Therapieansätze bisher „unaddressed medical needs" (Vennemann et al. 2019) zu verbessern:

- **Zugang zu therapeutischen Interventionen unabhängig von oder in Ergänzung zu bisherigen Versorgungsstrukturen**: z.B. kann die digitale Intervention Deprexis unabhängig von Apotheken-Öffnungszeiten, Verfügbarkeit von Therapeut/-innen oder aufwendiger An- und Abreise durchgeführt werden
- **Verbesserung der Therapietreue**: Digital Pills erlauben es eine oder multiple Pilleneinnahmen zu erkennen und Digital Therapeutics das Durchführen einer (auch auf den durch Digital Pill gewonnen Erkenntnissen basierten) digitalen Interaktion. Beide Ansätze bieten eine vollständigere Dokumentation der Therapieadhärenz in Echtzeit, auf deren Basis z.B. Erinnerungen (SMS oder Push Nachrichten auf das Smartphone und/oder in die App, Telefonanrufe, etc.) oder andere Informationen an Patient, Arzt, Pfleger, Pharmazeut, oder Angehörigen verschickt werden können (Blakey et al. 2018)
- **Kurzfristige und individuelle Anpassung der therapeutischen Intervention**: z.B. erlaubt die CardioMems™-Technologie eine Anpassung der medikamentösen Herzinsuffizienz-Therapie tagesaktuell auf den jeweiligen Zustand eines Patienten angepasst – mit dramatischer Verbesserung des Behandlungseffektes (> 30% Reduktion der stationären Wiederaufnahme-Häufigkeit pro Beobachtungsjahr (Abraham et al. 2011)
- **Standardisierung der Therapie**: Digital Pill/Digital Therapeutics-Lösung können dafür sorgen, dass bestimmte Protokolle oder mit Zusatznutzen belegte Interventionen verlässlich zum Einsatz kommen – z.B. kann Sport- und Bewegungs-Therapie bei Patient/-innen mit Typ 2 Diabetes pharmakologische Interventionen unterstützen.
- **Unterscheidung von nicht respondierenden und nicht adhärenten Patienten**: Im Rahmen von klinischen Studien sowie „real life evidence" Untersuchungen können Digital Pills dabei unterstützen, nicht respondierende von nicht adhärenten Patienten zu unterscheiden (Frias et al. 2017).

Digital Pills/Digital Therapeutics ergänzen demnach herkömmliche Therapeutika, stehen aber auch mit Ihnen in Konkurrenz, wenn z.B. eine App dazu geeignet ist, bestimmte psychiatrische Erkrankungen zu behandeln kann sie möglicherweise auch „traditionelle" therapeutische Lösungen ersetzen (Makin 2019; Svertlov et al. 2018). Es ist zu erwarten, dass Digital Pills/Digital Therapeutics wie Telehealth-Anwendungen Teil eines gerade entstehenden digitalen Gesundheits-Ökosystems werden, die über neue Geschäftsmodelle, das zzt. bestehende Gesundheitssystem ergänzen, verbessern oder möglicherweise auch noch grundlegender verändern werden.

13.3 Anwendung und Akzeptanz von digitalen Pillen

Die prototypische Erscheinungsform der digitalen Pille ist die bereits in der Einführung genannte Darreichungsform als durch den Pharmazeuten oder Hersteller pharmakologisch veränderte Tablette (Beispiel Abilify MyCite™): die Tablette enthält neben dem Wirkstoff einen eingebetteten Sensor, der bei Kontakt mit Magensäure ein Signal an ein auf der Haut getragenes Pflaster sendet, welches ebenfalls einen Sensor beinhaltet, der wiederum ein Signal über Bluetooth an das Smartphone des Patienten und/oder ein webbasiertes Portal sendet. Eine Digital Pill stellt immer eine Kombination aus mehreren Komponenten dar: Tablette, Sensor, Empfänger (Pflaster), sowie Smartphone und/oder Webportal.

Dabei müssen alle Komponenten aufeinander abgestimmt bzw. für die Nutzung mit- und untereinander getestet und zugelassen sein. Bisher sind die verfügbaren klinischen Studien zu Digital Pills v.a. auf die Untersuchung der Nutzbarkeit des Systems durch Patienten und die sie behandelnden Ärzte fokussiert und weniger auf die Untersuchung des klinischen und gesundheitsökonomischen Mehrwertes dieser Ansätze. In diesem Zusammenhang muss betont werden dass auch die Zulassung von AbilifyMyCite™ durch die FDA explizit nicht auf der Basis von Wirksamkeitsdaten, sondern lediglich von Unbedenklichkeitsdaten erfolgt ist. Die (vergleichende) Wirksamkeit des Digital Pill-Systems wird zurzeit in bestimmten Patientengruppen weiter untersucht. Die Anwendung beschränkt sich daher selbst in den USA bisher auf Anwendung in kleinen Patientenkohorten und erfolgt zumeist noch im Rahmen von klinischen Studien.

Chai et al (2017) haben das Digital Pill-Konzept in einer kleinen Patientenkohorte von Patienten mit akuten Knochenbrüchen welche Opioidtabletten nach Bedarf als Entlasstherapie verschrieben bekamen, untersucht um die „real world“ Einnahme von durch die Krankenhausapotheke speziell zusammengestellten Oxycodone digitalen Pillen (Hersteller des Sensors: eTectRx) zu untersuchen. Patienten erhielten vor dem Entlass eine kurze 20minuetige Einweisung in das System. Patientenfeedback zum Nachsorgetermin nach 7 Tagen zeigte 90% Zustimmung der Patienten, die digitale Pille sei einfach zu nutzen gewesen; 80% der Patienten waren Willens, digitale Pillen zum Adhärenz Monitoring bei anderen, chronischen Erkrankungen zu nutzen und Einnahme-Daten mit ihren Ärzten zu teilen. Auch die Pillengröße (ca. Größe einer 800mg Ibuprofen Tablette) hat die Akzeptanz nicht wesentlich eingeschränkt. Die Patienten zeigten keine datenschutzrelevanten Bedenken, sondern betonten vielmehr die Akzeptanz einer Echtzeit-Datenübertragung von Einnahme-Daten an den behandelnden Arzt, vor allen Dingen da diese dazu genutzt werden können, im Falle von eskalierender Opioideinnahme arztseitig einzuschreiten.

Weitere Berichte zur Patientenakzeptanz von Datenübertragung der Daten von Digital Pill-Einnahme sind bisher nicht publiziert. Diese wären jedoch v.a. vor dem Hintergrund des Einsatzes in unterschiedlichen Indikationsgebieten und Geografien und hiermit verbundener Einstellungen von Patienten und Behandlern zugleich wichtig zu erheben.

Digital Pills sind primär zur Verbesserung der Therapieadhärenz konzipiert; daher ist ein zu erwartendes großes Einsatzgebiet jede Indikationen, deren Behandlung mit hohen Therapiekosten einhergeht und in denen daher eine Notwendigkeit seitens der Kostenträger besteht, die Therapieadhärenz nachvollziehen zu können. Es steht zu erwarten, dass Lösungen zur Verbesserung und Kontrolle der Adhärenz seitens der Kostenträger vermehrt eingefordert werden.

Die Akzeptanz des Patienten zur Nutzung und damit verbunden Übertragung der erhobenen Daten ist aber ein kritischer Erfolgsfaktor. Man darf daher eine bessere Akzeptanz und schnellere Penetration entsprechender Lösungen in den therapeutischen Einsatzgebieten erwarten, in denen ein mögliches Adhärenzproblem auch durch den Patienten erkannt ist und vermieden werden soll. Beispiele hierfür könnten Erkrankungen sein, bei denen z.B. ein dem Patienten schwieriger oder fehlender Überblick über die Pilleneinnahme existiert, möglicherweise im Kontext von Multimorbidität und multipler Pilleneinnahme oder im Zusammenhang mit mentalen Erkrankungen; weitere Beispiele sind die durch den Angehörigen zu überwachende Pilleneinnahme bei Kindern und Jugendlichen, sowie Fälle, in denen eine Entwicklung einer ungewollten Abhängigkeit, wie bei Opioideinnahme, auch seitens des Patienten oder Pflegenden befürchtet werden könnte.

Es ist zu erwarten, dass die Entwicklung digitaler Pillen auch seitens der Pharmaindustrie weiter getestet werden wird. Im Falle des mehrfach erwähnten Beispiels Abilify MyCite von Otsuka/Proteus ist es der japanischen Firma Otsuka Pharmaceutical gelungen, durch die Entwicklung dieser neuen Darreichungsform eine Patentverlängerung von Aripiprazole zu erreichen (FDA-Orange book 2019). Inwieweit es anderen Pharmafirmen gelingt, durch die Kombination eines traditionellen Medikaments mit einer digitalen Anwendung, neue Patente zu generieren, muss sich zeigen.

13.4 Regulatorischer Rahmen

Digital Anwendungen werden ähnlich wie Medizinprodukte vom Gesetzgeber in verschiedene Risikoklassen eingeteilt. Die Einstufung in Risikoklassen ist Europaweit und damit auch verbindlich für Deutschland durch die „Medical Device Regulation“ (MDR 2017) geregelt. Beurteilt wird hierbei jeweils das Risiko bei bestimmungsgemäßen Gebrauch (Englisch: „intended use“). In Bezug auf digitale Produkte finden sich in der MDR 22 Regeln, die helfen, Produkte entsprechend des möglichen Risikos für die Patienten Gesundheit zu klassifizieren. Eine App, die ein implantierbares Systems steuert und/oder eine therapeutische Anwendung entsprechend beeinflusst, könnte demnach in die höhere Risikoklasse III eingeordnet werden, wogegen eine Software, die nur die Daten eines Implantates anderweitig nutzt, getrennt klassifiziert und ggf. einer niedrigeren Risikoklasse zugeordnet werden könnte. Als „niedrige Risikoklasse" werden die Risikoklassen I und IIa zusammengefasst. Eine einfache Gehhilfe wird z.B. in die Risikoklasse I eingestuft, Kontaktlinsen sind unter Risikoklasse IIa eingestuft, ein extern angewendeter Defibrillator wird der Risikoklasse IIb zugeordnet und ein implantierbarer Defibrillator stellt ein Medizinprodukt der Risikoklasse III dar.

Mit der Einordnung in verschiedene Risikoklassen gehen unterschiedliche Zulassungshürden, Qualitätssicherungs-Aufwände und letztendlich Kosten für den Hersteller einher. Die Hersteller von digitalen Produkten müssen sich hierfür an Experten wenden, die vom Gesetzgeber benannt wurden (daher auch „benannte Stellen" (Englisch: „Notified Bodies); siehe [notified bodies]), z.B. in Deutschland der TÜV.

Für die Marktzulassung ist eine Zuordnung in die durch die MDR vorgegebene Risikoklasse sowie Zertifizierung des Produktes durch die benannten Stellen notwendig.

Neben der reinen Zulassungsregelung spielt jedoch bei durch die Kostenträger zu übernehmenden Anwendungen auch die Erstattungsregelung eine wichtige Rolle. Ab 2020 regelt in Deutschland das Digitale-Versorgung-Gesetz (DVG) die Anwendung und Bezahlung von Gesundheitsleistungen über Apps und andere Medizinprodukte. Im DVG heißt es u.a.:

> *„§ 33a Digitale Gesundheitsanwendungen: (1) Versicherte haben den Anspruch auf Versorgung mit Medizinprodukten niedriger Risikoklassen, deren Hauptfunktion wesentlich auf digitalen Technologien beruht und die dazu bestimmt sind, bei den Versicherten oder in der Versorgung durch Leistungserbringer die Erkennung, Überwachung, Behandlung oder Linderung von Krankheiten oder die Erkennung, Behandlung, Linderung oder Kompensierung von Verletzungen oder Behinderungen zu unterstützen […]." (DVG 2019)*

Für Digital Pills/Digital Therapeutics bedeutet dies, dass sie sich in Zukunft sowohl einer Zulassungs- als auch einer Erstattungs-Beurteilung unterziehen müssen – ähnlich wie reguläre Arzneimittel, die nicht nur zugelassen, sondern für die Preisfindung auch bzgl. ihres medizinischen und wirtschaftlichen Nutzens beurteilt werden. Es wird spekuliert, dass der Marktzugang für digitale Pillen und Apps schwieriger werden wird als bisher (Geißelmann 2018). Dem entgegenzustellen ist aber sicher der nunmehr klare und im Gesetz verankerte Anspruch an Digital Pills/Digital Therapeutics einer systematischen Planung, Einreichung und fortlaufenden Auswertung und Aufbereitung der Nutzendaten zur Anwendung und einer hiermit in Einklang zu bringenden Kostenerstattung.

13.5 Datensicherheit und Datenschutz sowie zukünftige Nutzenbewertung

Das Potenzial für den Einsatz von Digital Pills/Digital Therapeutics zur Prävention und Behandlung von chronischen Erkrankungen scheint groß. Die Möglichkeiten digitaler Angebote werden v.a. deutlich wenn die Kombination multimodaler Therapie auf einer digitalen Plattform Patient und Behandler einheitlich und nachvollziehbar die Umsetzung komplexer Therapie erleichtert, so z.B. in der Kombination von Medikationsmanagement mit Coachingelementen (Ernährung, Bewegung, Achtsamkeit). Allerdings existiert auch eine Vielzahl von alleinstehenden Angeboten, z.B. zur Ernährungsberatung. Es ist nicht immer leicht, in diesem Zusammenhang Digital Therapeutics die der in Kapitel 13.1 ausgeführten Definition v.a. im Hinblick auf den erhobenen und belegten therapeutischen Nutzen entsprechen von medizinisch anmutenden „Wellness" Angeboten zu unterscheiden.

In diesem Zusammenhang stellt sich die Frage nach dem Anspruch an die Nutzenbewertungen digitaler Gesundheitsanwendungen. Parallelgruppen-Vergleiche in randomisierten kontrollierten klinischen Studien sind konzipiert, medizinischen Nutzen klassischer Medizinprodukte oder Arzneimittel zu testen und zu belegen. Teils lassen sich diese auf interventionelle Digital Therapeutics Lösungen übertragen (z.B. Verbesserung einer Depression). Patientenakzeptanz, Patientensouveränität, Einfachheit/erhöhter Komfort der Anwendung, Förderung einer Sensibilisierung für die eigene Erkrankung und die Bedeutung einer adhärenten (medikamentösen) Therapie sind jedoch weitere wichtige und mögliche Benefits digitaler Gesundheitslösungen für deren Erfassung und Bewertung es bisher keine ausreichenden, auch durch regulatorische Behörden erarbeitete und akzeptierten Konzepte gibt. Das macht eine Einordnung des Stellenwertes von Digital Therapeutics in die bisherige Therapielandschaft nach verlässlichen Kriterien sowohl für Behandler als auch Patient schwierig.

Hilfe ist in Deutschland in Form der Rechtsverordnung zu erwarten, die in Kürze und im Zusammenhang mit dem bereits erwähnten Gesetz zur digitalen Gesundheitsversorgung (DVG) ausgegeben werden wird. Die Rechtsverordnung soll die Anforderungen an die Nutzenbewertung digitaler Gesundheitslösungen skizzieren und maßgeblich durch das Bundesinstitut für Arzneimittel (BfArM) mitgestaltet werden. Es ist zu hoffen, dass hiermit eine Vorlage zur Orientierung und Anweisung für Hersteller, Kostenträger und auch Behandler erstellt wird.

Hilfreich könnte aber gerade auch aus Patientensicht sowie für Pflegende eine einfach verständliche und durch ein unabhängiges Gremium zusammengestellte Kriterienliste sein, der Apps und andere therapeutische Onlineangebote entsprechen sollten um zumindest bestimmten Grundanforderungen an wissenschaftliche Evidenz, die der Lösung zugrunde liegt, Datenschutz und -sicherheit der erhobenen und verwerteten Gesundheitsdaten, und Nutzerfreundlichkeit zu genügen.

In Deutschland ist ein solches Gremium das durch das Bundesgesundheitsministerium geförderte Aktionsbündnis Patientensicherheit (APS). Das APS ist eine Plattform, die sich einer sicheren Patientenversorgung, und vor dem Hintergrund zunehmender Digitalisierung auch einer besseren „Health Literacy“ aller Vertreter des Gesundheitswesens, besonders aber der Patienten, verpflichtet sieht. Das APS stellt u.a. online eine Checkliste für Patienten zur Verfügung mittels derer Patienten die Vertrauenswürdigkeit von Gesundheitsapps selber einschätzen können (APS 2020). Gelistete Bewertungskriterien umfassen hier u.a. Zertifizierungen, Funktionalität, Existenz und Verständlichkeit einer Datenschutzerklärung, und den finanziellen Hintergrund der digitalen Anwendung.

Die Regulierung und Zertifizierung von Digital Health Angeboten im Allgemeinen und Digital Therapeutics im Speziellen sollte zukünftig auf europäischer Ebene und durch die Zulassungsbehörden harmonisiert und nach länderübergreifend gleichen Kriterien für Behandler und Patient transparent dargestellt werden. Es könnte z.B. zukünftig Qualitätssiegel für Digital Therapeutics geben die von entsprechend mandatierten Zulassungsbehörden vergeben werden sollten.

Letztlich steht dahinter auch der Anspruch, dass Digital Therapeutics als mit klassischen pharmakologischen Therapien gleichwertige und/oder sie gar ersetzende anderweitig hochwertige Therapieform entwickelt und angesehen werden müssen – die den Patienten mehr Verantwortung für die Umsetzung und das Tracking ihrer Therapie abverlangt. Es ist denkbar, dass sich dies schon durch eine von den Kostenträgern getriebene Entwicklung ergeben könnte: beispielsweise könnten sich Krankenkassen dazu entscheiden, Patienten zur Nutzung einer Digital Pill zu verpflichten, um die Einnahme eines Medikamentes zu tracken – oder ihnen dieses in Zusammenhang mit entsprechenden Erstattungsmodellen anbieten (z.B. höhere Kostenübernahme bei adhärentem Therapieverhalten). Der Patient wird in diesem Zusammenhang zum aktiv verantwortlichen und verantwortlich gehaltenen „Kontrolleur“ der eigenen Therapie. Ein weiterer Ansatz, der zur Behandlung aber auch verstärkt zur Prävention von Krankheiten denkbar ist, ist die Erstattung von Digital Therapeutics Apps im Rahmen von „Nudging“ Ansätzen durch die Kostenträger.

Was ist aber die zukünftige Rolle des Arztes in einem solchen System digitaler Therapien? Eine App, die Pilleneinnahme und möglicherweise darüber hinaus patient-reported outcomes erfasst generiert Daten, die idealerweise nicht nur durch Patient und Krankenkasse, sondern auch durch den den Patient behandelnden Arzt analysiert und gekannt werden sollten. Eine solche Analyse setzt aber zum einen den Fluss der Daten an den Behandler voraus – und somit eine Integration der Digital Therapeutics Lösung in den ärztlichen Workflow, idealerweise auf technischer Seite mittels Einspielung in das ohnehin genutzte AIS oder KIS – und zum anderen Zeit, Wille und Kompetenz des Arztes die Daten zu lesen und bewerten. Wo die Kapazität heute schon begrenzt ist, ist dieser steigenden Anforderung an Implikation und Zeit des Arztes schwer zu entsprechen. Eventuell werden sich daher in den kommenden Jahren vermehrt neue ärztliche Berufsbilder (Arzt als Data Scientist/Data Analyst) und/oder andere zum bisherigen Arztkontakt komplementäre ärztliche Patienten-Beratungskanäle (telemedizinische Vor- oder Begleitberatung des Patienten) zum Management vielfältiger Datenquellen und -ansätze herauskristallisieren.

Die Anwendung von Digital Pills/Digital Therapeutics ist heute noch vielfach von Vorbehalten gegenüber digitalen Anwendungen sowohl aufseiten der Anwender als auch der Versorger geprägt. Zum Teil sind diese in einer gerade in Deutschland stark ausgeprägten Skepsis bei datenschutzrechtlichen Fragestellungen begründet. Diese ist auch in der medialen Berichterstattung zu datenschutzrechtlichen Themen im Allgemeinen und im Gesundheitsbereich im Besonderen spürbar [Hansen 2019, Herrmann 2018].

Klar ist: Gesundheitsdaten sind besonders schützenswerte Daten. Ihre Erhebung, Verwaltung, und Verarbeitung darf, so sehen es auch die Europäische Datenschutzgrundverordnung (EDSGVO 2016) vor, nur unter strengen IT Sicherheitsmaßnahmen (Datensicherheit) geschehen und nur im Sinne der Zurverfügungstellung und Verbesserung von legitimen Interessen erfolgen und muss jederzeit durch die Patienten nachvollziehbar, und kontrollierbar sein (Datenschutz). Dieser Anspruch gilt auch für durch und mit Digital Pills/Digital Therapeutics erhobene und verwertete Gesundheitsdaten.

Für Anbieter von Digital Pills/Digital Therapeutics ergibt sich jedoch eine komplexe Situation: die gesetzlichen Vorgaben zu den datenschutzrechtlichen Ansprüchen an Digital Pills/Digital Therapeutics sind zwar in den oben erwähnten Rechtsverordnungen geregelt. Ihre Auslegung unterliegt jedoch durchaus unterschiedlichen nationalen Interpretationen. Das macht es schwer, effektiv und effizient länderübergreifend einheitlich definierten Ansprüchen an Lösungen gerecht zu werden.

Darüber hinaus ist zu beachten, dass die Anbieter der für die Funktion der digitalen Angebote notwendigen Cloud-Storage und Datenanalyse Dienste ihren Geschäftssitz meist in den USA haben und somit teils anderen Regularien unterliegen als europäische oder deutsche Dienstleister. Aus europäischer Sicht müssen Anbieter und Hersteller von Digital Pills/Digital Therapeutics daher darauf achten, dass Datenaustausch z.B. mit amerikanischen Unternehmen beispielsweise nur im Rahmen von vertraglich geregelten und bei Anfrage und Bedarf durch die Nutzer einsehbaren „Data Processing Agreements“ erfolgt.

Eine noch viel größere Herausforderung ist aber, dass sich die Menge an Gesundheitsinformationen bereits seit mehreren Jahren fortlaufend exponentiell vervielfacht. In den kommenden zehn Jahren werden mehr als 50 Milliarden medizinische Geräte Daten an Ärzte und Patienten versenden und Wearables verstärkt zusätzliche Echtzeitdaten zur Verfügung stellen. Neben der Datenmenge vervielfacht sich auch die Geschwindigkeit der Datenübertragung sowie die Vielfältigkeit der Daten. Letzteres stellt eine besondere Herausforderung zur Datenverarbeitung und -analyse dar. KI-Systeme müssen die begrenzten menschlichen Kapazitäten hierfür zunehmend unterstützen und ergänzen und werden daher auch in digitalen Therapeutika vermehrt eingesetzt werden oder diesen sogar zugrunde liegen.

Verschiedene Daten wie Herzfrequenz, Blutdruck, Audiodaten, Videodaten etc. benötigen aber auch verschiedene Sicherheitslevel in der Übertragung. Dabei werden Daten bereits heute nicht mehr nur im traditionellen und kontrollierten Umgebung sondern auch in den Wohnungen der Patienten (u.a. remote patient monitoring) erfasst und übertragen, zum größten Teil gerade nicht durch „hinreichend" gesicherte Leitungen und Verbindungen. Dies sollte Anlass für sorgfältige und konzertierte Aufklärungsmaßnahmen die möglichst sichere Datenübertragung betreffend gegenüber Patienten, Ärzten und Pflegenden gleichermaßen sein.

Je nach Digital Pill/Digital Therapeutics Einsatzbereich ergeben sich hier verschiedenste und komplexe Herausforderungen an Patienten, Ärzte, Pflegende, Hersteller und Kostenträger.

13.6 Blick in die Zukunft

Der ärztliche Alltag der Zukunft wird durch Digital Pills/Digital Therapeutics erweitert werden. Zum klassischen Armamentarium des Arztes gesellen sich digital gespeiste Lösungen, die zudem dem Arzt zunehmend die Rolle des Datenauswerters und -bewerters abfordern. Dabei wird er zunehmend durch KI-Lösungen unterstützt werden. Der Arzt der Zukunft muss seinem Patienten aber auch die Rolle von Digital Pills/Digital Therapeutics in der Behandlung erklären und den Patienten in die Nutzung einweisen können.

Es ist daher wichtig, sich von momentan noch nicht völlig geklärten Fragestellungen zur Nutzenbewertung auch ein Stück weit zu befreien und vielmehr Digital Pills/Digital Therapeutics im größeren Zusammenhang eines sich digital transformierenden Gesundheitsmarktes zu sehen und ihr Potenzial zu akzeptieren.

Vor dem Hintergrund alternder Gesellschaften und chronisch unterfinanzierter Gesundheitssysteme stellen Digital Pills/Digital Therapeutics (wie Telemedizin oder Künstliche Intelligenz auch) Mittel dar, mit denen mehr und neuer Wert geschöpft werden kann. Es ist daher auch zu erwarten, dass

Digital Pills/Digital Therapeutics Teile von neuen medizinischen Versorgungskonzepten der Zukunft werden.

Literatur

Aktionsbündnis Patientensicherheit e.V. (APS) (2020) Checkliste für die Nutzung von Gesundheits-Apps. URL: https://www.aps-ev.de/app-checkliste/ (abgerufen am 23.07.2020)

AbilifyMyCite™ (9.1.2018). In WSJ Video. URL: https://www.wsj.com/video/what-is-a-digital-pill/6A4444D6-DBAD-421A-8B53-C51E23A20268.html (abgerufen am 23.07.2020)

Abraham WT, Adamson PB, Bourge RC, Aaron MF, Costanzo MR, Stevenson LW, Strickland W, Neelagaru S, Raval N, Krueger S, Weiner S, Shavelle D, Jeffries B, Yadav JS; (2011) CHAMPION Trial Study Group. Wireless pulmonary artery haemodynamic monitoring in chronic heart failure: a randomised controlled trial. Lancet 377, 658–66

Blakey JD, Bender BG, Dima AL, Weinman J, Safioti G, Costello RW (2018) Digital technologies and adherence in respiratory disease: the road ahead. Eur Repir J 52: 1801147

Chai PR, Carreiro S., Innes BJ, Rosen RK, O'Cleirigh C, Mayer KH, Boyer EW (2017) Digital Pills to Measure Opioid Ingestion Patterns in Emergency Department Patients With Acute Fracture Pain: A Pilot Study. J Med Internet Res 19 (1):e19

Choi MJ, Kim H, Nah H, Kang D (2019) Digital Therapeutics: Emerging New Therapy for Neurologic Deficits after Stroke. Journal of Stroke 21(3): 242–258

Digitale-Versorgung-Gesetz DVG (2019) URL: https://www.bundesgesundheitsministerium.de/digitale-versorgung-gesetz.html (abgerufen am 23.07.2020)

Digital Therapeutics Alliance DTX (2018) Digital Therapeutics: Combining Technology and Evidence-based Medicine to Transform Personalized Patient Care. In: dtxalliance.org (archives). URL: https://dtxalliance.org/wp-content/uploads/2018/09/DTA-Report_DTx-Industry-Foundations.pdf (abgerufen am 23.07.2020)

Europäische Datenschutz Grundverordnung (EDSGVO) (2016) URL: https://www.bmwi.de/Redaktion/DE/Artikel/Digitale-Welt/europaeische-datenschutzgrundverordnung.html (abgerufen am 23.07.2020)

FDA-Orange book (2019) URL: https://www.fda.gov/media/71474/download (abgerufen am 23.07.2020)

Frias J, Virdi N, Raja P, Kim Y, Savage G, Osterberg L (2017) Effectiveness of Digital Medicines to Improve Clinical Outcomes in Patients with Uncontrolled Hypertension and Type 2 Diabetes: Prospective, Open-Label, Cluster-Randomized Pilot Clinical Trial. J Med Internet Res; 19(7):e246

Gießelmann K (2018) Medizinprodukte: Risikoklasse für Apps steigt. In: Dtsch Arztebl International. 115(12): A-538. URL: https://www.aerzteblatt.de/int/article.asp?id=196980 (abgerufen am 23.07.2020)

Hadidi SE, Rosano G (2019) Evidence beyond the digital medication pill. Eur Heart J Cardiovasc Pharmacother. 2019. pii: pvz055. doi: 10.1093/ehjcvp/pvz055. [Epub ahead of print; abgerufen am 5.1.2020]

Hansen A, Herrmann M, Ehlers JP, Mondritzki T, Hensel KO, Truebel H, Boehme P (2019) Perception of the Progressing Digitization and Transformation of the German Health Care System Among Experts and the Public: Mixed Methods Study. JMIR Public Health Surveill. 28, e14689

Herrmann M, Boehme P, Mondritzki T, Ehlers JP, Kavadias S, Truebel H (2018) Digital Transformation and Disruption of the Health Care Sector: Internet-Based Observational Study. J Med Internet Res. 20:e104

Horchert J, Klofta J (2019) Hacker finden Sicherheitslücken im Gesundheitsdatennetz. In: Spiegel Online. URL: https://www.spiegel.de/netzwelt/netzpolitik/ccc-hacker-finden-sicherheitsluecken-in-der-telematikinfrastruktur-a-1302902.html (abgerufen am 5.1.2020)

Makin S (2019) A smarter way to treat. Nature 573, S106-S109

McCann L, McMillan KA, Pugh G (2019) Digital Interventions to Support Adolescents and Young Adults With Cancer: Systematic Review. JMIR Cancer; 5(2): e12071.

Medical Device Regulation (MDR) 2017: VERORDNUNG (EU) 2017/745 DES EUROPÄISCHEN PARLAMENTS UND DES RATES vom 5. April 2017 über Medizinprodukte, zur Änderung der Richtlinie 2001/83/EG, der Verordnung (EG) Nr. 178/2002 und der Verordnung (EG) Nr. 1223/2009 und zur Aufhebung der Richtlinien 90/385/EWG und 93/42/EWG des Rates (Medical Device Regulation; 2017). URL: https://eur-lex.europa.eu/eli/reg/2017/745/oj (abgerufen am 5.1.2020)

„Notified bodies“ in Deutschland. URL: https://ec.europa.eu/growth/tools-databases/nando/index.cfm?fuse-action=country.notifiedbody&cou_id=276 (abgerufen am 5.1.2020)

Sverdlov O, van Dam J, Hannesdottir K, Thornton-Wells T (2018) Digital Therapeutics: An Integral Component of Digital Innovation in Drug Development. Clin Pharmacol Ther 104,72–80

Twomey C et al (2017). Effectiveness of an individually-tailored computerised CBT programme (Deprexis) for depression: A meta-analysis. Psychiatry Research, 256, 371–377.

Vennemann M, Ruland V, Kruse JP, Harloff C, Trübel H, Gielen-Haertwig H (2019) Future unmet medical need as a guiding principle for pharmaceutical R&D. Drug Discov Today;24, 1924–1929

Wilkes M., Trübel H (2018) Paradigma Break – Denk niemals brav. Business Village, Göttingen

14 3D-Druck

Philipp Plugmann und Julia Plugmann

Die zukünftigen Einsatzgebiete des 3D-Druckes auch in Kombination mit anderen Technologien sind vielfältig. Ob zum Bau von Mondstationen mit Material, welches man auf dem Mond abbauen kann, dem Produzieren von Komponenten in der Automobil- und Luftfahrtindustrie oder zur Herstellung menschlichen Gewebes z.B. für Patienten mit Verletzungen der Haut, die Möglichkeiten zu den multiplen Einsatzgebieten der 3D-Druck-Technologie sind faszinierend. Im angloamerikanischen Sprachraum findet sich vielfach die einfache Klassifizierung von Fertigungsverfahren in formative, subtraktive und additive Verfahren, insbesondere relevant für die zukünftigen digitalen Geschäftsmodell-Innovationen mit 3D-Druck (Feldmann et al. 2019).

14.1 Einleitung

Die 3D-Druck-Technologie ist in vielen Industrien einsetzbar. Sie wird auch als „Additives Fertigungsverfahren“ bezeichnet und ist ein hervorragendes Beispiel für erfolgreiches langjähriges Innovationsmanagement.

Dabei muss man unterscheiden zwischen additiven Fertigungsverfahren, die bereits viele Jahre in der Industrie erfolgreich im Rahmen hochpräziser Fertigungsverfahren eingesetzt werden und den neueren Einsatzgebieten von 3D-Druckern. Entwickelt wurde diese Technologie 1983 vom US-Amerikaner Charles Hull (Ponsford u. Glass 2014). Dabei werden beispielsweise geschmolzene Kunststoffe, Harze, Zemente oder flüssige Metalle additiv in eine Zielstruktur übertragen. Grundsätzlich ist dieses additive Fertigungsverfahren mit vielen Materialien in den unterschiedlichsten Einsatzgebieten und Größenordnungen denkbar, abhängig jeweils von der Maschine oder dem 3D-Drucker, der diese Arbeit durchführt.

14.1.1 Historie des 3D-Drucks

Anhand der folgend aufgeführten Übersicht sieht man eine bereits 40-jährige Historie der additiven Fertigungsverfahren (Fastermann 2012; Ponsford u. Glass 2014; Feldmann et al. 2019), exemplarisch hier einige wichtige Meilensteine bei der Entwicklung und Etablierung dieser Technologie:

- 1986 Stereolithografie (3D Systems)
- 1991 FDM Fused Deposition Modeling Verfahren (Stratasys)
- 1995 Metallverarbeitende Laserschmelzanlagen
- 1996 Binder Jetting Anlagen (ZCorp)
- 2000 Multi Jet Modeling Systeme (Objet)
- 2008 Consumer Drucker

Eine Beschleunigung der Einsatzgebiete des 3D-Druckes ist sichtbar durch die Zunahme der Zahl an Start-ups in diesem Marktsegment und eine Unterstützung der Politik diese Technologie im Rahmen von Innovationsförderungsmaßnahmen zu unterstützen (Fastermann 2012; Feldmann et al. 2019). Exemplarisch aufgeführt nun weitere Zwischenschritte bei der Entwicklung des 3D-Druckes:

- 2010: erstes 3D-Druck Auto, als Prototyp. Name „Urbee“
- 2011: Cornell University (USA) innoviert 3D-Lebensmitteldrucker
- 2012: Kieferprothese wird 3D-gedruckt und eingesetzt
- 2015: Carbon 3D entwickelt einen disruptiven CLIP-3D-Drucker
- 2016: Daniel Kellys Laboratory druckt Knochen mit 3D-Druck

Der Einsatz durch kleine und mittlere Unternehmen, auch durch die inzwischen günstigeren Kaufpreise von 3D-Druckern und den Möglichkeiten, die der 3D-Druck beim Prototyping bietet, führt zur Integration des 3D-Druckes bei diesen Firmen in Innovation und Produktion. 2010 wurde der erste 3D-gedruckte Prototyp eines Autos namens „Urbee“ produziert. 3D-Druck wurde in den letzten 10 Jahren immer mehr eine attraktive Option zur Substitution alter Herstellungsverfahren.

Spannender wird der Blick auf die Weltraumtechnologie, die Erforschung des Weltraumes, der Besiedelung neuer Planeten, dem Bau von Unterbringungen für Menschen auf dem Mond oder Mars, die Versorgung der Astronauten mit Lebensmitteln und die Aufrechterhaltung der Gesundheit. Überall sieht man potenzielle Einsatzgebiete für 3D-Drucker, die heute zwar noch keine hochpräzisen anspruchsvollen Produkte in der Heimanwendung produzieren können, aber durch den zunehmenden Einsatz bei kleinen und mittleren Unternehmen verbessert sich die 3D-Druck-Technologie zunehmend.

14.2 Definition, Klassifizierung und Anwendungsbereiche

Wie bereits in Kapitel 14.1 aufgeführt, hat die 3D-Druck-Technologie bereits eine 40-jährige Entwicklungshistorie hinter sich. Die Vorteile dieser innovativen Technologie finden sich in verschiedenen Bereichen.

14.2.1 Klassifizierung der 3D-Drucktechnologie

Die Klassifizierung der 3D-Drucktechnologie (Gebhardt 2017) wird grundsätzlich in 3 Segmente eingeteilt: fest, flüssig und gasförmig. Dabei wird Material schichtweise aufgetragen, im Gegensatz zu abtragenden Verfahren (z.B. CAD-CAM Fräs-Technologien bei der Herstellung von Kronen/Inlays aus Keramikblöcken bei der zahnärztlichen Versorgung oder Titangelenkkörpern für Hüft- oder Kniegelenke) oder Gussprodukten, bei denen Material verflüssigt und in eine Hohlform einfließt (z.B. Herstellung von Glocken für Kirchen).

1. **Fest**: Draht, Pulver oder Folie, sind die Ausgangsmaterialien. Während man bei der Verwendung des Drahtes als Grundmaterial ein „Aufschmelzen und Erstarren" (sog. FDM, used Deposition Modelling) durchführt, wird beim Pulver entweder ein „Verfestigen durch Binder" (sog. 3 DP, 3D-Printing) oder „Aufschmelzen und Erstarren" (sog. SLM, Selective Laser Melting) angewendet. Bei der Folie wendet man ein „Ausschneiden und Fügen" (sog. LLM, Layer Laminated Manufacturing) oder „Ausschneiden und Polymerisieren" (sog. SFP, Solid Foil Polymerisation) an.
2. **Flüssig**: Hier wird das Polymerisationsprinzip durchgeführt, wobei Wärme (Thermal Polymerisation TP), Licht zweier Frequenzen (Beam Interference Solidification BIS) oder Licht einer Frequenz ihren Einsatz finden.
3. **Gasförmig**: Durch eine chemische Reaktion (Laser Chemical Vapor Deposition LCVD) erfolgt der 3D-Druck.

Die Beeinflussung der 3D-Drucker-Parameter (Lin et al. 2017) sowohl durch die Hardware als auch der steuernden Software haben Auswirkungen auf die Qualität der Endprodukte.

14.2.2 Umwelt und Schonung von Ressourcen

Neben dem Aspekt des Energieverbrauchs haben additive Fertigungsverfahren gegenüber subtraktiven, also materialabtragenden Technologien, den Vorteil dass keine Materialrückstände bzw. Materialmüll entsteht. Materialabfall an sich ist schon sehr umweltschonend, aber auch die damit verbundene Vermeidung von Transportkosten, die mit dem Abtransport möglicher Materialabfälle entstanden wären. Man kann der 3D-Druck-Technologie somit eine gewisse Materialeffizienz bescheinigen.

14.2.3 3D-Drucker für den Heimgebrauch

Die Folgen bei stärker zunehmendem Reifegrad der 3D-Drucker für den Heimgebrauch sind nicht abzusehen. So gab es bereits in den vergangenen Jahren Berichte über Studenten, die zuhause Waffen herstellten. Erfahrungsgemäß geht aber die Gefahr nicht von der Technologie aus, sondern von der Absicht und Zielsetzung des Nutzers.

14.2.4 Kompetenz vermitteln im Umgang mit der 3D-Druck-Technologie

Der Einsatz der 3D-Drucktechnologie kann kommerziell, industriell, privat und künstlerisch verwendet werden. Umso wichtiger ist es bereits Schülerinnen und Schülern den Umgang mit 3D Druckern zu ermöglichen. Ganz abgesehen davon, dass in den neuen digitalen Zeiten, der Umgang mit digitalen Technologien und den sozialen Medien seinen Platz im Lehrangebot von Schulen finden sollte.

14.2.5 Anwendungsbereiche in der Industrie allgemein

Das „Rapid Manufacturing“ beschreibt die additive Fertigung von Teilen und Produkten in verschiedenen Industrien (Caviezel et al. 2017). In einer zukunftsbetrachtenden sog. „HORIZON SCANNING“-Studie (Ehrenberg-Silies et al. 2015) im Rahmen der Technikfolgen-Abschätzung beim Deutschen Bundestag (TAB) für den Bereich „Additive Fertigungsverfahren (3D-Druck)“ werden die Vorteile für die Industrie wie folgt beschrieben:

1. Objekte können rein nach funktionalen Gebrauchskriterien erstellt werden; ein „Design for Manufacturing“ ist nicht mehr nötig.
2. Ein Höchstmaß an Individualisierung kann realisiert werden.
3. Es sind Formgebungen möglich, die mit herkömmlichen Fertigungsverfahren nicht oder nur sehr aufwendig realisiert werden können.
4. Wo in herkömmlichen Produktionsprozessen Objekte in mehreren Schritten auf verschiedenen Maschinen verarbeitet werden, ermöglichen additive Fertigungsverfahren die Herstellung von Komponenten mit einem einzigen Gerät.
5. Die Materialvielfalt (Metalle, Keramiken, Polymere) für laserbasierte additive Fertigungs- verfahren ist ausreichend, um vielfältige und komplexe Produkteigenschaften realisieren zu können.

6. Eine hohe Materialeffizienz in der Fertigung kann erreicht werden.
7. In laserbasierten additiven Fertigungsanlagen können direkt optische Systeme zur Echtzeit-Qualitätskontrolle integriert werden, die unmittelbar das im „Druckvorgang" emittierte Laserlicht nutzen.
8. In Abhängigkeit des eingesetzten additiven Fertigungsverfahrens kann eine hohe Präzision (Toleranzen von unter 30 Mikrometer) und eine hohe Qualität (die Materialdichte bei metallischen Elementen liegt bei 99% des Rohmaterials; durch das Laserschmelzen entstehen also keine Hohlräume o.ä. im Material) erreicht werden.

Diese Vorteile werden ergänzt durch die Möglichkeit schnell Prototypen (Rapid Prototyping) und entsprechende Werkzeuge (Rapid Tooling) herzustellen.

14.2.6 Anwendungsbereiche beim Militär

In 2013 wurde erstmals erfolgreich eine mit einem 3D-Drucker hergestellte Waffe in den USA benutzt und erzeugte einen Aufschrei in der Gesellschaft und Politik solche Möglichkeiten in Zukunft zu verbieten, weil eine enorme Gefahr von den 3D-Druckern ausgehen würde (Walther 2015). Des Weiteren wurde kritisiert (Fei-yue 2013), dass neben den Einsatzmöglichkeiten im Militär ein paralleles Militärsystem entstehen würde. Da aber in den USA Waffenbesitz zu den Grundrechten gehört, würden die 3D-gedruckten Waffen keine Problematik hinsichtlich des Waffenbesitzes darstellen, sehr wohl werden aber die Schwierigkeiten Waffen aus Kunststoff zu detektieren diskutiert. Es ist bekannt, dass amerikanisches und europäisches Militär in verschiedenen Einsatzbereichen zur Herstellung von Flugzeugen und Waffen die Implementierung von additiven Fertigungsverfahren erforschen und entwickeln (Vergin et al. 2013).

14.2.7 Anwendungsbereiche in der Wissenschaft

Ob nun der 3D-Druck bei der Erforschung der Dinosaurierer integriert wird oder zur Erzeugung von chirurgischen Übungsmodellen in der Medizin, die Einsatzmöglichkeiten sind vielfältig. So können alle möglichen Wundszenarien an diesen Übungsmodellen erprobt werden. Auch im Bereich der Restauration kunsthistorischer Stücke kann die 3D-Technologie eingesetzt werden (Fastermann 2012).

14.2.8 Anwendungsbereiche in der Luft- und Raumfahrt

Ein Kernthema beim 3D-Druck in der Luft- und Raumfahrttechnik ist der Leichtbau, weil Gewicht immer mit höherem Energieverbrauch verbunden ist. Gewichtsreduktion, das Einsparen von Treibstoffen und die schnelle und günstige Herstellung komplexer hochqualitativer Teile kommen auch den heutigen nachhaltigen Zielen vieler Unternehmen bei der Schonung der Umwelt entgegen.

14.2.9 Anwendungsbereiche in der Automobilindustrie

Neben dem Thema des Leichtbaus, werden in der Automobilindustrie auch Prototypen und Designvorlagen mittels 3D-Druck zunehmend hergestellt. Neben etablierten Unternehmen und Start-ups, versuchen sich Hobbyschrauber und Oldtimerfans zunehmend mit 3D-Druckern. Aktuell auf der CES 2020 in Las Vegas stellte das Schweizer Unternehmen RINSPEED (www.rinspeed.eu) sein „MetroSnap" vor und zeigte innovative Lösungen für die Schlüsselfrage der modularen Fahrzeugsysteme und der Mobilitätsangebote. Als „Pfiffiges Baukasten-Konzept löst Kostenfrage" gilt „MetroSnap" als eines der ersten Fahrzeuge „der neuesten Generation" und verfügt über vielerlei interessante Features. Rinspeed fertigte beim MetroSnap auch zahlreiche Bauteile mit einem 3D-Drucker.

Auch Sportwagenhersteller entdecken die 3D-Technologie für sich, so hieß es (Tschackert 2019):

> *„Die Digital Light Synthesis (DLS) 3D-Drucktechnologie von Carbon ist von Lamborghini zur Fertigung von seitlichen und zentralen Belüftungsdüsen im Armaturenbrett des Sián FKP 37-Hybridsportwagens genutzt worden."*

Des Weiteren wurde berichtet:

> *„Lamborghini war in diesen Projekten von der Qualität und Effizienz der Carbon DLS-Technologie beeindruckt und fing deshalb an, den 3D-Druckprozess auf andere Teile auszuweiten. Die Konstrukteure des Unternehmens konnten das Design der Innenkomponenten neu erarbeiten und den Produktentwicklungsprozess optimieren." (Tschackert 2019)*

Diese Entwicklungen in der Automobilindustrie die 3D-Drucktechnologie zu nutzen müssen ganzheitlich mit den Technologien der Smart Factory, Robotik, Automatisierung und Künstlichen Intelligenz als Gesamtkonzept verstanden werden.

Die exemplarisch genannten Anwendungsbereiche können erweitert werden, um die Industrien der Elektronik, Spiele, Unterhaltung, Bekleidung, Textilien, Lebensmittel, Möbel, Design und Architektur. Diese exemplarische Auswahl an Industrien und der dortigen Anwendungen der 3D-Druck-Technologie können um viele weitere Einsatzoptionen erweitert werden.

14.3 Medikamente

Die Unternehmen im Segment der „Medikamentenherstellung mittels 3D-Drucktechnologie" haben verschiedene Zielsetzungen. Beispielsweise Szenarien bei denen zukünftig Medikamente in der Arztpraxis mit 3D-Druckern direkt hergestellt werden könnten. Im Folgenden werden einige nennenswerte Firmen und Projekte in diesem Segment vorgestellt:

1. **Als eine der ersten Firmen hat sich „Aprecia Pharmaceuticals"** aus den USA mit dem Thema Medikamentenherstellung mittels 3D-Druck beschäftigt (https://www.aprecia.com). In ihrem Leitbild „Leading a new age of digital medicine" beschreiben sie die Idee, dass sie an eine Zukunft glauben, in der jeder Patient eine präzise Dosis eines Medikamentes erhalten kann, zu einer präzisen Stelle seines Körpers zu einer präzisen richtigen Zeit. Mit ihrer 2005–2007 entwickelten „ZipDose Technologie" und dem Medikament „SPRITAM" war es das erste Medikament auf dem Markt, welches als Pille mit dem 3D-Drucker hergestellt wurde und eine individuell bestimmbare Dosierung von bis zu 1.000 mg pro Tablette möglich machte. Zusätze von Geschmacksstoffen zur Überdeckung des rein medizinischen Medikamentengeschmackes sind auch möglich.
2. **Das englische Unternehmen FabRx** (https://www.fabrx.co.uk) bietet neben der Verbesserung der individuellen Dosierungsmöglichkeit durch 3D-Druck auch die Wahl bestimmter Medikamentenformen an, mit dem Ziel die orale Verabreichung von Arzneimitteln zu verbessern. Die 3D-Drucktabletten (sog. Printlets) können wie Kekse die Formen von Smileys oder Herzen haben und sind auch farblich unterschiedlich. Dieses Konzept ist insbesondere für längere medikamentöse Behandlungen von Kindern und Jugendlichen interessant, wenn eine geringere Akzeptanz vorhanden ist, klassische Medikamentenformen einzunehmen. Auch der Zeiteinsatz für umfangreiche Aufklärungen bei der Verschreibung zusätzlicher Medikamente kann gegebenfalls dadurch reduziert werden.
3. **Das weltberühmte MIT** (USA) hat eine Medikamentenkapsel entwickelt, die über Bluetooth mit einem externen Sensor kommuniziert und Daten austauscht (http://web.mit.edu). Die von 3D-Druckern hergestellte Tablette kann bei ihrer Abgabe von Medikamenten gesteuert werden und mit dem Arzt kommunizieren. Die Verweildauer im Körper soll wenige Woche betragen und an innovativen Konzepten zur Energieversorgung dieser Tablette wird auch gearbeitet, da aktuell eine Batterie die Energie liefert.
4. **Das in San Francisco (USA) ansässige Unternehmen MultiplyLabs** (https://multiplylabs.com) hat sich zum Ziel gesetzt viele Medikamente in eine Tablette zu drucken. Auch der Markt der Nahrungsergänzungsmittel ist

für den Gründer dieses Unternehmens interessant. Auf der Empfangsseite der Homepage ist sehr schön dargestellt, wie auf der einen Seite des Tisches viele Tabletten liegen und auf der anderen Seite eine einzige Tablette, eben die die vom Unternehmen mit der 3D-Drucktechnologie hergestellt wurde.

14.4 Zellen und Organe

Die Anwendungsbereiche der 3D-Drucktechnologie in der Medizin werden stetig erweitert. Bei der Herstellung von Musterbauteilen (Rapid Prototyping) und Werkzeugen (Rapid Tooling) hat sich das additive Fertigungsverfahren in der Industrie bereits bewährt. Nun ist der Einsatz in der Medizin der nächste logische Schritt gewesen. Die Dentaltechnik als Teil der Zahnmedizin nutzt die 3D-Drucktechnologie in der Chirurgie und Prothetik um beispielsweise Kunststoffprovisorien, Kunststoffkronen, individuelle Abformlöffel, Schienen oder Implantations-Positionierungsschablonen herzustellen. Bei der Vorbereitung von Operationen in der Mund-, Kiefer- und plastischen Gesichtschirurgie können auf die einzelnen Patienten speziell zugeschnittene Medizinprodukte hergestellt werden, individuelle Werkstücke. Das können Knochenfragmente sein, die nach einem Unfall oder vor einer Knochenentfernung im Rahmen einer Tumoroperation digital vorgeplant und von einem 3D-Drucker produziert werden können. Auch im Rahmen des Medizinstudiums oder der Facharztausbildung können anatomische 3D-Modelle mit anspruchsvollen geometrischen Strukturen mehrfarbig und aus verschiedenen Materialien für Trainings- und Lernzwecke hergestellt werden. Im Bereich der Hals-, Nasen- und Ohrenheilkunde werden inzwischen Hörprothesen passgenau hergestellt. Dabei wird das Ohr des Patienten mit einem 3D-Scanner gescannt, um einen perfekten digitalen Abdruck des Ohres und Ohrringes des Patienten zu erhalten. Aktuell werden die Hörprothesen aus Harz gedruckt. Eine Weiterentwicklung der 3D-Druck-Technologie in der Medizin ist das sog. Bioprinting (Biodruck), mit dem Ziel Gewebe und Organe herzustellen. Bei dieser Methode werden zelluläre Strukturen mit einem neuartigen 3D-Drucker geschaffen, die eine Organbildung ermöglichen soll. Unternehmen wie ORGANOVO entwickeln u.a. Knochengewebe durch Bioprinting.

Das kanadische Unternehmen ASPECT BIOSYSTEMS hat einen 3D-Drucker der neuen Generation entwickelt, um menschliches Gewebe zu drucken. Zu den Zielen sagt das Unternehmen:

„Aspect Biosystems hat Konzepte im 3D-Druck, im Bereich des Lab-on-a-Chips, sowie in der Herstellung von Gewebe und CAD entwickelt, um eine der modernsten 3D-Bioprinting-Technologien zu realisieren. Aspects Lab-on-a-Printer™-Plattform-Technologie stellt eine völlig neue Art des 3D-Biodrucks dar, die speziell mit der Fähigkeit

konstruiert wurde, physiologisch komplexes, lebendes Gewebe auf Anfrage für breite Anwendungen in den Life Sciences herzustellen. Anders als bereits bestehende Biodruckverfahren, die sich auf bereits ‚vordefinierte' Tinte beziehen, hat Aspect Biosystems einen Druckkopf entwickelt, der verschiedene Ausgangsmaterialien und lebende Zellen gezielt verarbeiten kann, sodass verschiedene Biomaterialien entstehen. Die lebenden, 3D-gedruckten Strukturen können mehrere verschiedene Zelltypen, Lokalisierungsfaktoren und unterschiedliche potenzielle Gerüste enthalten, die für verschiedene Zellarten verwendet werden können. Präzise und reproduzierbare Zellpositionierung in 3D, hohe Zelllebensfähigkeit, hohe physiologische Gewebefunktion und schnelles Drucken sowie die Fähigkeit, die Bio-Tintenzusammensetzung anzupassen, macht Aspects zu einem flexiblen Lab-on-a-Printer." (Moritz 2017)

Die Ausrichtung dieses Unternehmens ist auch mit Blick auf den Organspendermangel in Europa wichtig. Es sterben immer noch viele Patienten, die auf Organe warten, auf der Warteliste. Im Rahmen der Innovationsförderung sollte die 3D-Druck-Technologie daher genauso wie die Synthetische Biologie stärker gefördert werden. Die Thematik „Organe" berührt aber auch andere Bereich wie die Genetik oder Stammzellenstrategien, die als ganzheitliche Strategie zusammenkommen müssten, sei es als Cluster-Lösung oder durch ein von den Industrien selbst konzipiertes Gesamtprojekt. Das Ziel beispielsweise mit der 3-Drucktechnologie ein Kunstherz als standardisierten Organdruck herzustellen ist aus heutiger Sicht noch Zukunftsmusik und daher sind wir auf Organspender derzeit angewiesen.

Exemplarisch sei hier ein weiteres innovatives medizinorientiertes Unternehmen im Bereich 3D-Druck genannt, die CELLBRICKS GmbH aus Berlin (https://cellbricks.com), deren Team u.a. aus Biotechnologen, Chemikern und Molekularbiologen besteht. „Die Vision von CELLBRICKS besteht darin, zur Verbesserung der menschlichen Gesundheit beizutragen, indem synthetische Organe in die Realität umgesetzt werden", so das Start-up auf der LABVOLUTION 2019 auf dem Gemeinschaftstand der TU Berlin mit seiner innovativen 3D-Bioprinting-Technologie.

CELLBRICKS sieht nach eigenen Angaben im 3D-Bioprinting eine „Schlüsseltechnologie zur Lösung einer Vielzahl medizinischer Herausforderungen. 3D-gedruckte Zellstrukturen, die menschliche Gewebe und Organe simulieren, könnten zum Beispiel die Art und Weise verändern, wie Medikamente entwickelt werden. Erster Aspekt ist die Überwindung tierbasierter Tests, in der Folge schließlich soll nicht weniger als die individuelle medizinische Behandlung revolutioniert werden, Stichwort Präzisionsmedizin. Um dorthin zu gelangen, erstellt CELLBRICKS komplexe biologische Zellkultursysteme auf einer proprietären stereolithografiebasierten Bioprinting-Plattform. Diese Plattform soll derzeit den Maßstab in Bezug auf Qualität, Geschwindigkeit und Zugänglichkeit dreidimensionaler Zellkultursysteme definieren."

14.5 Ausblick

Es bleibt abzuwarten, ob sich der 3D-Druck in der Medizin durchsetzt und nicht bis zur Etablierung dieser Technologie wiederum andere neue Technologien den 3D-Druck überholen werden. Die Anwendungsbereiche des 3D-Druckes in der Medizin sind auch in Zukunft vielfältig (s. Abb. 1).

Raddatz et al. (2018) beschreiben, wie durch die beschriebenen Verfahren und Materialien sich Anwendungen in der Biotechnologie und des Tissue Engineering (Gewebezüchtung) für additiv gefertigte Konstrukte anbieten. „Die Möglichkeiten erstreckten sich von individuellen Laborutensilien über gedruckte Gerüststrukturen (Scaffolds) für bestimmte Zelllinien bis hin zur Anwendung als (resorbierbare) patientenspezifische Implantate, die sich nach einer definierten Zeit im Körper auflösen und damit einen zweiten Eingriff unnötig machen. Das Potenzial des 3D-Druckes biete Chancen, Möglichkeiten und Risiken in der Medizin und wird als weiterentwickelte reife Technologie die Zukunft der Biotechnologie und Chemie prägen."

Auch in der 3D-Drucktechnologie sind die Teams durch Diversität, Inter- und Multidisziplinarität geprägt. Dabei kann im internationalen Wettbewerb diese Schlüsseltechnologie zukünftig eine strategisch wichtige Rolle einnehmen. Das Potenzial des 3D-Druckes kann durch die Kombination mit Technologien aus anderen Industrien zu neuen Wertschöpfungsketten führen (s. Abb. 2). Die digitalen Geschäftsmodell-Innovationen (Feldmann et al. 2019) erfordern gemischte Teams und werden zu aus heutiger Sicht noch nicht vorstellbaren neuen Produkten und Dienstleistungen führen.

Der Einzug der 3D-Drucktechnologie in die Krankenhausinfrastruktur ist eine denkbare technologische Weiterentwicklung, bei der z.B. individuelle Bandagen und Verbände gedruckt werden können und zur Zeiteffizienz durch Entlastung des Krankenhauspersonals beitragen können. Ganz aktuell wird in der Corona-Krise auch diskutiert, ob man im Krankenhaus den Bedarf an Atemmasken mit 3D-Druckern lösen könnte. Sicher ist, dass 3D-Druckstationen in Krankenhäusern zur Produktion bestimmten medizinischen Equipments sehr geeignet sind und in Zukunft Bestandteil des Arbeitsalltages im Gesundheitswesen sein werden.

Die wirtschaftlichen Vorteile der 3D-Drucktechnologie können z.B. in der Kostenreduktion für Komplikationen in der Chirurgie liegen, wenn komplexe Operationen an vorgedruckten Situationsmodellen individuell genau vorgeplant und vortrainiert werden können, als Simulation vor der eigentlichen Operation. Eine geringere Komplikationsrate führt zu niedrigeren Nachsorgekosten. Wirtschaftliche Nachteile könnten entstehen, weil die neueren Technologien und damit verbundenen Verfahren i.d.R. in den ersten Jahren höhere Kosten nach sich ziehen, obwohl ein höherer Nutzen für das Individuum entsteht.

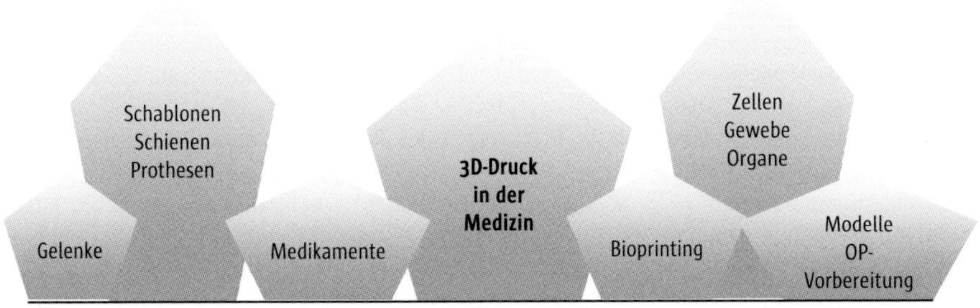

Abb. 1 Anwendungsmöglichkeiten der 3D-Drucktechnologie in der Medizin

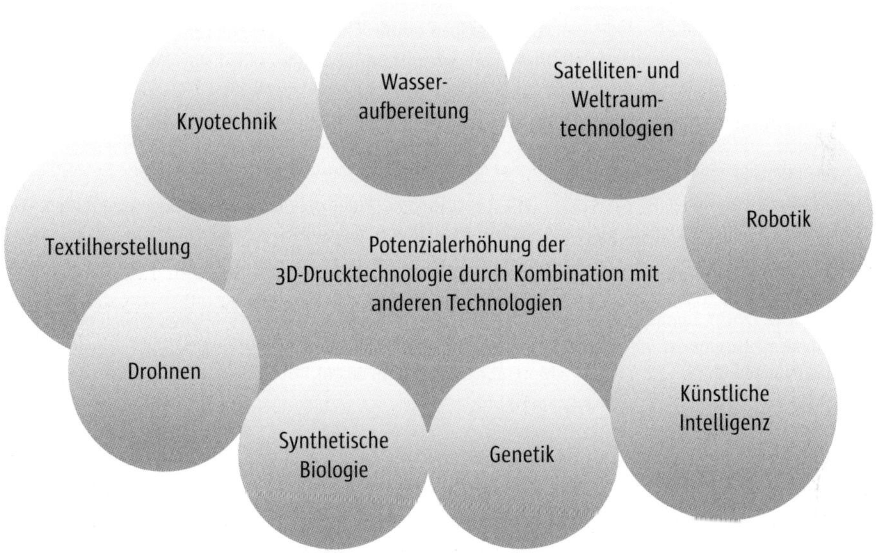

Abb. 2 Innovative Wertschöpfungsketten durch Kombination der 3D-Drucktechnologie mit weiteren Technologien (Business Model Innovation)

Literatur

Caviezel C, Grünwald R, Ehrenberg-Silies S, Kind S, Jetzke T, Bovenschulte M (2017) Additive Fertigungsverfahren (3-D-Druck): Innovationsanalyse. Büro für Technikfolgenabschätzung beim Deutschen Bundestag. März 2017 Arbeitsbericht Nr. 175

Fastermann P (2012) 3D-Druck/Rapid Prototyping: Eine Zukunftstechnologie-kompakt erklärt. Springer-Verlag Heidelberg

Fei-yue W (2013) The Coming Revolution in National Defense Weaponry and Systems: From 3-D Printing to Parallel Military Systems. National Defense Science & Technology 34 (3), 1–9

Feldmann C, Schulz C, Fernströning S (2019) 3D-Druck: Anwendungsbereiche, Druckprozess, Nutzen und Grenzen. In: Feldmann C, Schulz C, Fernströning S (Hrsg.) Digitale Geschäftsmodell-Innovationen mit 3D-Druck, S. 7–27. Springer Gabler Wiesbaden

Gebhardt A (2017) Additive Fertigungsverfahren: Additive Manufacturing und 3D-Drucken für Prototyping-Tooling-Produktion. Carl Hanser Verlag München

Ehrenberg-Silies S, Kind S, Jetzke T, Bovenschulte M (2015) Horizon Scanning (2015) Additive Fertigungsverfahren/3D-Druck. Anwendungen und Potenziale Durchgeführt von der VDI/VDE Innovation + Technik GmbH. URL: https://docplayer.org/56697623-Horizon-scanning-additive-fertigungsverfahren-3d-druck-anwendungen-und-potenziale-durchgefuehrt-von-der-vdi-vde-innovation-technik-gmbh.html (abgerufen am 16.06.20)

Willis K, Wilhelm EJ, Lin PPA, Aghababaie AA, Zheng Q (2017) U.S. Patent No. 9,782,934. Washington, DC: U.S. Patent and Trademark Office

Massachusetts Institute of Technology (MIT) (2018) Ingestible capsule can be controlled wirelessly. URL: http://news.mit.edu/2018/ingestible-pill-controlled-wirelessly-bluetooth-1213 (abgerufen am 16.06.2020)

Moritz M (2017) Startup des Monats: Aspect Biosystems druckt menschliches Gewebe. URL: https://www.3dnatives.com/de/startup-des-monats-aspect-biosystems120920171/#!

Ponsford M, Glass N (2014) The night I invented 3D printing. Cable News Network, 14. URL: https://edition.cnn.com/2014/02/13/tech/innovation/the-night-i-invented-3d-printing-chuck-hall/index.html (abgerufen am 16.06.2020)

Raddatz L, Austerjost J, Beutel S (2018) 3D-Druck: Chancen, Möglichkeiten, Risiken: Wie eine neue Technologie die Zukunft der Biotechnologie und Chemie prägen könnte. Chemie in unserer Zeit 52 (1), 42–50

Sculpteo (2018) Die Geschichte des 3D-Drucks von den 1980ern bis heute. URL: https://www.sculpteo.com/blog/de/2018/04/11/die-geschichte-des-3d-drucks/ (abgerufen am 16.06.20)

Tschackert S (2019) Carbon-Technologie bei Lamborghini zur Produktion von Armaturenbrett-Belüftungsdüsen genutzt. URL: https://www.tctmagazin.de/3d-drucktechnologie-von-carbon-bei-lamborghini-zur-produktio/ (abgerufen am 16.06.2020)

Vergin A, Hetzer H, Heuer W, Wellbring J (2013) Future Topic. Potenziale additiver Fertigungsverfahren. Was können 3D-Drucker? Planungsamt der Bundeswehr, Dezernat Zukunftsanalysen

Walther G (2015) Printing insecurity? The security implications of 3d-printing of weapons. Science and engineering ethics 21 (6), 1435–1445

LABVOLUTION (2019) Trendspots zur LABVOLUTION 2019 – Folge 2. URL: https://www.labvolution.de/de/teilnahme-planung/fuer-journalisten/pressemitteilungen/pressemitteilung-deutsche-messe/trendspots-zur-labvolution-2019-folge-2.xhtml (abgerufen am 16.06.20)

15 Virtual und Augmented Reality

Jonathan Harth

Virtual Reality (VR) und Augmented Reality (AR) sind Technologien, die sich in vielen Bereichen und insbesondere im Gesundheitswesen bewährt haben (vgl. Riva et al. 2019; Dörner et al. 2019). Bereits seit den 1990er-Jahren wurden das Potenzial und die Wirksamkeit von Virtual Reality in medizinischen Kontexten überprüft (Pensieri u. Pennacchini 2014). Die Wirksamkeit von VR und AR konnte in vielen Bereichen medizinischer Gesundheitsversorgung validiert werden und übertrifft teilweise sogar traditionelle Methoden. Insbesondere medizinische VR-/AR-Projekte zeichnen sich durch ihre potenziell unmittelbare Wirkung aus. Mit den jüngsten technischen Fortschritten lässt sich etwa das Training in virtuellen, aber zugleich realistischen und immersiven Umgebungen inklusive haptischem Feedback realisieren. Die Integration virtueller Simulationen in die Ausbildung und das Training im Gesundheitswesen hat darüber hinaus zu einem Paradigmenwechsel geführt, der sich bereits in einigen Lehrplänen widerspiegelt. Moderne Curricula zielen darauf ab, die Auszubildenden in geschützten Umgebungen effizient auszubilden, um eine schnelle und einfache Übertragbarkeit in den klinischen Kontext zu gewährleisten. Auch aus diesem Grund wird erwartet, dass es sich bei VR und AR um disruptive Technologien handelt, die in der medizinischen Ausbildung und Schulung, aber auch in der konkreten medizinischen Praxis sinnvoll eingesetzt werden können.

Das rasante Wachstum von Studien zu VR und AR lässt sich auch anhand der Veröffentlichungen belegen, die in PubMed unter den jeweiligen Schlagworten verzeichnet sind (s. Abb. 1). Das Interesse an VR und AR im medizinischen Bereich steigt zum gegenwärtigen Zeitpunkt weiterhin an.

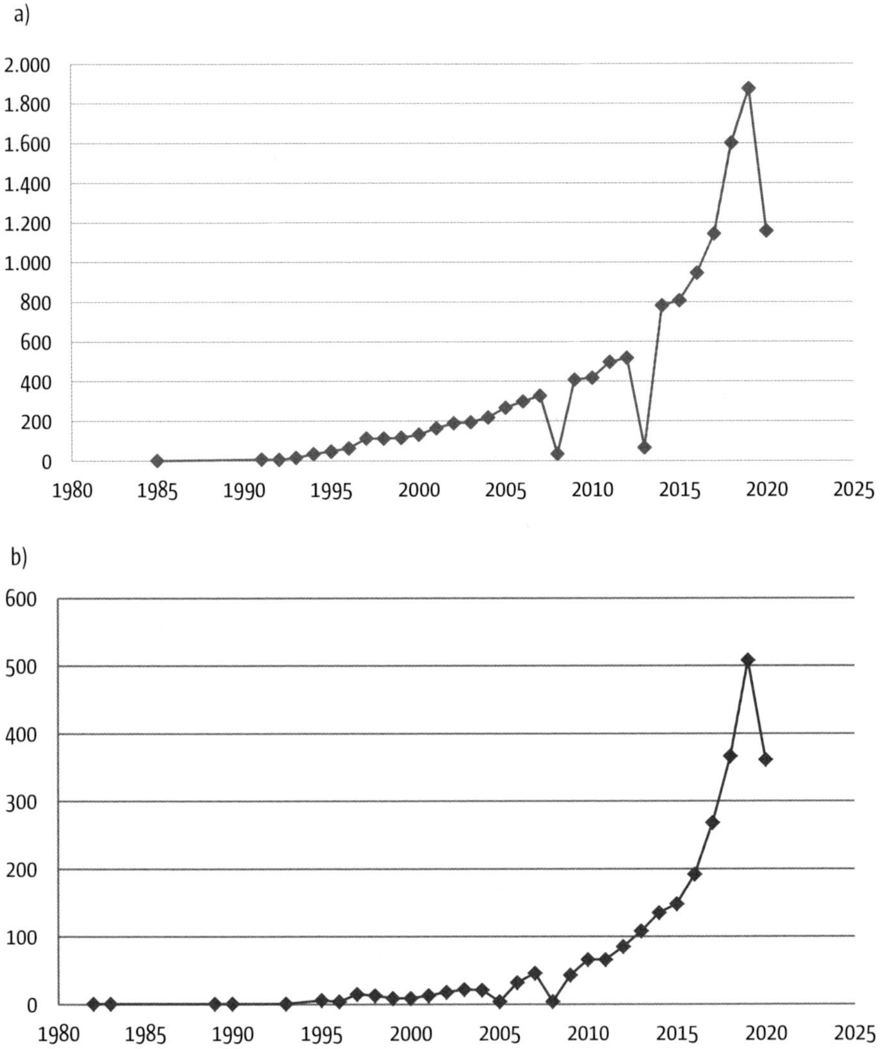

Abb. 1 Studien in PubMed mit den Schlagworten „virtual reality" (a) und „augmented reality" (b)

15.1 Definition und Anwendungsbereiche

Seit den ersten Prototypen in der Mitte des 20. Jahrhunderts verspricht das Konzept von Virtual Reality nichts weniger als die Bereitstellung eines „Ultimate Display" (Sutherland 1965), das durch die Integration aller bisherigen Medientechnologien die Verschmelzung von Realität und Virtualität ermöglicht. Das Besondere an VR liegt in der Fähigkeit, dem Benutzer das Gefühl zu geben, in der virtuellen Umgebung präsent zu sein. Schon die ersten VR-Technologien erlaubten es, in digitale Wirklichkeiten einzutauchen und diese via

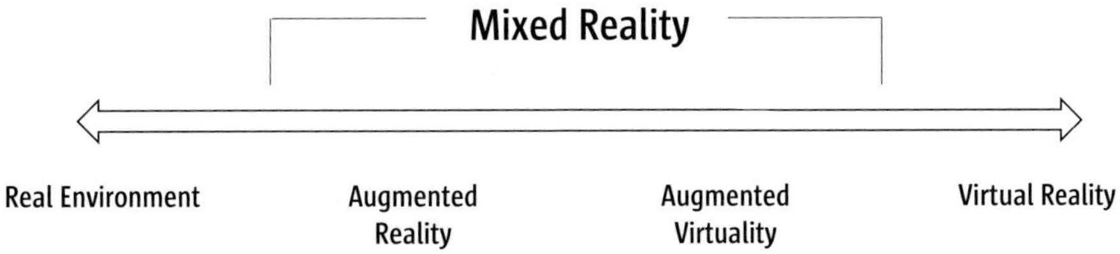

Abb. 2 Mixed Reality Continuum (Milgram u. Kishino 1994)

Telepräsenz mit dem eigenen Körper erfahren zu können (Heeter 1992). Als Nutzerin oder Nutzer von VR erlebt man sich als anwesende Teilnehmerin oder anwesender Teilnehmer, die nicht mehr durch distanzschaffende Mattscheiben vom Geschehen getrennt ist. Technisch wird dieses Erleben dadurch ermöglicht, dass das Gesichtsfeld der Nutzer/innen durch das Head Mounted Display (HMD) sehr weit ausgefüllt wird und damit der visuell-auditorische Eindruck entsteht, in der virtuellen Welt präsent zu sein. Zudem werden alle Bewegungen des Kopfes (und ggf. auch weiterer Körperteile durch entsprechende Tracking) in die virtuelle Welt übertragen. Dies führt zu einer noch stärkeren Immersion und Präsenz durch Erfahrungen der Selbstwirksamkeit (vgl. hierzu Harth et al. 2018).

VR- und AR-Technologien unterscheiden sich dabei sowohl auf technischer Ebene, wie auch im Bereich der Nutzungsformen und Einsatzmöglichkeiten. Wie Milgram und Kishino (1994) zeigen, verorten sich beide Technologien auf einem Mixed-Reality-Kontinuum zwischen vollständig unmediatisierten und vollständig mediatisierten Wirklichkeiten (s. Abb. 2). Während Virtual Reality den Nutzer/innen neue virtuelle Räume zur Verfügung stellt, in die man eintauchen kann, erzeugt Augmented Reality in unserer gewohnten Realität neuartige virtuelle Objekte oder Informationen, die sonst nicht sichtbar wären. AR erweitert die gewöhnliche Realität um virtuelle Objekte und ermöglicht es, mit diesen plausibel und intuitiv zu interagieren.

In Anlehnung an Eckert et al. (2019) lassen sich das Anwendungsspektrum und die Einsatzmöglichkeiten von VR und AR im medizinischen Bereich grob in zwei Unterkategorien aufteilen (s. Abb. 3):

1. Behandlungspraxis und
2. Training und Schulung.

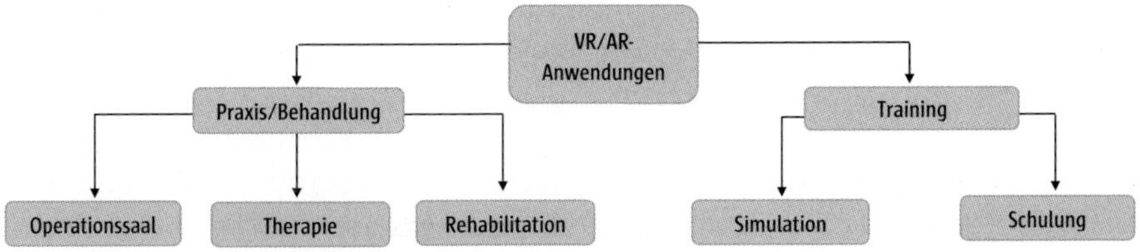

Abb. 3 Anwendungsspektrum von VR und AR in der Medizin

15.2 Anwendungen von Virtual Reality

15.2.1 Virtual Reality in der Behandlungspraxis

Eine wachsende Zahl an Studien zeigt, dass der Einsatz von Virtual Reality für die Behandlung verschiedener Erkrankungen sowie für die Förderung des Wohlbefindens gute Wirkungen erzielen kann (vgl. Freeman et al. 2017). In den frühen Jahren der medizinischen VR-Forschung konzentrierte man sich vor allem auf Studien zur Behandlung von Angststörungen (Wiederhold 2019) und Phobien (Maples-Keller et al. 2017), während später auch die Behandlung etwa von posttraumatischen Belastungsstörungen (Botella et al. 2015) oder auch Nikotin- oder Alkoholsucht (Girard et al. 2009) untersucht wurde. Darüber hinaus wurde VR auch hinsichtlich einer möglichen Förderung gesunder Lebensweise oder Wohlbefindens erforscht. Hier sind vor allem Studien bezüglich Schmerzbehandlung (Gupta et al. 2017) zu nennen. Zudem zeigen sich gute Anwendungsmöglichkeiten von VR in der Behandlung von Kindern – etwa im Rahmen von Impfungen oder der Blutabnahme (Arane et al. 2017).

Der Einsatz von VR erweist sich jedoch insbesondere in der therapeutischen Behandlung als äußerst erfolgreich. Denn die (therapeutische) Übernahme eines alternativen, virtuellen Körpers in VR geht oft mit veränderten Selbst- und Fremdwahrnehmung einher (Slater u. Sanchez-Vives 2014). Dieser Effekt liegt darin begründet, dass VR mehr ermöglicht als das bloße Hinzufügen alternativer Umgebungen:

> *„VR is the representation of possible worlds and possible selves, with the aim of making them appear as real as possible – ideally, by creating a subjective sense of ‚presence' in the user." (Madary u. Metzinger 2016, 18).*

Die Wirkung von Präsenz in Virtual Reality ermöglicht einen alternativen Blick auf die bestehende Welt und auf sich selbst. Daher war es nur eine Frage der Zeit, bis der Einfluss derartiger alternativer Verkörperungen untersucht wurde. So gelang es etwa einer Forschergruppe, die subjektive Lokalisierung des Körpers ihrer Probanden zu manipulieren (Lenggenhager et al. 2007). Weitere Studien bauten darauf auf und erzielten ähnliche Ergebnisse bei der virtuellen Verkörperung in ein anderes Geschlecht (Slater et al. 2010) oder ein anderes Alter (Banakou et al. 2013), eine andere Hautfarbe (Maister et al. 2013) oder das anwesende direkte Gegenüber (Petkova u. Ehrsson 2008). Weitere Studien zeigen, dass dieses virtuelle Verkörpern die Empathie und Einfühlung für die dargestellte Menschengruppe mit sich bringen kann (Bertrand et al. 2018). Da die unmittelbaren Mechanismen und Potenziale für die Verbindung von Verkörperung und Empathie nicht endgültig offen liegen, findet sich aktuell eine Vielzahl an Studien, die sich diesem Forschungsgebiet widmen.

Zusammenfassend lässt sich sagen, dass VR im Bereich der medizinischen Behandlung vor allem in Bezug auf die Therapie verhaltensbezogener, kognitiver und emotionaler Aspekte eingesetzt wird. Der Vorteil von VR-Technologie liegt darin, dass sich durch die kontrollierte Gestaltung virtueller Wirklichkeiten sowie die darin verkörperten Aktivitäten und Körperdarstellungen verschiedenste Therapieformate verbessern lassen oder überhaupt erst möglich werden.

15.2.2 Virtual Reality in Ausbildung und Schulung

Der Einsatz von VR im Bereich der medizinischen Schulung und Ausbildung lässt sich dahingehend unterscheiden, welche Zielgruppe erreicht werden soll und welche Arten des Wissens zu vermitteln versucht werden. Denn hier muss zwischen dem Wissen für praktische Zwecke, wie z.B. dem Legen eines Herzkatheters oder die chirurgische Entfernung metastösen Gewebes, und Grundwissen unterschieden werden, wie z.B. dem Erlernen menschlicher Anatomie oder dem spezifischen Verlauf spezieller Krankheiten.

Einige Studien deuten darauf hin, dass der Einsatz von VR insbesondere im Erwerb von praktischem Wissen vorteilhaft ist, z.B. beim Erlernen anspruchsvoller Operationen oder bei der Behandlung von lebensbedrohlich verletzten Menschen (vgl. van Sickle et al. 2007). Auf dem Gebiet des Erlernens von Grundwissen findet sich zum gegenwärtigen Zeitpunkt noch kein valider Forschungsüberblick. Doch jüngste Forschungen deuten zumindest darauf hin, dass der Einsatz von VR zu einer generellen Verstärkung von Lerneffekten führen kann (vgl. Kwon 2018; Greenwald et al. 2017).

Im Bereich der spezifischen medizinischen Ausbildung wurde VR jedoch in einigen ausgewählten Bereichen überprüft. So gehen etwa Said et al. (2015) davon aus, dass vor allem Medizinstudenten von den räumlichen Darstellungsmöglichkeiten einer VR-Anatomiesoftware profitieren könnten. Ausgehend davon, dass herkömmliche Lernmethoden die räumlichen Zusammenhänge im Bereich Anatomie nicht ausreichend vermitteln (vgl. Silén et al. 2008), entwickelten Said et al. eine entsprechende VR-Software. Die Software wurde anschließend an 18 Studierenden getestet, die zu vier Dimensionen Auskunft geben sollten (Lernfähigkeit, Zufriedenheit, Effizienz und Effektivität). Alle Aspekte wurden überdurchschnittlich gut bewertet. Zu einem ähnlich positiven Ergebnis kommen Jang et al. (2017), die sich der Frage widmeten, inwiefern eine direkte Interaktion mit dreidimensionalen anatomischen Einheiten zu höheren Lernerfolgen führt. In ihrer Studie wurden 67 Medizinstudenten in zwei Gruppen aufgeteilt, welche die Aufgabe hatten, die Anatomie des Innenohrs zu erlernen. Eine Gruppe interagierte mit einem 3D-Bild des Innenohrs in VR, während die Kontrollgruppe diese Interaktionen der Versuchsgruppe lediglich beobachten konnte. Die Ergebnisse zeigen, dass die aktive Interaktion zu höheren Lernerfolgen führt. Auch Marks et al. (2018) widmen sich VR-Software im Anatomieunterricht. In ihrer Studie wurden insgesamt sechs Testpersonen nach dem Zufallsprinzip zwei Gruppen zugeordnet (VR vs. Text/Bild). Nach einem kurzen Lehrvideo absolvierten die Teilnehmer einen 30-minütigen Test über die Nasenhöhle, ihre Form und anatomischen Regionen sowie ihre Rolle im Atemzyklus. Die Testergebnisse der beiden Gruppen zeigten zwar, dass die Ergebnisse der VR-Gruppe niedriger waren als die der traditionellen Gruppe. Angesichts der geringen Fallzahl sind diese Ergebnisse jedoch noch mit Vorsicht zu betrachten.

Im Bereich der Ausbildung praktischen Wissens bietet sich der Einsatz von VR nochmals stärker an. Insbesondere die Ausbildung in der Chirurgie kann von VR Simulationen deutlich profitieren. Denn für die chirurgische Ausbildung und den Erwerb der dafür notwendigen Fertigkeiten hat sich seit jeher die Methode des *Learning by Doing* als Goldstandard herausgestellt. Doch die Lernkurve für die Einübung laparoskopischer Eingriffe ist steil (Küttner-Magalhães et al. 2018). Die Hauptschwierigkeiten bei der bildgeführten Chirurgie liegen im relativen bzw. absoluten Mangel an taktilem oder haptischem Feedback und in der großen Schwierigkeit, aus den zweidimensionalen Bildern auf dem Bildschirm dreidimensionale Informationen zu extrahieren. Im besten Fall können angehende Chirurginnen an Tieren, menschlichen Körperspenden oder lebendigen Patientinnen und Patienten ihr Handwerk trainieren. Nicht immer jedoch stehen diese Übungsgelegenheiten zur Verfügung, weshalb bereits sehr früh Überlegungen zur Nutzung von VR im Bereich der chirurgischen Ausbildung gemacht wurden (Satava 1995). Die zuvor genannten Schwierigkeiten erfordern zudem eine intensive Ausbildung der Chirurgen und das regelmäßige Üben von Fertigkeiten mit Schwerpunkt auf Hand-Auge-Koordination. Aus diesem Grund wird in der chirurgischen Ausbildung zunehmend mit Simulation-Based-Training (SBT) gearbeitet, bevor die Auszubildenden an realen Patienten behandeln dürfen. Bereits seit 2005 bestehen spezifische Richtlinien für die evidenzbasierte Validierung von chirurgischen VR-Simulationen (s. Carter et al. 2005).

Die Vorteile von chirurgischen Simulationen bestehen somit darin, dass sich in VR strukturierte Lernumgebung mit kontrollierbaren Schwierigkeitsgraden erstellen lassen. Das Training in VR kann angehenden und etablierten Chirurginnen dabei helfen, neue Eingriffe zu üben, ohne das Risiko eingehen zu müssen, patientenseitige Verletzung zu produzieren (Aggarwal et al. 2007). Der Hauptvorteil von VR-basierten Simulationen in der Chirurgie besteht nach Jain et al. (2019) jedoch vor allem darin, den Anwendern eine realistische Exposition im Feld zu bieten und es den Auszubildenden zu ermöglichen, in geschütztem Rahmen ihre operative Geschwindigkeit, Genauigkeit und Zuversicht für den Behandlungserfolg zu vergrößern (Hamza-Lup et al. 2019). Darüber hinaus hat die Einführung solcher Systeme zu einer deutlichen Verbesserung der Patientensicherheit und zu einer Verkürzung der Operationszeit geführt. So kommen beispielsweise Moglia et al.

(2016) zu dem Schluss, dass die VR-basierte Simulation die robotergestützte Chirurgie verbessert, während Gurusamy et al. (2009) eine signifikante Verkürzung der Operationszeit im Operationssaal aufgrund von präoperativen VR-Trainings beobachten.

Als weltweit fortschrittlichster VR-Simulator im Bereich der Neurochirurgie gilt derzeit das System „NeuroVR" (https://caehealthcare.com/surgical-simulation/neurovr/). NeuroVR zielt darauf ab, Proben-, Trainings-, Planungs- und Auswertungssysteme mit MRI zu integrieren und für diverse chirurgische Verfahren bereitzustellen. Die hochauflösende Haptik des VR-Probensystems ermöglicht es zudem, den Unterschied zwischen gesundem Gewebe und Tumorgewebe zu fühlen (Bugdadi et al. 2019). Die Haptik integriert ein realistisches Werkzeug-Feedback und realistische visuelle Darstellungen. NeuroVR verspricht damit zum ersten Mal, die angesprochenen taktilen und visuellen Hinweise liefern zu können, die für die simulierte Durchführung neurochirurgischer Eingriffe durch erfahrene Chirurgen elementar sind (Våpenstad et al. 2017).

15.3 Anwendungen von Augmented Reality

Augmented Reality (AR) ist eine Technologie, welche die gewöhnliche Realität eines Benutzers um digitale Informationen erweitert. Während VR den Benutzer also vollständig in eine virtuelle Umgebung eintauchen lässt, erlaubt AR die Verschmelzung von tatsächlicher Welt und virtueller Objekte. Eine Hauptanforderung an AR-Brillen ist es daher, dass sie transparente Sichtgläser besitzen, die es weiterhin ermöglichen, die gewöhnliche Welt zu sehen. Zu diesem Zweck besitzen AR-Headsets spezielle Sensoren und Kameras, mit denen eine dreidimensionale Repräsentation der physischen Welt erstellt wird. Die interne Darstellung wird dann als Ankerpunkt für die Projektion virtueller Hologramme verwendet und passt sich realistisch und präzise an die jeweilige Perspektive der Nutzer/innen an. Zwar befindet sich die AR-Technologie zum gegenwärtigen Zeitpunkt in einem gewissen Reifestadium, aber es sind weiterhin viele technische Hürden zu meistern (vgl. Dörner et al. 2019). Aus diesem Grund gilt AR als eine der vielversprechendsten Technologien im Bereich der medizinischen Behandlung und Ausbildung (vgl. Kamphuis et al. 2014).

15.3.1 Augmented Reality in Ausbildung und Schulung

Mit Blick auf die medizinische Ausbildung fordern seit Längerem viele Autoren dazu auf, veraltete, ineffiziente und passive Lernansätze hinter sich zu lassen und sich neuere Lernmethoden zu eigen zu machen. Hierzu passend zeigen Garzón et al. (2019) in einer grundlegenden Meta-Analyse, dass AR eine wichtige Technologie zur Verbesserung von Lernerfahrungen sein kann.

In ihrer Studie belegen sie, dass bereits eine Vielzahl an Studien durchgeführt wurde, um die Möglichkeiten und Herausforderungen dieser Technologie in Bildungseinrichtungen zu ermitteln. Die häufigsten Zielgruppen in den ausgewählten Studien zum Einsatz von AR im Bereich der Ausbildung sind Schüler/innen sowie Studierende. AR-Systeme bieten die Möglichkeit, spielerisch, interaktiv und visuell ansprechend zu lernen.

Ein derartiges AR-unterstütztes Lernen wird derzeit beispielsweise von der Case Western Reserve University und der Cleveland Clinic in Zusammenarbeit mit Microsoft erforscht. Gemeinsam entwickelten sie die App „HoloAnatomy" für die AR-Brille HoloLens. Mit dieser Anwendung lässt sich der menschliche Körper auf leicht zugängliche und zugleich spektakuläre Weise visualisieren. Hier lassen sich anatomisch korrekt alle Muskeln und auch kleinste Venen als dynamische holografische Modelle darstellen und kollaborativ für die Lehre zugänglich machen.

Auch Gerup et al. (2020) zeigen den aktuellen Forschungsstand in Bezug auf AR-basierte Anwendungen in der Ausbildung auf und bieten einen Überblick über die Ergebnisse, Stärken und Schwächen der untersuchten Studien. Die am häufigsten untersuchten Gebiete der medizinischen Ausbildung mit AR sind Anatomie und Anästhesie, wobei letztere vor allem durch vier Studien zur zentralvenösen Katheterisierung repräsentiert wird (Huang et al. 2018). Vier der untersuchten sechs Studien zum Erwerb von Anatomiewissen, berichten über eine signifikante Verbesserung des Lernens. Sechs von 11 untersuchten Studien zu Fertigkeiten beim Nadeleinstich zeigten signifikant positive Ergebnisse und auch die Eingriffszeit wurde in drei von neun Studien signifikant verkürzt (Jeon et al. 2014). Zwar fanden 15 untersuchte Studien keine signifikanten positiven Ergebnisse, deuteten jedoch darauf hin, dass AR-basierte Anwendungen die traditionellen Lernansätze in Zukunft übertreffen könnten. Die verwendete AR-Technologie wird von Gerup et al. (2020) zudem mit einigen Erleichterungen in Bezug auf den Lernprozess selbst in Verbindung gebracht. Diese betreffen die Visualisierung von Daten und Eingriffen, die höhere Aufmerksamkeit durch eine erhöhte die intrinsische Motivation, die Patientensicherheit, das Simulationsbewusstsein in Bezug auf die Übertragbarkeit, das mobile Lernen sowie die Verwendung der eigenen Person als Lernobjekt.

Gleichzeitig identifizieren Gerup et al. jedoch auch einige Mängel in den untersuchten Studien. So sei die Qualität der Studien noch gering bis mittelmäßig, insbesondere aufgrund der mangelnden Validität der Bewertungsinstrumente, der Heterogenität der Forschungsdesigns und der sehr unterschiedlichen Bewertungen. Auf diesem Gebiet sind somit weitere Studien notwendig, um eine breite Evidenzbasis zu schaffen. Zudem müssten präzisere Forschungsdesigns und Ziele definiert werden, die durch den Einsatz von AR-basierten Anwendungen erreicht werden sollen. Erst auf einer solchen Grundlage ließe sich das konventionelle Lernen ablösen und eine Transformation in der Gesundheitsausbildung vorantreiben.

15.3.2 Augmented Reality in der Behandlungspraxis

Die kürzlich veröffentlichten Meta-Studien von Chen et al. (2017) und Eckert et al. (2019) belegen jeweils in systematischen Übersichten die steigende Entwicklung und Erforschung von AR-Technologien in der medizinischen Behandlungspraxis. Beide Studien stellen einen stark zunehmenden Trend in der Anzahl an Forschungen zu AR fest (s. Abb. 1). Die Analysen in Eckert et al. (2019) zeigen, dass die Bereiche computerunterstützte Chirurgie, dreidimensionale Bildgebung und Computertomografie am meisten erforscht sind. Auch in Chen et al. (2017) wurden vor allem AR-Studien zu computergestützter Chirurgie, dreidimensionaler Bildgebung, Computertomografie und Laparoskopie untersucht. In diesen Bereichen werden bereits fortschrittliche Anzeigetechnologien eingesetzt und es scheint relativ einfach, AR-Technologien in die bestehenden Arbeitsabläufe zu integrieren.

Eine der vielleicht aufregendsten Anwendungen von AR liegt somit im Bereich der chirurgischen Praxis. Laut Gerup et al. (2020) waren es historisch vor allem die Chirurgen, die sich jeweils schnell an neue Technologien angepasst haben und neue Behandlungs- und Lernmethoden entwickelten. Wie die Autoren darlegen, stammen auch heute die meisten Studien zu Display-Technologien aus dem Bereich der Chirurgie. In ihrem Überblick zu AR in der Medizinerausbildung machen chirurgische Studien 64% (n = 16) der überprüften Studien aus. Die Vision[1] ist hier, dass die AR-Brillen dafür verwendet werden, in Echtzeit wichtige Informationen von vorab getätigten Scans auf den Körper der Patientinnen und Patienten zu projizieren.

Ein Hintergrund für diesen Einsatzzweck ist, dass sich die Chirurgie bereits seit längerem von offenen Verfahren zu minimal-invasiven Zugängen wandelt. Die AR-Technologie bietet hier ein großes Potenzial, diesen Wandlungsprozess zu unterstützen. Gegenwärtig verwenden Chirurgen eine Vielzahl von Scan-Methoden, um zu entfernende Tumore, zu klippende Aneurysmen oder zu reparierende Knochenbrüche sichtbar zu machen. Dazu werden Informationen aus Röntgen, Magnetresonanztomografie (MRI), Ultraschall, Computertomografie (CT) und anderen Verfahren gesammelt, um den Operationsplan zu erstellen. Diese Scans und ihre Informationen haben jedoch die Einschränkung, dass sie bislang von der physischen Patientin oder dem Patient getrennt sind.

1 Siehe hierzu das Werbevideo zum Pilotprojekt von Microsoft und Phillips: https://www.youtube.com/watch?v=loGxO3L7rFE (05.05.2020).

Der Vorteil der AR-Technologie ist nun, dass diese Informationen direkt auf die entsprechenden realen Körperstellen projiziert werden können. So ist etwa für die Wirbelsäulenchirurgie die korrekte Positionierung des chirurgischen Werkzeugs innerhalb der Anatomie der Patientin oder des Patienten von großer Bedeutung. Wenn die Chirurgin oder der Chirurg hierbei durch AR unterstützt wird, wäre das ein großer Gewinn. Dies würde es ermöglichen, Eingriffe auf die spezifischen anatomischen Abweichungen der Patientin oder des Patienten anzupassen. Daher haben sich gerade AR-basierte chirurgische Navigationssysteme, welche die Chirurg/-innen beim Erkennen anatomischer Strukturen unterstützen, zu einem zentralen Forschungsthema entwickelt (vgl. Jeon et al. 2015). Ein weiterer Vorteil von AR-Systemen besteht darin, dass sie ohne Beeinträchtigung der sterilen Umgebung verwendet werden können, da diese ausschließlich durch Handgesten und Sprachbefehle gesteuert werden.

Aktuelle Beispiele und Untersuchungen zur Anwendung von AR-Headsets im Operationssaal dokumentieren diese Vorteile. So untersuchen Ärzte und Entwickler der University of Maryland seit 2017 ein AR-System, das Ultraschalldaten in Echtzeit über ein AR-Headset direkt am Körper des Patienten anzeigt. Das System ermöglicht es, die Daten einer Ultraschallsonde direkt auf dem Körper der Patientin oder des Patienten statt auf einem Computerbildschirm zu sehen. Auch in Pratt et al. (2018) wurden dreidimensionale AR-Modelle aus CT-Scans von Unterschenkelperforatoren erstellt und anschließend in sechs rekonstruktiven Operationen angewendet. Die AR-Brille erwies sich hier als ein leistungsstarkes Werkzeug, das das Potenzial hat, die Narkosezeit und die mit der Operation verbundene Morbidität zu reduzieren. Die Rückmeldungen des Operationsteams bestätigten, dass dieser neue Ansatz zuverlässiger und weniger zeitaufwändig sei als der Ansatz via akustischem Doppler-Ultraschall.

15.4 Virtual Reality und Augmented Reality im Gesundheitswesen

Unabhängig davon, ob Patientinnen oder Patienten an Ängsten, Depression, Autismus oder rein körperlichen Verletzungen oder Krankheiten leiden: Die VR- und AR-Technologien bieten für fast alle medizinischen Gebiete innovative Verfahren und Lösungsideen. Auch Eckert et al. (2019) bewerten den aktuellen technischen Reifegrad von VR und AR für viele medizinische Bereiche als angemessen. Selbst die deutlich jüngere AR-Technologie sei mittlerweile über die Testphase hinaus und finde immer mehr praktische Anwendung. Im Vergleich zwischen beiden virtuellen Formaten entsteht derzeit der Eindruck, als würde VR vor allem im Bereich der Schulung und Ausbildung seine Stärken ausspielen, während die AR-Technologie vorwiegend auf den praktischen Einsatz medizinischen Alltag abzielt. Beide Medientypen sind jedoch grundlegend sowohl für Behandlungspraxen als auch Schulungszwecke einsetzbar.

Die Anwendungszwecke von VR und AR bestehen jedoch nicht ohne Einschränkungen. Erstens erfordert die Digitalisierung und Integration verschiedener Arten von Scans in dreidimensionale Modelle Zeit, was bedeutet, dass etwa eine AR-unterstützte Notfallhilfe derzeit nicht möglich wäre. Zweitens sind die Kompetenzen und Ressourcen von Krankenhäusern in Hinblick auf die Generierung personalisierter, virtueller Modelle längst nicht stark genug ausgestattet. Eine weitere und heute noch eher unbeachtete Frage ist zudem, welche Auswirkungen die Nutzung virtueller Technologien auf die realen Patientinnen und Patienten und das ärztliche Verhalten in einem realen Kontext haben wird (vgl. Abhari et al. 2017). Neben Studien zur technischen Machbarkeit oder klinischen Validierung von Verfahren darf daher auch dieser Aspekt der Nutzung nicht vergessen werden. Denn ob physisch oder virtuell: menschliches Verhalten ist stets sozial situiert, und das bedeutet, dass niemals von vornherein klar ist, welche Auswirkungen der Einsatz virtueller Technologien auf die tatsächliche soziale Praxis haben wird. Die Frage danach, wie stark VR- und AR-Technologien die Gesundheitsversorgung von morgen beeinflussen wird, kann daher nur mithilfe von Spekulationen beantwortet werden. Die Technologien, die wir heute zur Verfügung haben, sind im Prinzip noch immer primitive Instrumente und erste Schritte in eine vollständig digitalisierte Welt, die virtuelle und reale Sphären verknüpft.

Literatur

Abhari K, Baxter JSH, Chen ECS, Khan AR, Peters TM, de Ribaupierre S, Eagleson R (2015) Training for planning tumor resection: augmented reality and human factors. IEEE Trans Biomed Eng. 2015;62(6), 1466–1477

Aggarwal R, Ward J, Balasundaram I, Sains P, Athanasiou T, Darzi A (2007) Proving the effectiveness of virtual reality simulation for training in laparoscopic surgery. Annals of Surgery, 246(5), 771–779. URL: https://doi.org/10.1097/SLA.0b013e3180f61b09

Arane K, Behboudi A, Goldman RD (2017) Virtual reality for pain and anxiety management in children. Canadian family physician Medecin de famille canadien, 63(12), 932–934

Banakou D, Groten R, Slater M (2013) Illusory ownership of a virtual child body causes overestimation of object sizes and implicit attitude changes. PNAS, 110(31), 12846–12851

Bertrand P, Guegan J, Robieux L, McCall CA, Zenasni F (2018) Learning empathy Through virtual Reality: Multiple Strategies for Training empathy-Related Abilities Using Body Ownership illusions in embodied virtual Reality. Front. Robot. AI 5:26. URL: https://doi.org/10.3389/frobt.2018.00026

Botella C, Serrano B, Baños RM, Garcia-Palacios A (2015) Virtual reality exposure-based therapy for the treatment of post-traumatic stress disorder: a review of its efficacy, the adequacy of the treatment protocol, and its acceptability. Neuropsychiatric Disease and Treatment, 11, 2533–2545. URL: https://doi.org/10.2147/NDT.S89542

Bugdadi A, Sawaya R, Bajunaid K, Olwi D, Winkler-Schwartz A, Ledwos N, Marwa I, Alsideiri G, Sabbagh AJ, Alotaibi FE, Al-Zhrani G, Del Maestro R (2019) Is Virtual Reality Surgical Performance Influenced by Force Feedback Device Utilized? Journal of Surgical Education, 76(1), 262–273. doi: https://doi.org/10.1016/j.jsurg.2018.06.012

Carter FJ, Schijven MP, Aggarwal R, Grantcharov T, Francis NK, Hanna GB, Jakimowicz JJ (2005) Consensus guidelines for validation of virtual reality surgical simulators. Surg Endosc, 19(12), 1523–32

Chen L, Day TW, Tang W, John NW (2017) Recent Developments and Future Challenges in Medical Mixed Reality. IEEE International Symposium on Mixed and Augmented Reality (ISMAR); Nantes, France, 123–135

Dörner R, Brol W, Grimm P, Jung B. (Hrsg.) (2019) Virtual und Augmented Reality (VR/AR). Grundlagen und Methoden der Virtuellen und Augmentierten Realität. Wiesbaden: Springer VS

Eckert M, Volmerg JS, Friedrich CM (2019) Augmented Reality in Medicine: Systematic and Bibliographic Review. JMIR mHealth and uHealth, 7(4), e10967. URL: https://doi.org/10.2196/10967

Freeman D, Reeve S, Robinson A, Ehlers A, Clark D, Spanlang B, Slater M (2017) Virtual reality in the assessment, understanding, and treatment of mental health disorders. Psychol Med, 47(14), 2393–2400. URL: https://doi.org/10.1017/S003329171700040X

Gerup J, Soerensen CB, Dieckmann P (2020) Augmented reality and mixed reality for healthcare education beyond surgery: an integrative review. International Journal of Medical Education, 11, 1–18. URL: https://DOI: 10.5116/ijme.5e01.eb1a

Girard B, Turcotte V, Bouchard S, Girard B (2009) Crushing virtual cigarettes reduces tobacco addiction and treatment discontinuation. CyberPsychology & Behavior, 12(5), 477–483. URL: https://DOI: 10.1089/cpb.2009.0118

Greenwald SW, Corning W, Funk M, Maes P (2018) Comparing Learning in Virtual Reality with Learning on a 2D Screen Using Electrostatics Activities. Journal of Universal Computer Science, 24(2), 220–245

Garzón J, Pavón J, Baldiris S (2019) Systematic review and meta-analysis of augmented reality in educational settings. Virtual Reality, 23, 447–459. URL: https://doi.org/10.1007/s10055-019-00379-9

Gupta A, Scott K, Dukewich M (2018) Innovative Technology Using Virtual Reality in the Treatment of Pain: Does It Reduce Pain via Distraction, or Is There More to It? Pain Medicine, 19(1), 151–159. URL: https://doi.org/10.1093/pm/pnx109

Gurusamy KS, Aggarwal R, Palanivelu L, Davidson BR (2009) Virtual reality training for surgical trainees in laparoscopic surgery. Cochrane Database of Systematic Reviews, (1), 1–66

Hamza-Lup FG, Bogdan CM, Popovici DM, Costea OD (2019) A survey of visuo-haptic simulation in surgical training. arXiv preprint arXiv:1903.03272.

Harth J, Hofmann A, Karst M, Kempf D, Ostertag A, Schäfermeyer B, Przemus I (2018) Different Types of Users, Different Types of Immersion. A User Study on Interaction Design and Immersion in Consumer Virtual Reality. IEEE Consumer Electronics Magazine, 7(4), 36–43. URL: https://doi.org/10.1109/MCE.2018.2816218

Heeter C (1992) Being There: The Subjective Experience of Presence. Presence: Teleoperators & Virtual Environments, 1 (2), 262–271

Huang CY, Thomas JB, Alismail A, Cohen A, Almutairi W, Daher NS,Terry MH, Tan LD (2018) The use of augmented reality glasses in central line simulation: "see one, simulate many, do one competently, and teach everyone". Adv Med Educ Pract, 9, 357–363

Jain S, Lee S, Barber SR, Chang EH, Son YJ (2019) Virtual reality based hybrid simulation for functional endoscopic sinus surgery. IISE Transactions on Healthcare Systems Engineering. URL: https://doi.org/10.1080/24725579.2019.1692263

Jang S, Vitale JM, Jung RW, Black JB (2017) Direct manipulation is better than passive viewing for learning anatomy in a three-dimensional virtual reality environment. Computers & Education, 106, 150–165. URL: https://doi.org/10.1016/j.compedu.2016.12.009

Jeon Y, Choi S, Kim H (2014) Evaluation of a simplified augmented reality device for ultrasound-guided vascular access in a vascular phantom. J Clin Anesth, 26, 485–489

Jeon S, Lee GW, Jeon YD, Park IH, Hong J, Kim JD (2015) A preliminary study on surgical navigation for epiduroscopic laser neural decompression. Proceedings of the Institution of Mechanical Engineers, Part H: Journal of Engineering in Medicine, 229(10), 693–702. URL: https://doi.org/10.1177/0954411915599801

Kamphuis C, Barsom E, Schijven M, Christoph N (2014) Augmented reality in medical education? Perspect Med Educ, 3(4), 300–311. URL: https://doi.org/10.1007/s40037-013-0107-7

Küttner-Magalhães R, Dinis-Ribeiro M, Bruno MJ, Marcos-Pinto R, Rolanda C, Koch AD (2018) Training in endoscopic mucosal resection and endoscopic submucosal dissection: Face, content and expert validity of the live porcine model. United European gastroenterology journal, 6(4), 547–557. URL: https://doi.org/10.1177/2050640617742484

Kwon C (2018) Verification of the possibility and effectiveness of experiential learning using HMD-based immersive VR technologies. Virtual Reality, 23, 101–118. URL: https://doi.org/10.1007/s10055-018-0364-1

Lenggenhager B, Tadi T, Metzinger T, Blanke O (2007) Video ergo sum: Manipulating bodily self-consciousness. Science, 24(317), 1096–1099

Madary M, Metzinger T (2016) Real Virtuality: A Code of Ethical Conduct. Recommendations for Good Scientific Practice and the Consumers of VR-Technology. Frontiers in Robotics and AI, 3(3). URL: https://doi.org/10.3389/frobt.2016.00003

Maister L, Sebanz N, Knoblich G, Tsakiris M. (2013) Experiencing ownership over a dark-skinned body reduces implicit racial bias. Cognition, 128(2), 170–178

Maples-Keller JL, Yasinski C, Manjin N, Rothbaum BO (2017) Virtual Reality-Enhanced Extinction of Phobias and Post-Traumatic Stress. Neurotherapeutics, 14, 554–563. URL: https://doi.org/10.1007/s13311-017-0534-y

Marks S, White D, Magdics M (2018) Evaluation of a Virtual Reality Nasal Cavity Education Tool. 2018 IEEE International Conference on Teaching, Assessment, and Learning for Engineering, 193–198

Milgram P, Kishino F (1994) A Taxonomy of Mixed Reality Visual Displays. Transactions on Information Systems, 77(12), 1321–1329.

Moglia A, Ferrari V, Morelli L, Ferrari M, Mosca F, Cuschieri A (2016) A systematic review of virtual reality simulators for robot-assisted surgery. European Urology, 69(6), 1065–1080

Pensieri C, Pennacchini M (2014) Overview: Virtual Reality in Medicine. Journal of Virtual Worlds Research, 7(1). URL: https://doi.org/10.4101/jvwr.v7i1.6364

Petkova V, Ehrsson H (2008) If I Were You: Perceptual Illusion of Body Swapping. PLoS ONE 3(12), e3832.

Pratt P, Ives M, Lawton G et al. (2018) Through the HoloLens™ looking glass: augmented reality for extremity reconstruction surgery using 3D vascular models with perforating vessels. Eur Radiol Exp 2(2). URL: https://doi.org/10.1186/s41747-017-0033-2

Riva G, Wiederhold BK, Mantovani F (2019) Neuroscience of Virtual Reality: From Virtual Exposure to Embodied Medicine. Cyberpsychology, Behavior, and Social Networking, 22(1). URL: https://doi.org/10.1089/cyber.2017.29099.gri

Said CS, Shamsudin K, Mailok R, Johan R, Hanaif HF (2015) The Development and Evaluation of a 3D Visualization Tool in Anatomy Education. EDUCATUM – Journal of Science, Mathematics and Technology 2(2), 48–56

Satava RM (1995) Virtual Reality, Telesurgery, and the New World Order of Medicine. Journal of Image Guided Surgery, 1(1), 12–16

Silén C, Wirell S, Kvist J, Nylander E, Smedby Ö (2008) Advanced 3D visualization in student-centred medical education, Medical Teacher, 30(5), e115-e124. URL: https://doi.org/10.1080/01421590801932228

Slater M, Sanchez-Vives MV (2014) Transcending the Self in Immersive Virtual Reality. Computer, 47(7), 24–30. URL: https://doi.org/10.1109/MC.2014.198

Slater M, Spanlang B, Sanchez-Vives MV, Blanke O (2010) First Person Experience of Body Transfer in Virtual Reality. PLoS ONE, 5(5), e10564. URL: https://doi.org/10.1371/journal.pone.0010564

Sutherland IE (1965) The Ultimate Display. Proceedings of IFIP Congress, 506–508

van Sickle KR, Ritter EM, McClusky DA, Lederman A, Baghai M, Gallagher AG, Smith CD (2007). Attempted establishment of proficiency levels for laparoscopic performance on a national scale using simulation: the results from the 2004 SAGES Minimally Invasive Surgical Trainer—Virtual Reality (MIST-VR) learning center study. Surg Endosc 21, 5–10. doi: https://doi.org/10.1007/s00464-006-0011-x

Våpenstad C, Hofstad EF, Bø LE, Kuhry E, Johnsen G, Mårvik R, et al. (2017) Lack of transfer of skills after virtual reality simulator training with haptic feedback. Minimally Invasive Therapy & Allied Technologies, 26(6), 346–354. URL: https://doi.org/10.1080/13645706.2017.1319866

Wiederhold BK (2019) Is Augmented Reality the Next Frontier in Behavioral Health? Cyberpsychology, Behavior, and Social Networking, 22(2). URL: https://doi.org/10.1089/cyber.2019.29139.bkw

Sachwortregister

Symbole

A

B

C

D

E

F

G

H

I

J

K

L

M

N

Das Herausgeberteam

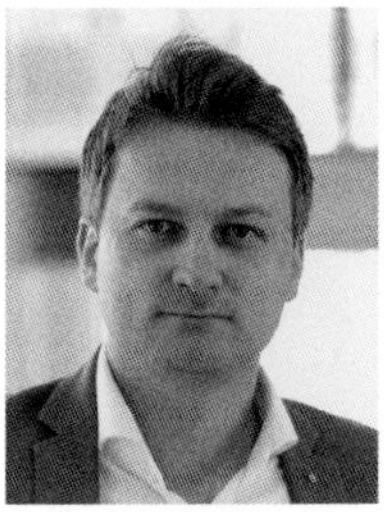

Prof. Dr. David Matusiewicz

David Matusiewicz ist Professor für Medizinmanagement an der FOM Hochschule – der größten Privathochschule in Deutschland. Seit 2015 verantwortet er als Dekan den Hochschulbereich Gesundheit & Soziales und leitet als Direktor das Forschungsinstitut für Gesundheit & Soziales (ifgs). Darüber hinaus ist er Gründungsgesellschafter des Essener Forschungsinstituts für Medizinmanagement (EsFoMed GmbH) und unterstützt als Gründer bzw. Business Angel technologiegetriebene Start-ups im Gesundheitswesen. Matusiewicz ist zudem in verschiedenen Aufsichtsräten (Advisory Boards) sowie Investor von Unternehmen, die sich mit der digitalen Transformation des Gesundheitswesens beschäftigen. Er ist zudem Gründer der Digital Health Academy mit Sitz in Berlin und des Medienformats Digi Health Talk.

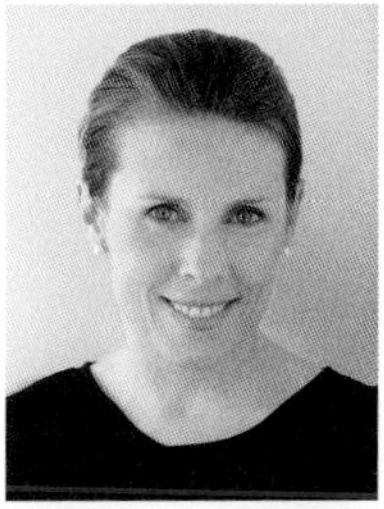

Jun.-Prof. PD Dr. med. Maike Henningsen

Maike Henningsen ist praktizierende Ärztin und Juniorprofessorin für Digitale Medizin an der Universität Witten Herdecke und begleitet Start-ups im Bereich Digitale Medizin über den von ihr mit initiierten Start-up Inkubator „Vision Health Pioneers", der vom Berliner Senat und dem ESF mit 1,5 Mio. Euro gefördert wurde. Ihre Vision ist es, Ärzte mehr in den digitalen Wandel vor allem in einer gestaltenden Rolle miteinzubeziehen.

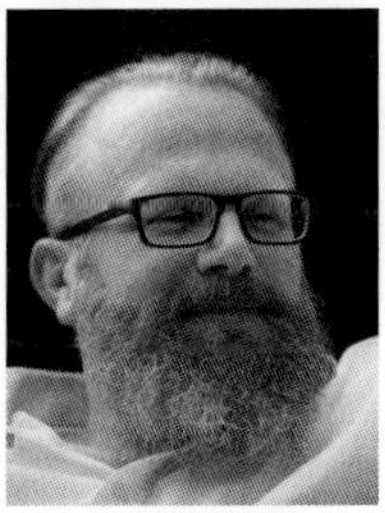

Prof. Dr. Jan P. Ehlers

Tiermedizinstudium an der LMU München und nachfolgende Tätigkeit an den Universitätskliniken. 2005 Wechsel zur TiHo Hannover, 2008 Masterabschluss Mediendidaktik an der Universität Duisburg/Essen. Seit 2014 führt er den Lehrstuhl für Didaktik und Bildungsforschung an der Fakultät für Gesundheit der Universität Witten/Herdecke. Seit 2017 ist er Vizepräsident der Universität.